FISIOTERAPIA
EM EMERGÊNCIA

VIVIANI APARECIDA LARA SUASSUNA
RENATA HENN MOURA
GEORGE JERRE VIEIRA SARMENTO
ROSANA CLAUDIA POSSETTI

FISIOTERAPIA
EM EMERGÊNCIA

Manole

Copyright © 2016 Editora Manole Ltda., por meio de contrato com os editores.

Editor gestor: Walter Luiz Coutinho
Editoras: Eliane Usui e Juliana Waku

Capa: Departamento de Arte da Editora Manole
Projeto gráfico: Departamento Editorial da Editora Manole
Ilustrações: Sirio José Braz Cançado
Editoração eletrônica: Luargraf Serviços Gráficos

Dados Internacionais de Catalogação na Publicação (CIP)
(Câmara Brasileira do Livro, SP, Brasil)

Fisioterapia em emergência / editores Viviani Aparecida Lara Suassuna... [et al.]. – Barueri, SP : Manole, 2016.

Vários autores.
Outros editores: Renata Henn Moura, George Jerre Vieira Sarmento, Rosana Claudia Possetti
ISBN 978-85-204-4064-3

1. Fisioterapia 2. Medicina de urgência 3. Primeiros socorros I. Suassuna, Viviani Aparecida Lara. II. Moura, Renata Henn. III. Sarmento, George Jerre Vieira. IV. Possetti, Rosana Claudia.

15-10840
CDD-616.025
NLM-WB 100

Índices para catálogo sistemático:
1. Emergências médicas   616.025
2. Medicina de urgência para fisioterapia   616.025

Todos os direitos reservados.
Nenhuma parte deste livro poderá ser reproduzida,
por qualquer processo, sem a permissão expressa dos editores.
É proibida a reprodução por xerox.

A Editora Manole é filiada à ABDR – Associação Brasileira de Direitos Reprográficos.

1ª edição – 2016

Editora Manole Ltda.
Av. Ceci, 672 – Tamboré
06460-120 – Barueri – SP – Brasil
Fone: (11) 4196-6000 – Fax: (11) 4196-6021
www.manole.com.br
info@manole.com.br

Impresso no Brasil
Printed in Brazil

DEDICATÓRIA

Dedico este livro ao meu filho amado Victor Hugo Lara Suassuna por ter me proporcionado a dádiva em ser mãe e me fazer diariamente querer ser uma pessoa melhor.

Viviani Aparecida Lara Suassuna

Dedico essa obra a algumas pessoas muito especiais...

Aos meus pais, José Eduardo e Marion, por quem tenho um amor incondicional e uma eterna gratidão. É difícil colocar em palavras o tamanho da admiração que tenho por vocês.

Ao Eduardo Raccioppi, a pessoa mais generosa e solidária que conheço – serei eternamente grata por tudo o que me ensinou.

À minha irmã Sheila, companheira de todas as horas, e ao meu cunhado Vitor, que me deram a maior alegria da vida, minha pequena sobrinha Lara – um dia você vai entender como é capaz de nos fazer tão felizes.

Ao Marcelo Barabani, meu companheiro, que abdicou de nosso tempo juntos (ainda que contra a vontade) para que esse projeto se concretizasse. Valeu a pena!

Às amigas Poliana, Rosana, Cristina e Nadir, companheiras inseparáveis e eternas.

Renata Henn Moura

Ao mestre Carlos Alberto Caetano Azeredo, sem dúvida nenhuma uma das pessoas mais importante de minha vida (*in memoriam*).

Ao mestre Sérgio Mingrone, eterno professor e amigo, pelo apoio durante toda a minha vida.

George Jerre Vieira Sarmento

A meus pais, pela vida que me trouxe até aqui!

Ao meu querido Sérgio Mingrone, pela eterna presença!

Aos meus irmãos, Sandra e Rafael, e meus sobrinhos, João e Julia, vida que segue e vale a pena!

Aos meus Gus, Gilber e Rizzo, que amo amo!

À Vivi, amiga incansável, inseparável, companheira, parceira, irmã!

E ao amor que nasce pequeno, cresce e fica estupendo!

Grata à vida, aos amigos, aos companheiros de trabalho e a Deus!

Paz e Bem!

Rosana Claudia Possetti

EDITORES

Viviani Aparecida Lara Suassuna
Fisioterapeuta pela Universidade de Santo Amaro (Unisa). Pós-graduada pela Unifesp/EPM. Mestre em Ciências da Saúde pela Unisa. Professora de Fisioterapia Pneumológica, Fisioterapia em Emergências e Urgências e Terapia Intensiva na Unisa-HGG. Supervisora de Estágio em Fisioterapia em Pronto--Socorro na Unisa-HGG. Professora da Residência Multiprofissional em Emergências e Trauma do Hospital Geral do Grajaú. Professora e Fundadora do GEP – Grupo de Estudos em Pneumologia da Unisa. Coordenadora dos Serviços de Fisioterapia no Hospital Geral do Grajaú, do Hospital Carlos Lacaz e do AME-Interlagos.

Renata Henn Moura
Fisioterapeuta pela Universidade de Santo Amaro (Unisa). Especialista em Fisioterapia Cardiorrespiratória pelo Hospital Nossa Senhora de Lourdes. Aprimoramento em Fisioterapia em Emergência pelo Hospital Geral do Grajaú. Fisioterapeuta do setor de pacientes graves do Hospital Israelita Albert Einstein.

George Jerre Vieira Sarmento
Graduado pelo Centro Universitário Claretiano de Batatais (Ceuclar). Pós-graduado em Fisioterapia Respiratória pela Universidade Cidade de São Paulo (Unicid). Coordenador do Curso de Especialização em Fisioterapia Cardiorrespiratória do Hospital São Luiz Unidade Jabaquara. Coordenador Técnico da equipe de Fisioterapia do Hospital São Luiz Unidade Jabaquara.

Rosana Claudia Possetti
Fisioterapeuta pelo Centro Universitário de Batatais (Ceuclar). Mestre em Ciências da Saúde pela Universidade de Santo Amaro (Unisa). Coordenadora da Residência Multiprofissional em Emergências Clínicas e Trauma da Unisa. Coordenadora do Serviço de Fisioterapia do Hospital Geral do Grajaú (HGG/IRSSL). Coordenadora do Serviço de Fisioterapia do Hospital de Francisco Morato. Supervisora de estágio em UTI da Unisa. Professora no curso de Fisioterapia da Unisa.

COLABORADORES

Allysson Alves da Silva
Fisioterapeuta pela Universidade Estadual da Paraíba. Especialista em Fisioterapia Respiratória e Terapia Intensiva pelo Hospital Nossa Senhora de Lourdes. Fisioterapeuta Sênior do Hospital Sírio-Libanês.

Ana Paula Volpato
Médica pela Fundação Universidade Regional de Blumenau. Residência em Infectologia pelo Instituto de Infectologia Emílio Ribas. Mestre em Moléstias Infecciosas pela Universidade Federal de São Paulo (Unifesp). Médica da Vigilância Epidemiológica do Programa Estadual de DST/AIDS no Centro de Referência e Treinamento em DST/AIDS em São Paulo.

Bruno Tadeu Martins de Oliveira
Fisioterapeuta. Especialista em Fisioterapia em Emergência pela Universidade Federal de São Paulo (Unifesp). Fisioterapeuta Pleno da Unidade de Terapia Intensiva Adulto do Hospital Sírio-Libanês. Fisioterapeuta nas Unidades de Terapia Intensiva do Pronto-Socorro das Unidades de Emergências Clínicas e Trauma.

Camila Machado de Campos
Fisioterapeuta pela Universidade São Camilo. Especialista em Fisioterapia Hospitalar pelo Hospital das Clínicas da Faculdade de Medicina da Universidade de São Paulo (HC-FMUSP). Especialista em Fisioterapia Neurológica pelo Hospital Israelita Albert Einstein. Fisioterapeuta do Hospital Sírio-Libanês.

Carolina Fu
Fisioterapeuta pela Faculdade de Medicina da Universidade de São Paulo (FMUSP). Aprimoramento em Fisioterapia em Terapia Intensiva pelo Hospital das Clínicas da Faculdade de Medicina da Universidade de São Paulo (HC--FMUSP). Mestre e doutora em Ciências pela Fisiopatologia Experimental da FMUSP. Docente responsável pela disciplina de Fisioterapia em Terapia Intensiva do curso de Fisioterapia da FMUSP.

Carolina Garone de Lucca
Enfermeira pela Faculdade de Enfermagem do Hospital Israelita Albert Einstein. Especialista em Pediatria e Neonatologia. Especialista em Educação Continuada Permanente em Saúde.

Carolina Trevizan
Fisioterapeuta pela Universidade de Santo Amaro (Unisa). Especialista em Fisioterapia Hospitalar pelo Hospital das Clínicas da Faculdade de Medicina da Universidade de São Paulo (HC-FMUSP). Especialista em Fisioterapia Oncológica pela Faculdade de Ciências da Saúde (FACIS). Fisioterapeuta na Unidade de Cirurgia de Cabeça e Pescoço do Hospital das Clínicas da Faculdade de Medicina da Universidade de São Paulo (HC-FMUSP).

Daniela Kuguimoto Andaku
Fisioterapeuta pela Universidade Estadual de Londrina (UEL). Aprimoramento em Fisioterapia Cardiorrespiratória pelo Hospital das Clínicas da Faculdade de Medicina de Ribeirão Preto (HCFMRP-USP). Mestre em Distúrbios do Desenvolvimento pela Universidade Presbiteriana Mackenzie. Doutora em Ciências pela Universidade Federal de São Paulo (Unifesp). Pós-doutoranda no Laboratório de Fisioterapia Cardiopulmonar (LACAP) do Departamento de Fisioterapia da Universidade Federal de São Carlos (UFSCar).

Debora Stripari Schujmann
Fisioterapeuta pela Faculdade de Medicina da Universidade de São Paulo – Ribeirão Preto. Aprimoramento em Fisioterapia em Unidades Críticas e Semicríticas do Hospital Sírio-Libanês. Especialista em Fisioterapia em Cardiologia: da Unidade de Terapia Intensiva à Reabilitação pela Universidade Federal de São Paulo (Unifesp). Fisioterapeuta do Curso de Fisioterapia da Faculdade de Medicina da Universidade de São Paulo (FMUSP).

Deise Barbosa
Fisioterapeuta pela Universidade Guarulhos (UnG). Especialista em Fisioterapia Pneumofuncional pela Irmandade da Santa Casa de Misericórdia de São Paulo. Fisioterapeuta Líder da Unimed Paulistana. Fisioterapeuta e Supervisora do Programa de Aperfeiçoamento em Fisioterapia Hospitalar da AACD.

Felipe Marx
Fisioterapeuta pela Universidade Bandeirante de São Paulo. Pós-graduado em Ortopedia e Traumatologia pela Universidade Federal de São Paulo (Unifesp). Colaborador em Pesquisa no Laboratório Nacional de Computação Científica/ Medicina Assistida por Computação Científica (LNCC-MACC) vinculado ao Instituto Nacional de Ciência e Tecnologia (INCT). *Safety Management* e Coordenador dos Cursos de Emergência e Resgate do PSOR.

Heloiza Azevedo
Fisioterapeuta pela Universidade Faculdades Metropolitanas Unidas (UniFMU). Especialista em Fisioterapia Respiratória pela Universidade de Santo Amaro (Unisa). Fisioterapeuta do Hospital Beneficência Portuguesa de São Paulo.

Joaquim Minuzzo Vega
Fisioterapeuta pela Universidade Metodista de Piracicaba (Unimep). Mestre em Fisioterapia pelo Centro Universitário do Triângulo (Unitri). Docente no curso de graduação em Fisioterapia da Faculdade Anhanguera de Piracicaba.

José Benedito Morato
Especialista em Pneumologia pela SBPT. Especialista em Terapia Intensiva pela Associação de Medicina Intensiva Brasileira (AMIB). Residência médica em Clínica Geral e Pneumologia pela Universidade Federal de São Paulo (Unifesp).

Doutor em Medicina pela Faculdade de Medicina da Universidade de São Paulo (FMUSP). Médico Instrutor do CETES-Hospital do Coração.

Juliana Vieira Petti
Fisioterapeuta pela Universidade Anhembi Morumbi. Pós-graduada em Fisioterapia em Terapia Intensiva pela Instituição AC Camargo. Especialista em Fisioterapia Respiratória e Fisioterapia em Terapia Intensiva pela Santa Casa de São Paulo.

Leda Tomiko Yamada da Silveira
Fisioterapeuta pela Faculdade de Medicina da Universidade de São Paulo (FMUSP). Aprimoramento em Fisioterapia em Terapia Intensiva pelo Programa de Aprimoramento Profissional do Hospital das Clínicas da Faculdade de Medicina da Universidade de São Paulo (HC-FMUSP). Fisioterapeuta do curso de Fisioterapia da FMUSP. Fisioterapeuta no Hospital Universitário da Universidade de São Paulo.

Lilia de Souza Nogueira
Enfermeira. Doutora em Ciências pela Escola de Enfermagem da Universidade de São Paulo (EEUSP). Professora do Departamento de Enfermagem Médico-cirúrgica da EEUSP.

Luana Gomes
Fisioterapeuta pela Universidade Católica de Santos. Especialista em Fisioterapia Respiratória pela Universidade de Santo Amaro (Unisa). Fisioterapeuta da Unidade de Terapia Intensiva Neurológica do Hospital Beneficência Portuguesa de São Paulo.

Luis Paulo Oliveira de Vasconcelos
Fisioterapeuta pela Universidade Nove de Julho (Uninove). Especialista em Fisioterapia Respiratória pela Universidade Federal de São Paulo (Unifesp). Coordenador da equipe multiprofissional do Hospital Municipal do M'Boi Mirim – Hospital Moysés Deutsch. Docente do curso de Fisioterapia das Faculdades Metropolitanas Unidas (FMU).

Marcelo Moock
Professor de Medicina Intensiva da Faculdade de Medicina da Universidade de Santo Amaro (Unisa). Especialista em Medicina Intensiva pela Associação de Medicina Intensiva Brasileira (AMIB). Mestre em Medicina pela Unisa. Chefe da Unidade de Terapia Intensiva Adulto do Hospital Geral do Grajaú do Instituto de Responsabilidade Social Sírio-Libanês.

Mariana Gobbi
Fisioterapeuta pela Universidade de Santo Amaro (Unisa). Especialista em Fisioterapia Respiratória Pediátrica e Neonatal no Instituto da Criança do Hospital das Clínicas da Faculdade de Medicina da Universidade de São Paulo (HC-FMUSP). Especialista de Produtos/Ventilação Mecânica na empresa Draeger.

Marília de Melo Farinazzo
Médica Assistente da Unidade de Terapia Intensiva Geral do Hospital Geral do Grajaú do Instituto de Responsabilidade Social Sírio-Libanês. Ex-residente de Clínica Médica do Hospital Geral do Grajaú do Instituto de Responsabilidade Social Sírio-Libanês. Residente de Oncologia Clínica do Instituto Brasileiro de Controle do Câncer (IBCC) – São Paulo.

Marina Braga Cesar Mastrocessário
Fisioterapeuta pela Universidade Metodista de São Paulo. Aprimoramento em Fisioterapia Cardiovascular e Funcional pelo Instituto Dante Pazzanese de Cardiologia (IDPC). Monitora e Coordenadora de Estudos Clínicos na Divisão de Pesquisa do IDPC. Instrutora do curso de Suporte Básico de Vida (BLS – *Basic Life Support*) pelo Centro de Treinamento em Emergências no IDPC, credenciado pela American Heart Association. Monitora de Pesquisa Clínica na Empresa Quintiles.

Osmar Theodoro Junior
Fisioterapeuta. Especialista em Fisioterapia Respiratória pela Universidade Federal de São Paulo (Unifesp). Mestre em Ciências Médicas pela Faculdade de Medicina da Universidade de São Paulo (FMUSP). Docente da Universidade Mogi das Cruzes (UMC) e das Faculdades Metropolitanas Unidas (FMU).

Priscila Andrioli de Araújo
Fisioterapeuta pela PUC-Campinas. Especialista pelo programa de Residência em Fisioterapia Cardiofuncional pelo Hospital Celso Pierro, PUC-Campinas. Fisioterapeuta no Hospital Municipal do M'Boi Mirim – Hospital Moysés Deutsch.

Roberto Navarro Morales Junior
Fisioterapeuta pela Universidade Bandeirante de São Paulo (Uniban). Especialista em Fisiologia do Esforço pelo Instituto de Ciências Biológicas da Universidade de São Paulo (USP). Especialista em Gestão na Saúde Pública pelo Centro Universitário Ítalo Brasileiro (UniÍtalo). Mestrando em Ciências da Saúde pela Faculdade de Ciências Médicas da Santa Casa de Misericórdia de São Paulo (FCMSCSP). Coordenador e Supervisor de estágio supervisionado das Faculdades Metropolitanas Unidas (FMU). Professor de Graduação dos cursos de saúde da Universidade de Mogi das Cruzes (OMEC/SP) – Villa-Lobos.

Rodrigo Daminello Raimundo
Especialista em Fisioterapia Respiratória pelo HNSL. Especialista em Acupuntura pela FACIS-IBEHE. Mestre em Ciências da Saúde pela Faculdade de Medicina do ABC. Doutor em Ciências da Saúde pela Faculdade de Medicina do ABC. Professor e Supervisor de Estágio das Faculdades Metropolitanas Unidas (FMU) e da Universidade Cidade de São Paulo (Unicid).

Sergio Elia Mataloun
Professor de Medicina Intensiva da Faculdade de Medicina da Universidade de Santo Amaro (Unisa). Médico Diarista da Unidade de Terapia Intensiva Adulto do Hospital Geral do Grajaú do Instituto de Responsabilidade Social Sírio--Libanês. Mestre em Medicina pela Universidade Federal de São Paulo (Unifesp). Especialista em Medicina Intensiva pela Associação de Medicina Intensiva Brasileira (AMIB). Médico Intensivista da Unidade de Terapia Intensiva Adulto do Hospital Prof. Edmundo Vasconcelos.

Talita Dias da Silva
Fisioterapeuta. Especialista em Aprendizagem Motora pela Universidade de São Paulo (USP). Doutoranda em Medicina (Cardiologia) pela Universidade Federal

de São Paulo (Unifesp) com período de estágio na Harvard Medical School (School of Public Health).

Tathiane Tardivel
Fisioterapeuta pela PUC- Campinas. Especialista pelo programa de Residência em Fisioterapia Hospitalar pelo Hospital Celso Pierro, PUC-Campinas. Especialista em Ventilação Mecânica pelo Hospital Nossa Senhora de Lourdes. Fisioterapeuta no Hospital Unimed Americana/Santa Bárbara d'Oeste/Nova Odessa.

Tatiana de Faria Scanavachi
Médica Assistente da Unidade de Terapia Intensiva Geral do Hospital Geral do Grajaú do Instituto de Responsabilidade Social Sírio-Libanês. Ex-residente de Clínica Médica do Hospital Geral do Grajaú do Instituto de Responsabilidade Social Sírio-Libanês.

Thiago Fernandes Pinto
Fisioterapeuta pela Universidade de Santo Amaro (Unisa). Especialista em Fisioterapia Respiratória pela Universidade Federal de São Paulo (Unifesp). Docente dos cursos de Fisioterapia das Faculdades Metropolitanas Unidas (FMU) e da Universidade de Mogi das Cruzes (UMC).

Thiago Luciano
Fisioterapeuta pelo Centro Universitário Nove de Julho (Uninove). Especialista em Avançado em Fisioterapia Pediátrica em Emergência pela Universidade Federal de São Paulo (Unifesp). Especialista em Fisioterapia Pediátrica e Neonatal pela Universidade Federal de São Paulo (Unifesp). Supervisor responsável pelas áreas pediátricas dos cursos de especialização, aperfeiçoamento, avançado em Fisioterapia e Residência Multiprofissional em Fisioterapia Pediátrica.

SUMÁRIO

Prefácio.. XXI

Agradecimentos XXV

Seção 1   ASPECTOS INICIAIS

1   Abordagem inicial do paciente grave....................... 2
Viviani Aparecida Lara Suassuna, Renata Henn Moura

2   Normas e cuidados com a segurança do profissional............. 15
Ana Paula Volpato

3   Interdisciplinaridade na sala de emergência.................... 30
Lilia de Souza Nogueira

4   Noções de exames de imagem 38
Marina Braga Cesar Mastrocessário, Juliana Vieira Petti

5   Transporte intra e extra-hospitalar de pacientes graves............ 74
Rodrigo Daminello Raimundo, George Jerre Vieira Sarmento, Talita Dias da Silva

6   Oxigenoterapia.. 93
Carolina Trevizan

7   Ventilação mecânica em emergência 111
Viviani Aparecida Lara Suassuna, Renata Henn Moura, Rosana Claudia Possetti

Seção 2 EMERGÊNCIAS PULMONARES

8 Edema agudo de pulmão 130
Thiago Fernandes Pinto, Osmar Theodoro Junior

9 Tromboembolismo pulmonar 145
Mariana Gobbi, Carolina Garone de Lucca

10 Atuação fisioterapêutica na asma grave na unidade de emergência 159
Viviani Aparecida Lara Suassuna, Tathiane Tardivel, Priscila Andrioli de Araújo

11 Doença pulmonar obstrutiva crônica 175
Daniela Kuguimoto Andaku

12 Síndrome do desconforto respiratório agudo 188
Rosana Claudia Possetti, José Benedito Morato

13 Insuficiência respiratória aguda em pediatria 198
Deise Barbosa

Seção 3 EMERGÊNCIAS SISTÊMICAS

14 Trauma 218
Carolina Fu, Debora Stripari Schujmann, Leda Tomiko Yamada da Silveira

15 Trauma em pediatria 250
Thiago Luciano

16 Sepse: abordagem fisioterapêutica na emergência 260
Tatiana de Faria Scanavachi, Marília de Melo Farinazzo, Sergio Elia Mataloun, Marcelo Moock

17 Intoxicações exógenas: abordagem fisioterapêutica em pronto-socorro 283
Heloiza Azevedo, Luana Gomes

18 O paciente grande queimado 311
Roberto Navarro Morales Junior, Luis Paulo Oliveira de Vasconcelos

Seção 4 EMERGÊNCIAS DE SISTEMAS ESPECÍFICOS

19 Insuficiência cardíaca.. 324
Joaquim Minuzzo Vega, Bruno Tadeu Martins de Oliveira, Allysson Alves da Silva

20 Parada cardiorrespiratória................................... 342
Renata Henn Moura, Viviani Aparecida Lara Suassuna

21 Acidente vascular encefálico................................ 360
Carolina Trevizan, Camila Machado de Campos, Renata Henn Moura,
Viviani Aparecida Lara Suassuna

22 Traumatismo cranioencefálico............................... 379
Felipe Marx

Índice remissivo 395

PREFÁCIO

FISIOTERAPIA EM EMERGÊNCIA: PARA QUÊ E PARA QUEM?

"Esta obra tem como principal missão oferecer os meios científicos e práticos para todas as pessoas (alunos e profissionais) e instituições envolvidas no processo obterem a excelência na realização das suas atribuições e na conquista dos seus objetivos."

É essencial considerar que o efeito de uma estrada não é o mesmo quando se caminha por ela a pé, vivendo toda situação e cada condição, ou quando simplesmente a sobrevoamos, distantes da realidade e por alguns momentos somente.

De igual modo, a importância de um texto não é a mesma quando escrito apenas com consultas bibliográficas ou quando os autores conhecem os processos descritos e vivem – intensa e cotidianamente – os seus resultados. NESTE SIGNIFICATIVO LIVRO, está escrito e demonstrado o que realmente acontece nas SALAS de EMERGÊNCIA, aplicando-se com conhecimento e sabedoria os principais procedimentos no dia a dia dessa nova ESPECIALIDADE em FISIOTERAPIA. Precisamos consolidar, com estudo e aplicação adequada, essa importante conquista para a profissão e para a sociedade. O amigo leitor encontrará registradas as principais evidências influenciadas pelas circunstâncias do paciente, do profissional, da interdisciplinaridade assistencial e da organização prestadora do serviço em saúde.

Para o sucesso na realização do processo de aprendizado e no exercício profissional, exigem-se conhecimento confiável e tomada de decisão segura.

Este livro disponibiliza ao profissional os meios que nos possibilitam obter melhores condições de avaliar e reavaliar o diagnóstico, discutir e pensar sobre ele, prescrever o programa terapêutico exequível em cada momento para o "paciente" e para a equipe de trabalho.

Possibilita-nos, também, pensar "como" e "por que" conquistar os objetivos determinados em cada fase do processo, considerando a condição e a idade do paciente e a técnica e o recurso fisioterapêutico que devem ser utilizados na busca da superação das doenças e dos transtornos na emergência.

A organização metodológica deste trabalho científico é um importante facilitador no aprendizado, sendo também útil para consulta e esclarecimento de dúvidas, conferindo a ele um verdadeiro conceito de "vade-mécum em emergência", por ser um livro de referências e um manual de uso prático para o seu leitor.

Do que adianta um conhecimento se não soubermos obter dele os melhores resultados, maximizando eficiência e tornando-o mais eficaz?

A sociedade depende dos bons resultados, individuais e coletivos, para nutrir e preservar a sua existência.

Esta obra **POSSIBILITA AO LEITOR** seguir e compreender os movimentos dos autores – que são excelentes nesta área especializada e de fundamental importância na vida do hospital –, tornando mais **PRIMOROSA A PRÓPRIA JORNADA**, possibilitando o **APRIMORAMENTO EDUCACIONAL E PROFISSIONAL** e a obtenção de melhores resultados.

George Sarmento, Renata Henn, Rosana Possetti e Viviani Lara foram meus alunos e, posteriormente, colegas de trabalho. Eu os conheço de modo suficiente para afirmar que suas vidas – acadêmica e assistencial – foram marcadas por desafios, normalmente aceitos e superados. Cada um transformou-se, com muito estudo e dedicação ao trabalho, em um ser conquistador do "saber em saúde" e da "prática fisioterapêutica" em todo setor hospitalar. Possuem as chaves da porta de entrada do instituto de ensino e da organização assistencial. Conhecem os melhores caminhos e os atalhos para as pessoas que necessitam de cuidados em emergência, com procedimentos especializados, para acompanhar até a porta de saída, o mais breve possível e na melhor condição que as circunstâncias permitirem.

ATENDER as principais necessidades da FISIOTERAPIA EM EMERGÊNCIA, CONTEMPLAR os interesses dos ALUNOS (da graduação e da pós-graduação), bem como COLABORAR com o APRIMORAMENTO PROFISSIONAL (de quem atua ou deseja atuar na área), para melhor SERVIR À SOCIEDADE, foram os objetivos dos autores na elaboração desta obra.

Neste livro-manual, constam os aspectos considerados mais importantes na especialidade: a abordagem inicial do paciente grave, a segurança do profissional, a importância da interdisciplinaridade, os protocolos de atendimento, a movimentação dos pacientes graves, os principais recursos a serem utilizados, os procedimentos nas emergências pulmonares, as emergências pediátricas, as emergências cardíacas, as emergências neurológicas e as emergências sistêmicas e específicas, como a importância dos cuidados necessários para a conquista de bons resultados.

Alguns motivos pelos quais indico este livro:

> Significativa importância na qualificação profissional de todo aquele que deseja tornar-se um profissional com boa referência.

> Como seguro e responsável facilitador para aqueles que buscam ampliar e aprimorar seus conhecimentos, não somente, mas, principalmente, na fisioterapia em emergência.

> Como toda pessoa e profissional, o fisioterapeuta é um projeto que nunca deve se considerar pronto, estando sempre seguindo em frente no caminho que escolheu, aperfeiçoando a sua habilidade técnica e desenvolvendo o seu crescimento pessoal, consequentemente profissional.

> Esta é uma importante obra para ser disponibilizada, em função da sua qualidade, sobre a qual muito pouco ou quase nada sabemos e da qual a sociedade muito necessita.

> A fisioterapia é uma ciência de síntese, que exige conhecimento de diferentes áreas e poder de decisão do profissional. É uma ciência que necessita de movimentos das pessoas envolvidas neste dinâmico e contemporâneo processo, educativo e transformador, em que a realidade – que determina as possibilidades – deve ser revista em todo momento.

Os autores, com o seu trabalho individual e coletivo, escrevem um capítulo importante na história da fisioterapia. Parabéns a eles e minha eterna gratidão como profissional e cidadão que pode beneficiar-se desses cuidados. Aos leitores, cumprimento-os pela brilhante e oportuna decisão, desejando uma leitura proveitosa e transformadora, no acolhimento de sua vocação e para atender às necessidades dos pacientes na emergência.

Prof. Sérgio Mingrone

AGRADECIMENTOS

Ao Pai Eterno, pela vida preciosa que me destes. Ao Professor, Eterno Mestre e amigo Sérgio Mingrone, por ter me ensinado o que realmente é importante nessa vida e por acreditar em mim sempre. Ao Dr. Milton Parron Junior pelo incentivo imensurável aos meus estudos. Ao querido amigo Manoel Ricardo Navarro Borges por me ensinar o que é um verdadeiro líder. À querida amiga e uma das melhores fisioterapeutas que já conheci Renata Henn Moura, por ter realizado esse nosso sonho e pelo apoio de sempre. À amiga de todas as horas e para sempre Rosana Possetti, por ter me guiado com zelo e carinho nessa trajetória profissional e também pessoal. Ao George pela oportunidade. À amiga Daniela Kuguimoto Andaku Olenscki, pelo exemplo de professora que um dia quero ser. Aos meus amados pais Julisdeth Lara e Manoel Lara e ao meu irmão Edson Lara, pelo amor que me dão e me fizeram ser quem eu sou. Ao meu marido Francisco Glicério Suassuna, que desde a nossa adolescência soma comigo o que chamo de "a nossa história". A todos os colaboradores, pela total entrega e colaboração e por estarem junto conosco nesse sonho. Aos meus alunos, que me ensinam continuamente o processo renovador de ensino e aprendizagem. E, por fim, aos pacientes do Hospital Geral do Grajaú, que despertam em mim o desejo de compartilhar o que eles me ensinaram sobre Fisioterapia em Emergência.

Viviani Aparecida Lara Suassuna

Agradeço a cada um dos colaboradores dessa obra. A concretização desse sonho só foi possível pela notória participação de cada um de vocês.

Agradeço à minha eterna amiga Viviani Lara – você plantou a semente da fisioterapia em emergência em mim e regou, para que crescesse um amor imenso. Sinto saudades dos nossos tempos de PS, mas sinto um enorme orgulho em tê-la como amiga. Esse nosso sonho nasceu de maneira descompromissada há tantos anos e veja agora: se realizou!

Aos meus amigos George e Rosana, que também foram e são muito importantes na minha formação e na minha carreira profissional e que entraram nessa loucura conosco, muito obrigada pela parceria.

Ao professor Sérgio Mingrone, uma eterna referência do que é ser Fisioterapeuta.

Renata Henn Moura

Às amigas Rosana Claudia Posseti e Viviani Lara Suassuna, que sonharam com este projeto e acreditaram que a realização deste sonho seria possível, a quem dedico todo o mérito desta obra.

À querida e fiel amiga Renata Henn. Sempre que temos um projeto desafiador, é primeira a aceitar a missão.

Agradeço a todos os colaboradores que possibilitaram a realização deste livro, e assim, a realização de mais um sonho.

George Jerre Vieira Sarmento

SEÇÃO 1
ASPECTOS INICIAIS

ABORDAGEM INICIAL DO PACIENTE GRAVE

1

Viviani Aparecida Lara Suassuna
Renata Henn Moura

INTRODUÇÃO

O atendimento de emergência é uma das áreas mais dinâmicas dos cuidados de saúde, além de ser mental e fisicamente estressantes. A complexidade desse atendimento é, normalmente, baseada numa combinação de fatores, como urgência e superlotação. Quando um evento súbito e inesperado – que pode ameaçar a vida e que tem uma combinação de sofrimento físico e psicológico – leva um paciente para o serviço de emergência, há uma urgência de resultados nos cuidados.

Avaliar um paciente que chega ao pronto-socorro em uma emergência ou urgência clínica exige do fisioterapeuta habilidade e rapidez na análise dos sinais e dos sintomas apresentados já que, em muitos casos, o indivíduo apresenta-se confuso ou, por vezes, inconsciente.

O paciente pode ser trazido ao hospital por familiares, policiais ou equipes de resgate, o que pode ser decisivo para a sua avaliação e seu prognóstico. Por um lado, indivíduos trazidos por seus familiares e/ou conhecidos têm a vantagem de permitir uma anamnese, pois é possível a obtenção de informações sobre a história pregressa e o fato ocorrido com esses acompanhantes, porém a maneira como foi feito o transporte ao serviço, na maioria das vezes, é equivocada e pode até causar a piora do quadro inicial, por exemplo, nos pacientes vítimas de politraumatismo. Por outro lado, o paciente trazido pela equipe de resgate é submetido à avaliação inicial no local do socorro, além de ser transportado de maneira segura ao hospital mais indicado, onde é possível dar continuidade ao tratamento hospitalar propriamente dito com bases mais sólidas, entretanto, muitas vezes, não se tem conhecimento de outras doenças associadas.

O fisioterapeuta também atua em alguns serviços de transporte extra-hospitalar. O trabalho desse profissional, desde a abordagem inicial do paciente no local do evento, permite a assistência integrada com a equipe multidisciplinar, visando promover o melhor atendimento ao paciente.

TRIAGEM INICIAL

O termo triagem é derivado da palavra francesa *trier*, que pode ser traduzida como 'classificar' e foi originalmente usada para descrever a classificação dos produtos agrícolas. Hoje, o termo triagem no âmbito da saúde é exclusivamente utilizado em contextos específicos, como os de emergência.

Dentre as metodologias existentes para avaliação inicial do paciente que chega ao serviço hospitalar, está a classificação de Manchester, uma escala de triagem inglesa com índice de gravidade emergencial, com a qual o profissional enfermeiro faz a categorização inicial do paciente de acordo com a gravidade do caso. Com base na queixa principal, na história clínica e nos sinais/sintomas, o profissional classifica o paciente em uma das cinco categorias da escala, e a sequência do atendimento será feita conforme os critérios de tempo determinados para cada categoria, conforme demonstrado na Tabela 1.

Essa é uma das medidas possíveis para minimizar custos e melhorar a alocação dos doentes no pronto-socorro, visto que é relevante o número de pessoas

TABELA 1 Classificação de Manchester

Cor	Gravidade	Tempo-alvo para atendimento
Vermelho	Emergente	0 min
Laranja	Muito urgente	10 min
Amarelo	Urgente	60 min
Verde	Pouco urgente	120 min
Azul	Não urgente	240 min

que procuram os serviços de saúde emergenciais em um estado clínico que não condiz com a procura desse local. Um sistema de triagem ideal deve priorizar o atendimento ao paciente grave, dentro de um razoável período de tempo.

O paciente encaminhado para um serviço de emergência está em uma urgência ou emergência clínica, e a definição de uma ou outra situação baseia-se no estado clínico do doente: urgência é uma situação que não deve ser adiada e precisa ser resolvida rapidamente, para que não venha a gerar lesões graves ou risco de morte; enquanto emergência é a circunstância que deve ser atendida de imediato e exige uma cirurgia ou intervenção médica imediata, com risco de comprometimento de órgãos-alvo ou morte iminente.

Sendo assim, o paciente encaminhado para a sala do choque ou trauma está em estado grave e necessita de uma avaliação precisa, rápida e eficaz para que seja traçado um plano de ação para seu tratamento. Toda a equipe avalia o paciente de acordo com seu conhecimento e atuação.

Sintomatologia rápida e objetiva

Quando o paciente é capaz de descrever sua sintomatologia, é necessário que a equipe seja objetiva ao questioná-lo; trata-se de uma situação em que a confiabilidade das informações está indeterminada, a avaliação precisa dos sintomas passados é um componente-chave da tomada de decisão clínica, incluindo a escolha de terapias iniciais. A habilidade da equipe visa fazer as perguntas certas para a obtenção das respostas mais próximas do objetivo, que é entender a situação.

Lidar com a subjetividade e com a falta de escalas de avaliação em emergência dificulta a avaliação precisa dos pacientes. Um exemplo é a dispneia, que pode ser definida como uma experiência subjetiva de respirar e um desconforto que consiste de sensações qualitativamente distintas que variam em intensidade, e envolvem interações entre múltiplos fatores fisiológicos, psicológicos, sociais e fatores ambientais e pode induzir a respostas comportamentais. Como uma experiência subjetiva, a dispneia é medida tipicamente por várias escalas ou questionários, muitos dos quais avaliam seu impacto em atividade, o estado funcional ou a qualidade de vida, em vez de medir a respiração como se sente. Uma das escalas amplamente utilizadas para a avaliação da dispneia é a escala de dispneia de Borg (Tabela 2), pois o uso de escalas objetivas é muito importante para a avaliação da efetividade do tratamento. É importante avaliar ain-

TABELA 2	Escala de dispneia de Borg modificada
Escore	Grau de dispneia
0	Nenhuma
0,5	Muito, muito leve
1	Muito leve
2	Leve
3	Moderada
4	Pouco intensa
5	Intensa
6	
7	Muito intensa
8	
9	Muito, muito intensa
10	Máxima

da a presença de ortopneia (dispneia que surge assim que se adota a posição horizontal) e dispneia paroxística noturna (quando o paciente desperta durante o sono com falta de ar).

A avaliação visual do paciente é feita pelo fisioterapeuta emergencista experiente e passa a ser uma das principais ferramentas para a anamnese inicial do doente.

AVALIAÇÃO RESPIRATÓRIA

Em relação à avaliação respiratória, analisam-se o tórax e a ausculta pulmonar, que fornecem dados importantes para se estabelecer a integridade desse sistema.

Tórax

O tórax é constituído por três compartimentos: o mediastino, a cavidade pleural direita e a esquerda. O mediastino contém a traqueia, o esôfago, o coração e os grandes vasos do sistema circulatório, enquanto as cavidades pleurais contêm o pulmão. Sendo o tórax a "caixa protetora" de órgãos vitais, como o coração e o pulmão, sua avaliação minuciosa é extremamente importante. O tórax é resistente, porém flexível e elástico, sendo, então, capaz de absorver grande quantidade de energia no caso de impacto. Na avaliação visual, pode ser constatada a presença de ferimentos corto-contusos (FCC), abrasões, contusões, abaulamentos, assimetria na expansão, entre outros, porém são necessárias também, durante a inspeção do tórax, a palpação e a percussão torácicas.

A palpação pode indicar locais com abaulamentos e doloridos que ainda não foram evidenciados com hematomas, enquanto a percussão precisa ser realizada nos campos pulmonares, devendo evitar a percussão sobre estruturas ósseas e a mama. Quando o som estiver aumentado, diz-se percussão timpânica (p. ex., doença pulmonar obstrutiva crônica, asma, pneumotórax); se diminuído, trata-se de percussão maciça (pneumonia, derrame pleural, tumores); e, quando for normal, a percussão é submaciça.

Ausculta

É uma ferramenta diagnóstica valiosa, rápida e barata, sendo muito utilizada para identificar ruídos anormais e normais do pulmão, estes últimos são chamados de murmúrios vesiculares.

A ausculta deve ocorrer na porção anterior do tórax e, se possível, também na região posterior, sempre comparando os lados; avaliar pelo menos um ciclo completo da respiração é importante. O murmúrio vesicular é auscultado sobretudo na inspiração, com um componente expiratório mínimo.

Quando existe uma anormalidade na ausculta, os sons produzidos recebem o nome de ruídos adventícios, sendo eles: crepitações (indicam ruídos anormais descontínuos); sibilos (que podem ser inspiratórios ou expiratórios e são sons agudos e finos) e roncos (sons graves e grossos).

As crepitações podem ocorrer quando o fluxo aéreo provoca o movimento de secreções ou líquidos excessivos nas vias aéreas e são comumente encontradas na ausculta de pacientes com edema agudo de pulmão.

Os sibilos indicam estreitamento da via aérea, que pode ocorrer por broncoespasmo, edema de mucosa, inflamações, tumores e corpos estranhos. Quando o sibilo é inspiratório, normalmente, há presença de secreção nas vias aéreas e, quando o sibilo é expiratório, existe broncoespasmo.

Os roncos representam vibrações causadas quando o ar flui em alta velocidade por meio de uma via aérea estreitada normalmente pela presença de muco. Eles podem ser contínuos ou esparsos, dependendo da quantidade de secreção e de sua capacidade de mobilidade.

Quando a ausculta é realizada em um paciente em emergência, é importante lembrar-se que ela precisa ser feita na altura da traqueia, pois, se houver a presença de estridor laríngeo, este indica obstrução de via aérea alta (supraglótica), que pode ocorrer em edema de glote e estenose de traqueia tardia. Corpos estranhos nas vias aéreas podem ser objetos que estavam na boca do paciente no momento do trauma, por exemplo, como prótese dentária, goma de mascar, dentes e osso, ocasionando obstrução total ou parcial da via aérea.

Existe ainda a possibilidade de ausculta abolida ou diminuída, que indica que não há passagem de ar no parênquima pulmonar próximo ao local da ausculta; a ausculta pode, ainda, ser reduzida ou longe da caixa torácica, o que é o caso de pacientes obesos. A obstrução das vias aéreas com muco e o tecido pulmonar hiperinsuflado inibem a transmissão de sons por meio dos pulmões. O ar ou o líquido no espaço pleural (pneumotórax e derrame pleural, respectivamente) reduzem a transmissão sonora através da parede torácica.

A ausculta, apesar de ser um método relativamente simples, é de extrema importância para a avaliação do fisioterapeuta na sala de emergência, pois, como já dito, muitas vezes o paciente não possui histórico clínico e, não raro, ele não consegue expressar o seu sintoma, fazendo-se necessária a avaliação clínica minuciosa, em que a ausculta tem papel definitivo no estabelecimento da conduta fisioterapêutica.

Padrão, frequência e ritmo respiratório

A conduta mais importante em atendimento de emergência é, primariamente, a de avaliar se o paciente está respirando; caso não esteja, o profissional deve-se orientar pelos dados descritos no Capítulo 20, "Parada cardiorrespiratória".

Quando o paciente utiliza a musculatura acessória, existe aumento do trabalho respiratório, cujas causas mais comuns são o estreitamento das vias aéreas, como no broncoespasmo, e a rigidez pulmonar, como na pneumonia. Esse aumento do trabalho respiratório gera tiragens, que são as retrações intermitentes da pele que recobre a parede torácica durante a inspiração. Existem as seguintes tiragens: intercostais, supraclaviculares e supradiafragmática.

A frequência respiratória pode ser dividida em:

➤ Apneia: ausência de respiração.
➤ Bradipneia: frequência respiratória lenta (< 12 rpm).

> Eupneia: frequência respiratória normal (12 a 20 rmp).
> Taquipneia: frequência respiratória rápida (20 a 30 rpm).

Alguns ritmos ventilatórios anormais podem estar presentes também e cada um deles tem correlação com determinadas doenças. Os principais são:

> Cheyne-Stokes: ritmo que intercala hiperventilação progressiva, seguida de hipoventilação progressiva e apneia; pode estar presente em pacientes com insuficiência cardíaca congestiva e acidente vascular encefálico (AVE).
> Kussmaul: alternância sequencial de apneias inspiratórias e expiratórias; é observado, por exemplo, em pacientes em coma diabético e com acidose metabólica grave.
> Biot: ritmo caótico e irregular, presente em pacientes com lesões em que há compressão do tronco encefálico e/ou hipertensão intracraniana.

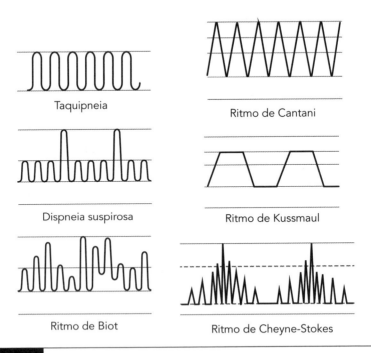

FIGURA 1

Avaliação da tosse

A avaliação da tosse é um dos pontos mais importantes da avaliação fisioterapêutica na emergência. Os aspectos importantes a serem analisados com relação à tosse são:

> Efetividade: eficaz, pouco eficaz ou ineficaz.
> Em relação à produção de secreção: produtiva ou seca.
> Forma de lidar com a secreção: deglutição ou expectoração (se houver expectoração, observar o aspecto).
> Em relação à evolução: se evolui a seca ou persiste produtiva.
> Outras características: se é irritativa (persistente, em geral seca) ou obstrutiva (característica de pacientes com doenças obstrutivas das vias aéreas).

A avaliação da tosse direciona a tomada de decisão em relação à melhor opção terapêutica nos casos de pacientes hipersecretivos e também ajuda a avaliar a capacidade de proteção das vias aéreas, o que é fundamental para a indicação de ventilação não invasiva (que está contraindicada em pacientes sem proteção de vias aéreas) e invasiva.

Recursos adicionais na avaliação respiratória

A fisioterapia dispõe de recursos que podem complementar o exame físico. Dentre eles, além do uso de escalas já citadas anteriormente, alguns dispositivos podem ser úteis na avaliação, como:

> *Peak flow*: a avaliação do pico de fluxo expiratório é muito importante no paciente asmático, por exemplo. A medida do pico de fluxo expiratório, além de delimitar a gravidade do quadro, auxilia, também, no acompanhamento da evolução e na resposta ao tratamento empregado. Deve ser feita de forma seriada desde a admissão do paciente.
> Manovacuometria: nos pacientes com doenças neuromusculares e em algumas outras condições, por exemplo, idosos muito debilitados, com graves condições pulmonares, enquanto a análise da força da musculatura respiratória auxilia a tomada de decisões terapêuticas, como o uso de ventilação não invasiva e o momento ideal de instituir a ventilação mecânica invasiva.

> Ventilometria: recurso também bastante importante na avaliação dos pacientes neuromusculares, em que a avaliação da capacidade vital é um dos direcionadores de condutas, conforme descrito anteriormente.

A escolha dos recursos adicionais a serem utilizados deve ser feita de acordo com a doença e o quadro clínico apresentado, a fim de não gerar gasto de tempo desnecessário, nem esforço adicional ao paciente.

AVALIAÇÃO NEUROLÓGICA

O fisioterapeuta tem como foco inicial avaliar as condições respiratórias e neurológicas do paciente para averiguar a necessidade de intervenção imediata de medidas para manutenção da oxigenação. Sendo assim, deve-se ter como avaliação inicial neurológica a escala de coma de Glasgow (Tabela 3). O objetivo é avaliar a capacidade do indivíduo em manter a função de trocas gasosas no sangue e a proteção das vias aéreas. Em indivíduos com pontuação na escala de coma de Glasgow inferior a 8, a intubação endotraqueal deve ser considerada, com o intuito de proteger as vias aéreas.

TABELA 3 Escala de coma de Glasgow

Parâmetro	Resposta observada	Escore
Abertura ocular	Espontânea	4
	Estímulos verbais	3
	Estímulos dolorosos	2
	Ausente	1
Melhor resposta verbal	Orientado	5
	Confuso	4
	Palavras inapropriadas	3
	Sons inteligíveis	2
	Ausente	1
Melhor resposta motora	Obedece a comandos verbais	6
	Localiza estímulos	5
	Retirada inespecífica	4
	Padrão flexor	3
	Padrão extensor	2
	Ausente	1

Outra ferramenta útil na avaliação do paciente neurológico, especificamente os pacientes com AVE, é o NIHSS (Tabela 4). Os guias de conduta para o tratamento do AVE recomendam a avaliação com uso do NIHSS nos primeiros 10 minutos desde a chegada do paciente ao hospital. Essa escala deve ser aplicada de forma seriada, para acompanhar a evolução do paciente, e só pode ser aplicada por profissionais habilitados, geralmente, o médico e/ou enfermeiro, porém é importante conhecê-la e saber avaliá-la.

TABELA 4 NIHSS

1a. Nível de consciência	0 = acordado
	1 = sonolento
	2 = estuporoso
	3 = comatoso
1b. Questões (sobre o mês e a idade)	0 = responde a ambas as questões corretamente
	1 = responde a uma questão corretamente
	2 = não responde a nenhuma questão corretamente
1c. Ordens (abrir e fechar os olhos e abrir e fechar a mão parética)	0 = realiza ambas as tarefas corretamente
	1 = realiza uma tarefa corretamente
	2 = não realiza nenhuma tarefa corretamente
2. Melhor olhar conjugado	0 = normal
	1 = paralisia parcial do olhar conjugado
	2 = desvio forçado ou paresia total do olhar conjugado não revertidos pela manobra oculocefálica
3. Campos visuais	0 = sem déficits campimétricos
	1 = hemianopsia parcial
	2 = hemianopsia completa
	3 = hemianopsia bilateral
4. Paresia facial	0 = movimentos normais simétricos
	1 = paralisia facial minor
	2 = paralisia facial central e evidente
	3 = paralisia facial completa
5. Membros superiores	0 = sem queda (mantém o braço na posição por 10 segundos)
5a. MSE 5b. MSD	1 = queda parcial antes de 10 segundos
	2 = algum esforço contra a gravidade

(continua)

TABELA 4 NIHSS *(continuação)*

	3 = nenhum esforço contra a gravidade
	4 = nenhum movimento
6. Membros inferiores	0 = sem queda (mantém a perna a 30° por 5 segundos)
6a. MIE 6b. MID	1 = queda parcial antes de 5 segundos
	2 = algum esforço contra a gravidade
	3 = nenhum esforço contra a gravidade
	4 = nenhum movimento
7. Ataxia de membros	0 = ausente
	1 = presente em um membro
	2 = presente em dois membros
8. Sensibilidade	0 = normal
	1 = perda de sensibilidade leve a moderada
	2 = perda de sensibilidade grave ou total
9. Melhor linguagem	0 = sem afasia
	1 = afasia leve a moderada
	2 = afasia grave
	3 = afasia global
10. Disartria	0 = normal
	1 = disartria leve a moderada
	2 = disartria grave
11. Extinção e desatenção	0 = nenhuma anormalidade
	1 = desatenção visual, tátil, auditiva, espacial ou pessoal ou extinção à estimulação simultânea em uma das modalidades sensoriais
	2 = profunda hemidesatenção ou hemidesatenção para mais de uma modalidade

Ainda em relação à avaliação neurológica, é importante realizar uma rápida avaliação motora, com o intuito de já descrever possíveis limitações (p. ex., paresias, plegias e parestesias), que servirão de parâmetros para comparação durante todo o período de internação, enquanto também auxiliarão na tomada de decisões terapêuticas e no posicionamento adequado desde a admissão do paciente. Portanto, deve-se realizar o diagnóstico fisioterapêutico, descrevendo os déficits encontrados, de maneira clara e objetiva.

AVALIAÇÃO MOTORA

Uma avaliação objetiva da condição motora e ortopédica também se faz necessária, de acordo com o quadro clínico do paciente.

Em alguns serviços da Austrália, o fisioterapeuta atua nos serviços de emergência como o primeiro avaliador de condições ortopédicas não complicadas, como fraturas fechadas simples, luxações, entorses e distensões. Essa necessidade veio por conta do elevado tempo de espera para o atendimento e o tratamento dessas condições nos serviços de emergência, uma vez que todas as condições mais graves tinham prioridade no atendimento. Em estudo realizado por Gill e Stella, em 2013, observou-se que os pacientes atendidos pelo fisioterapeuta tiveram menor tempo de espera e de permanência hospitalar, sem prejuízo na qualidade do atendimento prestado.

AVALIAÇÃO INICIAL DOS EXAMES

O fisioterapeuta deve ter conhecimento sobre a análise de exames laboratoriais e de imagem. O conhecimento sobre gasometria arterial, suas repercussões na ventilação mecânica e os ajustes a serem feitos é primordial. Também se faz muito importante a análise adequada da radiografia torácica, que está descrita no Capítulo 4, "Noções de exames de imagem".

CONSIDERAÇÕES FINAIS

A fisioterapia em emergência é uma área ampla, mas que ainda é pouco explorada mesmo que o campo de atuação do fisioterapeuta nesse setor seja tão amplo em relação aos outros setores do hospital. Dessa forma, algumas condições são importantes para oferecer um tratamento adequado ao paciente:

- ➤ A avaliação deve ser rápida, objetiva e eficaz.
- ➤ As condutas precisam ser individualizadas de acordo com as necessidades e as prioridades de cada caso.
- ➤ A atuação depende também do serviço, da demanda e dos recursos disponíveis.

BIBLIOGRAFIA RECOMENDADA

Benseñor IM, Atta JA, Martins MA. Semiologia clínica. São Paulo: Sarvier, 2002. p.657.

Gill SD, Stella J. Implementation and performance evaluation of an emergency department primary practitioner physiotherapy service for patients with musculoskeletal conditions. Emerg Med Australas. 2013;25(6):558-64.

Guyton AC, Hall JE. Tratado de fisiologia médica. 12. ed. Rio de Janeiro: Elsevier, 2011. p.1176.

Hasegawa K, Sullivan AF, Tsugawa Y, Turner SJ, Massaro S, Clark S, et al. Comparison of US emergency department acute asthma care quality: 1997-2001 and 2001-2012. J Allergy Clin Immunol. 2015;135(1):73-80.

Lee C, Revell M, Porter K, Steyn R. The pre-hospital management os chest injuries: a consensus statement. Faculty of pre-hospital care, Royal College of Surgeons of Edinburgh. Emerg Med J. 2007;24(3):220-4.

Martin-Gill C, Brady WJ, Barlotta K, Yoder A, Williamson A, Sojka B, et al. Hospital-based healthcare provider (nurse and physician) integration into an emergency medical services-managed mass-gathering event. Am J Emerg Med. 2007;25(1):15-22.

Martins HS, Brandão Neto RA, Scalabrini Neto A, Velasco T. Emergências clínicas: abordagem prática. 9. ed. Barueri: Manole, 2014. p.1348.

Martins HS, Damasceno MCT, Awada SB. Pronto-socorro: medicina de emergência. 3. ed. Barueri: Manole, 2012. p.2320.

Sousa KG, Haussen DC, Yavagal DR. Strategies for streamling emergency stroke care. Curr Neurol Neurosci Rep. 2014;14:497-505.

2 NORMAS E CUIDADOS COM A SEGURANÇA DO PROFISSIONAL

Ana Paula Volpato

INTRODUÇÃO

O trabalho relacionado à assistência à saúde confere maior risco de adquirir doenças infecciosas. O profissional de saúde pode ser exposto a doenças de transmissão respiratória, através de contato e por exposição a sangue e fluídos orgânicos.

A prevenção é a pedra angular para evitar a aquisição dessas doenças. Com esse objetivo, ferramentas como vacinação dos profissionais de saúde, uso dos equipamentos de proteção individual (EPI) e adotar medidas de isolamento são fundamentais para evitar a exposição.

Embora a prevenção à exposição a sangue ou fluidos corpóreos seja a principal medida, é de suma importância que algumas condutas após a exposição sejam adotadas de forma apropriada e em tempo hábil, devendo ser tratadas como emergências médicas.

Esse é o contexto da biossegurança, que conceitualmente é "o conjunto de ações voltadas para a prevenção e a proteção do trabalhador, minimização de riscos inerentes às atividades de pesquisa, produção, ensino, desenvolvimento tecnológico e prestação de serviços, visando a saúde do homem, dos animais, a preservação do meio ambiente e a qualidade dos resultados". Esse foco de atenção tem início no ambiente ocupacional e amplia-se para a proteção ambiental e a qualidade.

BREVE HISTÓRICO

Na década de 1970, o Centers for Diseases Control and Prevention (CDC) publicou o primeiro manual sobre técnicas de isolamento para uso hospitalar. Esse manual introduzia o conceito de isolamento por categorias, porém não valorizava adequadamente as vias de transmissão.

Com o crescimento da epidemia da síndrome da imunodeficiência adquirida (Aids), em 1985, sugeriu-se o conceito das precauções universais, que recomendava cuidados com sangue e fluidos corpóreos relacionados à transmissão de infecções, aplicado para todos os pacientes independentemente do seu diagnóstico. Para isso, recomendava-se a utilização de EPI durante os procedimentos de risco e a prevenção de acidentes. Essas medidas tinham o objetivo de reduzir a transmissão de agentes veiculados pelo sangue aos profissionais da saúde.

Em 1996, o guia de isolamento do CDC instituiu precaução-padrão a ser aplicada a todos os pacientes, independentemente de seu estado presumível de infecção e quando houvesse o risco de contato com sangue, qualquer fluido corpóreo, secreções e excreções, com exceção do suor. O manual estabelece ainda precauções específicas baseadas nas vias de transmissão das doenças (aérea por gotícula, aérea por aerossol ou por contato). As precauções podem ser utilizadas combinada ou isoladamente, entretanto, sempre associada à precaução-padrão. Atualmente, esse conceito ainda é vigente; a última revisão do guia de isolamento ocorreu em 2007 e acrescentou às recomendações-padrão a etiqueta de higiene respiratória ou etiqueta de tosse.

Em suma, embora o risco de aquisição ocupacional de vírus da hepatite B (VHB) fosse conhecido desde 1949, medidas voltadas para reduzir a exposição só foram colocadas em prática após o aparecimento da epidemia de Aids.

AGENTES E RISCOS POTENCIAIS

Praticamente qualquer doença transmissível que ocorre na comunidade pode afetar os profissionais que trabalham na assistência à saúde.

As doenças infecciosas que acometem com maior frequência os profissionais da saúde estão listadas a seguir.

Agentes transmitidos pelo contato com sangue e material biológico

A exposição a sangue e/ou material biológico é classificada por tipo de exposição:

➤ **Percutânea**: lesões provocadas por instrumentos perfurantes e cortantes, como agulhas, bisturi, vidrarias.
➤ **Mucosas**: quando ocorrem respingos de sangue e secreções em mucosas envolvendo olho, nariz e boca.
➤ **Cutâneas**: quando ocorre contato de sangue e/ou secreções em pele não íntegra, como no caso de dermatites ou feridas abertas. Não há risco de transmissão no caso desses fluidos entrarem em contato com pele íntegra, sem solução de continuidade.
➤ **Por mordeduras humanas**: consideradas exposição de risco quando envolvem a presença de sangue. Devem ser avaliadas tanto para o indivíduo que provocou a lesão quanto para aquele que foi exposto.

Os materiais biológicos são classificados em relação ao risco de transmissão do HIV:

➤ **Materiais de alto risco de transmissão**: sangue e outros materiais contendo sangue, sêmen e secreções vaginais.
➤ **Materiais de baixo risco de transmissão**: líquidos de serosas (peritoneal, pleural, pericárdico), líquido amniótico, liquor e líquido articular.
➤ **Materiais sem risco de transmissão**: suor, lágrimas, vômitos, secreções nasais e saliva. Essas secreções tornam-se de risco caso ocorra a presença de sangue.

Com relação ao risco de transmissão do VHB, o sangue é o que possui maior concentração de partículas infectantes. Outros fluidos incluindo o leite materno, líquido amniótico, líquido biliar, liquor e líquido articular contêm partículas infectantes, porém com menor potencial de transmissibilidade.

Hepatite B

Segundo a Organização Mundial da Saúde (OMS), estima-se que haja no mundo cerca de 200 milhões de pessoas infectadas com o VHB, e mais de 350 milhões têm infecção crônica do fígado. Todos os anos, cerca de 600 mil pessoas morrem de efeitos da VHB aguda ou crônica.

No Brasil, a prevalência de VHB apresenta-se em três padrões de endemicidade, de acordo com a prevalência do marcador HBeAg (marcador sorológico de infecção aguda):

> Alta endemicidade, onde a prevalência é maior ou igual a 8% na população geral e inclui a região norte do país e alguns locais do Espírito Santo e Santa Catarina.

> Endemicidade intermediária, onde a prevalência encontra-se entre 2 e 7% e inclui as regiões nordeste, sudeste e centro-oeste do país.

> Baixa endemicidade, em que a prevalência é menor do que 2%, na região sul do país.

A hepatite B é uma infecção do fígado causada pelo VHB; geralmente, as infecções cursam por períodos prolongados com pouco ou nenhum sintoma. Ela pode causar doença crônica do fígado e um alto risco de morte por cirrose e câncer de fígado. O vírus é transmitido entre as pessoas por contato direto com sangue ou secreções contaminadas, sendo 50 a 100 vezes mais infeccioso que o HIV.

Em temperatura ambiente, o VHB pode sobreviver nas superfícies por até sete dias, e durante esse tempo pode ainda causar infecção em suscetíveis. O período de incubação é de 90 dias, mas pode variar de 30 a 180.

O risco de contaminação pelo VHB está relacionado, principalmente, com o grau de exposição ao sangue no ambiente de trabalho e a quantidade de vírus circulante no paciente-fonte. O marcador sorológico HBeAg quando presente indica alta taxa de replicação viral e, consequentemente, grande quantidade de vírus circulando com maior potencial de transmissão.

Estudos apontam que, nos acidentes envolvendo sangue sabidamente infectado pelo VHB, se houver alta taxa de replicação viral (ou seja, HBeAg positivo) o risco de hepatite clínica varia de 22 a 31% e a evidência sorológica de infecção, de 37 a 62%.

Baixa taxa de replicação viral (ou seja, HBeAg negativo): o risco de hepatite clínica varia de 1 a 6% e a evidência de soroconversão, de 23 a 37%.

Representa grande risco de aquisição ocupacional para profissionais da saúde, podendo ser prevenida com a vacina contra o VHB que é segura e eficaz na prevenção da infecção pelo VHB.

Hepatite C

O principal risco de infecção pelo vírus da hepatite C (VHC) é o contato com o sangue. O risco de infecção por exposição a outros materiais biológicos é muito baixo, bem como o risco de transmissão por contaminação ambiental.

A incidência média de soroconversão, após exposição percutânea com sangue de fonte sabidamente infectada pelo VHC, é de 0,5 a 1,8%.

São populações com risco aumentado para infecção pelo VHC os indivíduos que receberam transfusão de sangue e/ou hemoderivados antes de 1993; os usuários de drogas, inaladas ou injetadas, que compartilham equipamentos contaminados; pessoas submetidas a procedimentos para colocação de *piercing* e confecção de tatuagens, bem como procedimentos cirúrgicos, odontológicos, de hemodiálise e acupuntura, sem as adequadas normas de biossegurança.

HIV

Estima-se que a prevalência do HIV na população brasileira seja de 0,61% (0,4 entre mulheres e 0,81 entre homens). Constituem populações de risco aumentado para infecção pelo HIV homens que fazem sexo com homens, usuários de drogas e profissionais do sexo.

Vários fatores interferem no risco de transmissão do HIV. O risco estimado de transmissão é de 0,3% para acidentes pós-exposição percutânea e 0,03% para acidentes pós-exposição mucocutânea ou mucosa.

Essas estimativas baseiam-se em situações de exposição a sangue; o risco associado a outros materiais biológicos é provavelmente inferior.

O maior risco de transmissão está relacionado à exposição envolvendo pacientes com Aids em fase avançada que, em geral, associam-se à carga viral elevada, entre outros fatores.

Agentes transmitidos por via respiratória

Tuberculose

Todo ambiente em que circulam pacientes que produzam aerossóis contendo *Mycobacterium tuberculosis* (bacilo da tuberculose) oferece algum risco de transmissão.

A transmissão da tuberculose ocorre pela inalação de aerossóis contendo o bacilo da tuberculose.

Quanto maior a intensidade da tosse e a concentração de bacilos no ambiente e menor a ventilação desse ambiente, maior será a probabilidade de infectar as pessoas que transitam por esse local.

Os profissionais e estudantes da área da saúde têm maior risco de infecção e adoecimento por tuberculose. Estudantes de medicina, enfermagem e fisioterapia têm risco 4 a 8 vezes maior do que a população em geral de adquirir tuberculose.

As medidas de controle de transmissão da tuberculose dividem-se em três categorias: administrativas (gerenciais), controle ambiental (ou engenharia) e proteção individual.

As medidas administrativas são as mais efetivas na prevenção da transmissão de tuberculose e estão relacionadas a rotinas e protocolos que previnem a geração de partículas infectantes, reduzindo a exposição dos profissionais da saúde. Essas medidas avaliam o percurso e o tempo de permanência do paciente com tuberculose nos diferentes locais da unidade, reorganizando o serviço para priorizar o atendimento desses pacientes.

As medidas ambientais são de engenharia, visando a adaptação de espaços de atendimento com eventuais reformas ou construção de espaços adequados com o objetivo de melhorar a ventilação e a iluminação de locais de atendimento e espera.

As medidas de proteção individual consistem no uso correto de máscaras adequadas, por profissionais de saúde, em situações e ambientes de maior risco. Somente as máscaras PFF2 ou N95 são eficazes para a proteção dos profissionais de saúde.

PREVENINDO A EXPOSIÇÃO

Vacinação do profissional

A vacinação é a ferramenta mais eficaz para a prevenção de doenças infecciosas imunopreveníveis por diminuir o número de suscetíveis, diminuindo o risco de aquisição e transmissão de doenças.

Além das vacinas recomendadas à população em geral, é de suma importância a vacinação do profissional para VHB, varicela, sarampo, caxumba, rubéola e influenza anualmente, tétano, difteria e hepatite A; e deve-se avaliar a indicação de outras vacinas segundo a prevalência local e os riscos de contágio (poliomielite, doença meningocócica, coqueluche etc.).

BCG

A vacina BCG (Bacilo de Calmette e Gérin) é indicada prioritariamente para crianças de 0 a 4 anos, com obrigatoriedade para menores de 1 ano. A vacina não evita o adoecimento por tuberculose, mas oferece proteção a não infectados das formas graves de tuberculose, como meningoencefalite tuberculosa e tuberculose miliar, na população com menos de 5 anos de idade.

Não se recomenda a segunda dose de BCG no Brasil.

Vacina hepatite B

Todos os profissionais da área da saúde devem ser vacinados antes do início das suas atividades. Os trabalhadores da saúde recebem o esquema de três doses (0, 1 e 6 meses), necessário para a imunização, via intramuscular na região do deltoide.

Após 30 a 60 dias do término do esquema vacinal, orienta-se dosar os anticorpos anti-Hbs, pois quando este marcador sorológico for maior do que 10, indica proteção. Os anticorpos induzidos pela vacina decaem gradualmente ao longo dos anos e até 60% daqueles que respondem inicialmente deixarão de apresentar anticorpos anti-Hbs detectáveis após 8 anos de vacinação.

Não são recomendadas doses de reforço da vacina de VHB para as pessoas que responderam à série básica, ou seja, tiveram ao menos uma vez o anti-Hbs maior ou igual a 10, pois permanecem protegidas contra hepatite clínica e infecção crônica, mesmo quando os anticorpos anti-Hbs tornam-se baixos ou indetectáveis.

Aproximadamente 10 a 20% dos indivíduos vacinados não alcançam os títulos protetores de anticorpos. A eficácia da vacina diminui com a idade – é menor em maiores de 40 anos (40 a 60%) – e alguns estudos indicam que estresse, sexo masculino, tabagismo, obesidade e administração da vacina em região glútea são fatores associados à menor eficácia. A resposta vacinal também é menor em pessoas imunodeprimidas (incluindo infecção por HIV/Aids) e indivíduos em programa de diálise; nestes casos, segue-se recomendação de dose dobrada de vacina e quatro doses.

Tríplice viral (sarampo, caxumba, rubéola)

Recomenda-se que o profissional da saúde receba duas doses da vacina, portanto, deve-se administrar uma ou duas doses, com intervalo mínimo de 30 dias, a depender do histórico vacinal.

Hepatite A

Essa vacina está especialmente indicada para profissionais da saúde que trabalham na lavanderia, na cozinha e manipuladores de alimentos.

São indicadas duas doses, com intervalo de 6 meses entre elas.

Difteria, tétano e coqueluche

Se o profissional da saúde possuir o esquema de vacinação completo, realizar reforço a cada 10 anos da tríplice bacteriana acelular do tipo adulto (dTPa) ou dupla do tipo adulto (dT).

Se o esquema vacinal básico de três doses estiver incompleto, deve-se realizar uma dose da dTPa e, em seguida, uma ou duas doses da dT.

Para os profissionais que trabalham com crianças menores de 12 meses, a vacina dTPa, que contém o componente pertusis, ou seja, a vacina para coqueluche, está especialmente indicada.

Varicela

Está indicada para funcionários que não tiveram varicela na infância, ou não se lembram de ter tido. É administrada em duas doses com intervalo de 1 ou 2 meses entre elas.

Influenza (gripe)

Dose única anual.

Precaução de isolamento

Isolamento ou precaução é uma variedade de medidas de controle de infecção usadas para diminuir o risco de transmissão de microrganismos em hospitais.

As medidas de isolamento são utilizadas em situações específicas de acordo com as categorias de transmissão de doenças: precaução de contato, precaução por gotículas e precaução por aerossol.

A transmissão por contato das doenças pode ocorrer de forma direta, entre duas superfícies corporais, com a transferência física de microrganismos entre pacientes e profissionais de saúde; ou de forma indireta, que envolve o contato com objetos contaminados, como instrumentais, circuitos ventilatórios, mobiliários etc.

A transmissão respiratória por gotículas é a forma de transmissão que envolve gotículas geradas por tosse, espirro, fala e aspiração de secreções de pessoas infectadas. São partículas pesadas, que conseguem percorrer no máximo 1 metro de distância.

A transmissão respiratória por aerossol é a forma de transmissão que ocorre pela disseminação de pequenas partículas de tamanho menor do que 5 µ, chamadas de aerossol. Os aerossóis ficam suspensos no ar por longos períodos e são inalados por pessoas que permanecem no mesmo ambiente que o paciente. Como são partículas muito pequenas e leves, flutuam e podem percorrer vários metros a partir do quarto do paciente, caso a porta esteja aberta.

Precaução-padrão

É definida como o conjunto de medidas que devem ser aplicadas sempre que houver risco de contaminação com sangue ou outro fluido corporal, para todos os pacientes, independentemente do conhecimento de seu estado sorológico ou diagnóstico.

São componentes básicos da precaução-padrão:

> Higiene das mãos.
> Seleção e uso adequado dos equipamentos de proteção individual. Higiene respiratória e etiqueta de tosse.
> Higiene ambiental.
> Cuidados com materiais, equipamentos, roupas, utensílios alimentares.
> Prevenção de acidentes com artigos perfurocortantes e material biológico.
> Práticas seguras na administração de medicamentos por via endovenosa, intramuscular e outras.

A higiene das mãos é a prática mais importante para reduzir a transmissão de agentes infecciosos e é um elemento essencial de precaução-padrão. A higienização das mãos inclui tanto a lavagem das mãos com água e sabão simples ou antisséptico, bem como a utilização de produtos à base de álcool (gel, espuma etc.) que não requerem a utilização de água. Os produtos à base de álcool são preferidos em relação ao sabão antimicrobiano ou puro e água, quando não há sujidade visível, pois apresentam maior atividade microbicida, menor ressecamento da pele e maior praticidade no uso. A OMS preconiza os cinco momentos de higiene das mãos, quando ela deve ser implementada: antes do contato com o paciente, após o contato com sangue ou secreções (incluindo após a retirada das luvas), após contato com paciente, após contato com superfícies próximas ao paciente, antes de procedimentos invasivos.

Os EPI referem-se a uma variedade de barreiras utilizadas sozinhas ou em combinação para proteger mucosas, pele e roupas do contato com agentes infecciosos. A seleção dos EPI é baseada na natureza do paciente e/ou do modo de probabilidade de transmissão. São luvas, máscaras, óculos de proteção, avental e outros.

As luvas devem ser utilizadas para evitar a contaminação das mãos dos profissionais de saúde e devem ser utilizadas na possibilidade de contato direto com sangue ou fluidos corporais, ou ao se ter contato direto com os pacientes que estão colonizados ou infectados com patógenos transmitidos pelo contato. Os artigos e equipamentos utilizados por pacientes que estejam contaminados com sangue e secreções devem ser manipulados com luvas.

A utilização de luvas requer alguns cuidados, com o objetivo de evitar a contaminação do ambiente, de paciente e funcionários e vice-versa, portanto, é importante mudar as luvas sempre que necessário. As luvas devem ser descartadas: entre pacientes, entre sítios corporais de um mesmo paciente etc.

É importante ressaltar que o uso de luvas não substitui a higiene das mãos e esta deve ocorrer todas as vezes que a luva for retirada.

A máscara e os óculos de proteção devem ser utilizados sempre que houver risco de exposição da face a sangue e secreções, com o objetivo de protegê-la, por exemplo, na aspiração traqueal.

O avental deve ser utilizado se houver a possibilidade de contato da roupa com sangue ou secreções.

Para a desinfecção de superfícies fixas na presença de sangue e secreções deve-se efetuar inicialmente a desinfecção no local com hipoclorito a 1%, deixar agir por 10 minutos e recolher com uso de luvas, utilizando papel-toalha. Segue a limpeza habitual.

Os perfurocortantes devem ser manipulados com atenção e cuidado; as agulhas não devem ser reencapadas ou desacopladas das seringas. O descarte deve ocorrer em local apropriado (caixa rígida e resistente). Esse recipiente não deve ser preenchido com mais que dois terços da sua capacidade.

A etiqueta de tosse foi uma estratégia empregada na prevenção da transmissão da síndrome respiratória aguda grave (SARS) nos serviços de emergência. Os alvos dessa estratégia são pacientes e acompanhantes com sintomas respiratórios do tipo coriza, tosse, congestão nasal que chegam aos serviços de saúde. Os componentes da estratégia são:

1. A educação dos profissionais de saúde, pacientes e visitantes.
2. Cartazes informativos de fácil entendimento, com instruções claras de cuidados para evitar a transmissão, enfatizando dois pontos:
➤ Proteja sua tosse ou espirro. Como? Use lenço de papel para cobrir a boca e o nariz quando for tossir ou espirrar; descarte o lenço utilizado na lixeira; se estiver tossindo ou espirrando é necessário que você utilize uma máscara.
➤ Mantenha suas mãos limpas. Como? Lave suas mãos com água e sabonete líquido ou utilize o álcool gel; higienizando as mãos com frequência você impede a transmissão de microrganismos para outras pessoas.
3. Controle da fonte, disponibilizando lenço de papel, lixeira, preparação alcoólica para higiene das mãos e fornecimento de máscara cirúrgica.

Precaução de contato

São medidas aplicadas para assistência de pacientes, suspeitos ou confirmados, por doenças de transmissão por contato.

Alguns exemplos de doenças cuja transmissão é por contato são: infecções entéricas por *Clostridium difficile*, *E. coli* enteropatogênica, *Shigella*, rotavírus e hepatite A, vírus sincicial respiratório, citomegalovírus congênito, infecções cutâneas como herpes simples, neonatal ou mucocutâneo, impetigo, escabiose, herpes-zóster disseminado ou em paciente imunocomprometido.

As medidas que compõem as precauções de contato, além da precaução-padrão, são: quarto privativo ou coorte de pacientes com mesmo agente, utilização pelo profissional de saúde de luvas de procedimento e avental durante toda a assistência ao paciente, manter preferencialmente equipamentos de uso exclusivo desses pacientes (p. ex., estetoscópio). Caso não seja possível a utilização de equipamentos de uso exclusivo, realizar a desinfecção com álcool a 70% com fricção durante 1 minuto. Deve-se evitar o transporte desses pacientes, mas quando necessário, manter as precauções em outros locais que o paciente precise transitar.

Precaução respiratória por gotículas

São medidas aplicadas à assistência de pacientes, suspeitos ou confirmados, de microrganismos transmitidos por gotículas.

A maioria das doenças de transmissão respiratória é feita por gotículas, por exemplo, meningite bacteriana causada por *H. influenzae* tipo b e *N. meningitidis* e meningite bacteriana sem identificação de agente, difteria, coqueluche, caxumba, rubéola, influenza etc.

As medidas que compõem as precauções respiratórias por gotícula, além da precaução-padrão, são colocação do paciente em quarto privativo, utilização pelos profissionais de saúde de máscara cirúrgica durante toda a assistência ao paciente, evitar o transporte, mas, se necessário, colocar máscara cirúrgica no paciente para minimizar a dispersão de gotículas.

Precaução respiratória por aerossóis

São medidas aplicadas na assistência a pacientes suspeitos ou confirmados de microrganismos transmitidos por aerossóis.

São doenças transmitidas por aerossóis: sarampo, varicela, herpes-zóster disseminado ou em pacientes imunocomprometidos, tuberculose etc.

As medidas que compõem as precauções respiratórias por aerossóis, além da precaução-padrão, são:

➤ Colocar o paciente em quarto privativo com porta fechada (a porta fechada evita a disseminação do aerossol para as áreas adjacentes ao quarto, evitando o risco de exposição). Nesse aspecto, vale ressaltar que em muitas situações o profissional utiliza a máscara corretamente, entra no quarto e deixa a porta do quarto aberta, permitindo a saída de aerossóis para o corredor, colocando em risco seus colegas de trabalho, bem como a si próprio.

➤ Os profissionais de saúde devem utilizar a máscara N95 ou PPF2. As máscaras devem ser perfeitamente adaptadas ao rosto do profissional, podendo ser reutilizadas desde que estejam íntegras e secas. Para melhor conservação, elas devem ser guardadas após o uso em envelopes de tecido ou de papel, nunca em sacos plásticos. Além disso, não se deve escrever nas máscaras ou amassá-las.

➤ O transporte do paciente deve ser evitado, mas caso necessário, deve ser utilizada máscara cirúrgica. Pode parecer estranho orientar o uso de máscara N95 para os profissionais de saúde e máscara cirúrgica no transporte de pacientes portadores de doenças transmitidas por aerossóis, entretanto, o racional teórico é que ao entrar no quarto do paciente, existem inúmeros aerossóis em suspensão, portanto, é preciso utilizar uma máscara que garanta que o profissional de saúde não inale partículas muito pequenas como os aerossóis. Quando o paciente transita pelos corredores, ao utilizar uma máscara cirúrgica, ela funciona como uma barreira física, impedindo a formação do aerossol através da gotícula que fica presa na máscara.

Precauções mistas

São precauções para doenças que apresentam mais de uma forma de transmissão. Nesse caso, a placa deverá conter os dois tipos de precaução. Por exemplo: varicela – transmissão por aerossol e contato.

Em algumas situações específicas, existe a recomendação de precauções diferenciadas dependendo do procedimento realizado e seu risco. É o caso das precauções para influenza pandêmica (H1N1), na qual os pacientes devem ser colocados em precaução de contato e respiratória por gotículas; entretanto, ao realizar procedimentos que geram aerossóis como intubação, aspiração e coleta de exame de orofaringe, deve-se utilizar precaução respiratória por aerossol (utilizar máscara N95) durante o procedimento.

Medidas pós-exposição a sangue e fluidos corpóreos

Os HIV, VHB e VHC são os agentes mais frequentemente envolvidos em infecções ocupacionais após exposição a material biológico, portanto, o paciente fonte do acidente deve ser testado sempre que possível. O funcionário deve colher sorologias para conhecer o seu *status* sorológico inicial.

Atendimento inicial

Cuidados imediatos com a área de exposição

Recomenda-se, como primeira conduta após a exposição a material biológico, a lavagem do local exposto com água e sabão ou solução antisséptica degermante, nos casos de lesões percutâneas e cutâneas.

Na exposição de mucosas, deve-se lavá-las exaustivamente com água ou solução fisiológica.

São contraindicados procedimentos que aumentam a área exposta e a utilização de soluções irritantes, como álcool, éter, hipoclorito etc.

O risco de aquisição varia dependendo do tipo de exposição e da quantidade de sangue envolvendo a exposição, como descrito.

Quimioprofilaxia para HIV

A indicação da quimioprofilaxia para o HIV requer a avaliação do risco de exposição, o que inclui: o tipo de material envolvido, a gravidade e o tipo de exposição e a identificação sorológica anti-HIV da fonte.

Quando indicada a primeira dose do esquema, deverá ser oferecida o mais rapidamente possível, preferencialmente nas primeiras 2 horas após o acidente, mas está indicada até 72 horas. Após esse período, não há mais benefício do uso. A duração da quimioprofilaxia é de 28 dias.

Profilaxia contra hepatite B

A avaliação do esquema vacinal de VHB é fundamental para decidir a conduta em relação à prevenção pós-exposição, bem como o *status* sorológico do paciente-fonte.

Profissionais de saúde expostos ao VHB, que sejam suscetíveis (não vacinados ou que não responderam à vacina), podem receber a imunoglobulina anti-VHB, que fornece imunidade provisória por período de 3 a 6 meses após a administração. Essa imunoglobulina deve ser administrada o mais precocemente possível até 7 dias após a exposição.

Todos os profissionais que não foram vacinados ou com doses incompletas da vacina deverão ser orientados a se vacinar.

Os profissionais previamente vacinados e sabidamente imunes não precisam tomar nenhuma medida específica para VHB.

Medidas pós-exposição relacionadas ao VHC

Não existe nenhuma medida específica eficaz para reduzir o risco de infecção pelo VHC.

Acompanhamento do profissional de saúde pós-exposição a sangue e fluidos corpóreos

Durante o acompanhamento, o profissional de saúde acidentado deve seguir as seguintes orientações com o objetivo de evitar a transmissão secundária dos HIV, VHB e VHC: uso de preservativo durante as relações sexuais ou adoção de medidas de abstinência sexual; não compartilhar agulhas e seringas no caso de utilizar drogas injetáveis; não doar sangue, órgãos, tecidos ou esperma; não amamentar e evitar a gravidez.

Para os pacientes sob risco, será feito acompanhamento por período de 6 meses.

BIBLIOGRAFIA RECOMENDADA

Associação Paulista de epidemiologia e controle de infecção relacionada à assistência à saúde. Precauções e isolamento. 2. ed. São Paulo, 2012.

Associação Paulista de Estudos de Controle de Infecção Hospitalar. Orientações para controle de infecções em pessoal da área da saúde. Atlanta: HIC PAC/CDC, 1998.

Brasil. Ministério da Saúde. Secretaria de Vigilância em Saúde. Departamento de DST, AIDS e Hepatites virais. Recomendações para terapia antirretroviral em adultos infectados pelo HIV 2008. Suplemento III – Tratamento e prevenção. Consenso 2008. Brasília, 2010.

Brasil. Ministério da Saúde. Secretaria de Vigilância em Saúde. Manual de recomendações para controle da tuberculose no Brasil. Brasília, 2011. Série Normas e Manuais Técnicos.

Brasil. Ministério da Saúde. Secretaria de Vigilância em Saúde. Material institucional para capacitação em vigilância epidemiológica das hepatites virais. Brasília, 2008. Série Normas e Manuais Técnicos, 116p.

Cardo DM, Culver DH, Ciesielski CA, Srivastava PU, Marcus R, Abiteboul D, et al. A case-control study of HIV seroconversion in health care workers after percutaneous exposure. Centers for Disease Control and Prevention Needlestick Surveillance Group. N Engl J Med. 1997;337(21):1485-90.

Centers for Disease Control and Prevention (CDC). Uptade US public health service guidelines for the management of occupational exposures to HBV, HCV and HIV and recommendations for post exposure prophylaxis. MMWR. 2001;50(S1):1-54.

Costa e Silva AM, Abreu ES, Arruda JMF, Fonseca MO. Precauções de isolamento. In: Fernandes AT, Fernandes MOV, Ribeiro NF (eds.). Infecção hospitalar e suas interfaces na área da saúde. São Paulo: Atheneu, 2000. p.1008-19.

Siegel JD, Rhinehart E, Jackson M, Chiarello L; Healthcare Infection Control Practices Advisory Committee (HICPAC). Guideline for isolation precautions: preventing transmission of infectious agents in healthcare settings. 2007. Disponível em: http://www.cdc.gov/ncidod/dhqp/pdf/isolation2007.pdf (Acessado em 12 de fevereiro de 2013).

Teixeira P, Valle S. Biossegurança: uma abordagem multidisciplinar. Rio de Janeiro: Fiocruz, 1996.

INTERDISCIPLINARIDADE NA SALA DE EMERGÊNCIA

3

Lilia de Souza Nogueira

INTRODUÇÃO

O pronto-socorro (PS) é a porta de entrada de um hospital que recebe pacientes em situações de emergência, com ou sem risco iminente à vida. A instalação súbita de um processo mórbido, a vivência de um evento traumático ou a descompensação de uma doença crônica são os principais motivos que levam um indivíduo em estado grave a procurar o pronto-atendimento. Entretanto, perante a insatisfação da população em relação aos serviços oferecidos na rede pública de atenção primária, a procura aos setores de emergência como única alternativa para obter acesso ao atendimento é frequente, gerando descaracterização da demanda no PS e superlotação da unidade.

Essa falência no sistema de saúde é ainda agravada nas emergências, cuja ausência de triagem de risco é uma realidade e, portanto, o atendimento é determinado por ordem de chegada, sem qualquer avaliação prévia do problema, e acarreta, em muitas situações, graves prejuízos aos pacientes.

Frente à problemática descrita e considerando que a área de urgência e emergência constitui um importante componente da assistência à saúde, o Ministério da Saúde implantou, em 2006, a Política Nacional de Atenção às Urgências. Entre as portarias que a compõe, destaca-se a de n. 2.048, que define os profissionais mínimos indispensáveis nas unidades hospitalares de referência em atendimento às urgências e emergências, cuja característica é a assistência de alta complexidade. Nessas unidades, além da presença das equipes médica e de enfermagem, destaca-se a obrigatoriedade da assistência prestada por fisioterapeutas.

Em 2011, a Política Nacional de Atenção às Urgências foi reformulada, sendo instituída a Rede de Atenção às Urgências e Emergências no Sistema Único de Saúde (SUS), na qual o acolhimento com classificação de risco, a qualidade e a resolutividade na atenção constituem a base dos processos e dos fluxos assistenciais da rede, que deve priorizar as linhas de cuidados cardiovascular, cerebral e traumatológica.

Atualmente, observa-se intensa movimentação nas instituições hospitalares, no sentido de implantar sistemas de triagem nos setores de emergência que possibilitem determinar a prioridade de atendimento e, assim, identificar os doentes graves que devem ser prontamente atendidos na sala de emergência por uma equipe interdisciplinar qualificada.

Dessa maneira, direcionar o olhar para a interdisciplinaridade na sala de emergência torna-se fundamental e, ao mesmo tempo, desafiante, frente às dificuldades inerentes ao cotidiano do PS: a vivência da imprevisibilidade e, muitas vezes, do caos, a gravidade dos doentes, a sobrecarga emocional e de trabalho, o número insuficiente de profissionais, os conflitos internos, entre outras.

Na perspectiva de enfrentar esse desafio, este capítulo abordará aspectos da interdisciplinaridade no atendimento ao paciente grave, as habilidades necessárias e os desafios do trabalho interdisciplinar, bem como as vantagens de se trabalhar em equipe, com destaque à atuação do fisioterapeuta.

A INTERDISCIPLINARIDADE

O conceito de interdisciplinaridade surgiu no século XX, mas, só a partir da década de 1960 passou a ser enfatizado e incorporado gradativamente ao cenário da saúde, frente à necessidade de transcender e atravessar o conhecimento fragmentado existente na época.

A título de realizar uma reflexão sobre a interdisciplinaridade, faz-se necessário investigar o seu significado a partir da origem. A palavra interdisciplinaridade é formada por três termos, descritos na Figura 1 com os respectivos significados.

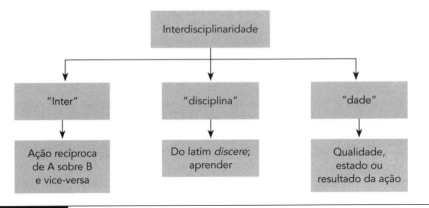

FIGURA 1 Significado de interdisciplinaridade.

Dessa forma, o termo interdisciplinaridade refere-se a uma ação recíproca de aprendizagem que gera um estado, uma qualidade ou um resultado. Em outras palavras, a interdisciplinaridade é um processo dinâmico de integração recíproca entre várias disciplinas e campos de conhecimento, que ocorre em um mesmo projeto para solucionar problemas e/ou alcançar objetivos comuns.

A interdisciplinaridade na área da saúde vem de encontro ao próprio significado, em latim, do termo "saúde": integridade. Desse modo, a saúde como integridade remete a uma visão integral do cuidar, inviabilizando assim qualquer fragmentação na assistência.

Nesse sentido, a prática da interdisciplinaridade na área da saúde renega o fracionamento do conhecimento e exige intensa articulação entre os especialistas, enriquecimento mútuo e horizontalização dos saberes e das relações de poder. Não se trata de ocultar o saber ou o poder do profissional, mas sim de torná-los discursivos e acessíveis à compreensão de todos os integrantes da equipe assistencial. Portanto, o profissional deve estar disposto a abandonar o conforto de sua linguagem técnica e conhecimentos próprios e se aventurar em um domínio que pertence a todos.

É importante salientar que a interdisciplinaridade não anula as especificidades de cada área do conhecimento e, muito menos, sobrepõe saberes; ela simplesmente reconhece os limites e as potencialidades de cada campo do saber e a necessidade de se articular os conhecimentos na direção de um fazer coletivo.

O FISIOTERAPEUTA COMO MEMBRO DA EQUIPE INTERDISCIPLINAR

Em relação ao setor de emergência dos hospitais, no qual a diversidade e a gravidade de situações exigem respostas imediatas, observa-se a necessidade de se integrar as diferentes categorias profissionais e os campos de conhecimentos em torno de um objetivo comum, para que a assistência ao paciente grave seja oportuna e isenta de riscos.

Por conseguinte, a presença de profissionais de saúde de diferentes categorias, capacitados para atuar em situações críticas, é imprescindível. Nesse contexto, cabe reforçar a importância do atendimento fisioterapêutico precoce nos setores de emergência, frente ao alto grau de complexidade e gravidade dos pacientes.

Ao considerar as linhas de cuidados prioritários (cardiovascular, cerebral e traumatológico) estabelecidas pelo Ministério da Saúde e as principais causas de internação hospitalar em adultos (doenças dos aparelhos circulatório, respiratório e digestivo, lesões, envenenamentos e outras consequências de causas externas) segundo dados do Departamento de Informática do SUS (Datasus), referentes a 2012, destaca-se ainda mais o papel fundamental do fisioterapeuta na assistência aos pacientes em situações de emergência.

Resultados de estudos mostram a eficácia clínica da atuação desse profissional na sala de emergência com atividades voltadas não apenas ao manejo das lesões musculoesqueléticas e controle da dor, mas também às manobras respiratórias que, comprovadamente, reduzem a necessidade de ventilação mecânica invasiva, a incidência de complicações respiratórias e, consequentemente, o tempo de internação hospitalar. Além disso, observa-se intensa atuação do fisioterapeuta no planejamento e na orientação da alta hospitalar, provendo informações e meios que facilitem o retorno do paciente às atividades de vida diária, afetadas pelo processo da doença.

Frente aos atributos positivos das atividades desenvolvidas por este profissional, destaca-se a importância de se aprimorar continuamente sua competência e a de todos os integrantes da equipe do PS, direcionada às habilidades necessárias ao contexto da interdisciplinaridade, para que se atinja a excelência do padrão assistencial e da qualidade do trabalho interdisciplinar na sala de emergência.

HABILIDADES PARA O TRABALHO INTERDISCIPLINAR

A interdisciplinaridade contempla "um olhar plural", ou seja, um trabalho conjunto que respeita os saberes específicos e o papel de cada integrante e permite uma complexa relação que envolve serenidade, competência, humanização, aprendizagem mútua e parceria.

Os resultados das atividades dependem desse estreito relacionamento entre os membros da equipe, cujo trabalho deve voltar-se para um único objetivo: o paciente. Entretanto, o pensar e o agir em situações de estresse e os conflitos inerentes ao cotidiano do setor de emergência prejudicam a comunicação e o relacionamento entre os profissionais, habilidades consideradas essenciais ao trabalho interdisciplinar eficaz.

Ter habilidade de se comunicar de forma interdisciplinar implica saber ouvir, ter diálogo e empatia com o outro, ações estas que contribuem para a identificação e a solução de problemas que deixam de ser individuais para tornarem-se do grupo. Saber ouvir e ser tolerante permite reflexões e questionamentos sobre as próprias convicções e implicam a necessidade de estabelecer negociações na busca de consensos entre todos os membros de uma equipe. Logo, não se admite interdisciplinaridade sem relacionamento, relacionamento sem comunicação e comunicação sem atitudes.

Pesquisas evidenciam que a comunicação eficaz nas situações de emergência melhora a satisfação tanto do paciente quanto da equipe, reduz a ocorrência de erros assistenciais e proporciona maior segurança ao doente assistido. O treinamento interdisciplinar *in situ*, baseado em técnica de simulação realística, permite aperfeiçoar as habilidades de comunicação, liderança, tomada de decisões e trabalho em equipe, identificar aspectos positivos e negativos do atendimento prestado, medir o desempenho da equipe, além de facilitar a elaboração de consensos direcionados ao melhor manejo das situações críticas e dos recursos humanos e materiais disponíveis na instituição.

Identificar as dificuldades para a prática interdisciplinar é uma habilidade essencial para a manutenção da estabilidade e do crescimento interno da equipe. As reflexões críticas dessas dificuldades permitem que os profissionais proponham formas de superação e, a partir dos erros e acertos, construam um cotidiano de equipe.

Exercícios de tolerância e respeito às limitações são fundamentais para a prática interdisciplinar. Aceitar sugestões significa alinhar os discursos entre os membros da equipe para a construção coletiva e entender que as competências específicas de cada categoria profissional são limitadas e representam substratos que alimentam e reforçam a importância do trabalho interdisciplinar.

Para que tudo isso ocorra, o agir de forma humilde é essencial. Essa humildade não se refere ao comportamento do profissional de forma introspectiva, mas sim a atitudes no sentido de ultrapassar arrogâncias pessoais, reconhecer erros, limitações e a necessidade de compartilhar saberes. Essa disponibilidade é um dos alicerces na formação de equipes que pensam, lutam e inovam juntas, criando um ambiente de contínua aprendizagem e a manutenção de um clima organizacional favorável às mudanças.

Entender a interdisciplinaridade como uma prática dinâmica é o primeiro grande passo para o sucesso da equipe que atua na sala de emergência. Entretanto, vale salientar que nem todos os momentos vividos no PS são interdisciplinares. Algumas situações não demandam a participação cooperativa de todos os membros da equipe, pois necessitam apenas de um espaço para o trabalho disciplinar dentro de determinada especificidade.

Portanto, as habilidades dos profissionais para o trabalho interdisciplinar resumem-se à competência em construir um grupo, no qual a individualidade da ação é substituída pelo compartilhamento de conhecimentos em busca do crescimento comum que se converte no cuidado integral ao paciente em situação de emergência.

ALGUNS DESAFIOS DO TRABALHO INTERDISCIPLINAR

A intersetorialidade representa um dos principais desafios à prática interdisciplinar nas emergências dos hospitais em decorrência da falta de integração entre os setores da mesma instituição. A principal causa de falha na intersetorialidade é o processo comunicativo, primordial para que a interdisciplinaridade aconteça.

No que tange à formação dos profissionais, ressalta-se a necessidade de se transpor barreiras disciplinares para que se oportunizem, nos cursos de graduação, espaços interdisciplinares aos futuros profissionais, permitindo assim que transitem nos diferentes campos de atuação e compartilhem conhecimentos já na etapa acadêmica, sem nunca desrespeitar as respectivas áreas de atuação.

Outro desafio é o entendimento pelos profissionais de que o trabalho em grupo nas situações de emergência não tem o mesmo significado do trabalho em equipe interdisciplinar, uma vez que na atuação em grupo não existe real interação entre todos os profissionais, requisito essencial para o agir de forma interdisciplinar.

CONSIDERAÇÕES FINAIS

As situações críticas que envolvem iminente risco de morte ao paciente admitido na sala de emergência demandam integração e articulação de ações, exigindo dos profissionais posturas e condutas alicerçadas pela interdisciplinaridade na prestação dos cuidados.

A interdisciplinaridade na sala de emergência reflete diretamente na qualidade da assistência prestada ao paciente, uma vez que a articulação da equipe na busca de soluções compartilhadas para os problemas resultam em resolutividade, efetividade, solidariedade e responsabilidade de um trabalho considerado cooperativo, no qual o fisioterapeuta desempenha papel fundamental.

BIBLIOGRAFIA RECOMENDADA

Aiub M. Interdisciplinaridade: da origem à atualidade. Mundo saúde. 2006;30(1):107-16.
Alves M, Ramos FRS, Penna CMM. O trabalho interdisciplinar: aproximações possíveis na visão de enfermeiras de uma unidade de emergência. Texto Contexto Enferm. 2005;14(3):323-31.
Anaf S, Sheppard LA. Describing physiotherapy interventions in an emergency department setting: an observational pilot study. Accid Emerg Nurs. 2007;15(1):34-9.
Anaf S, Sheppard LA. Physiotherapy as a clinical service in emergency departments: a narrative review. Physiotherapy. 2007;93(4):243-52.
Brasil. Ministério da Saúde. Datasus. Informações de saúde. Estatísticas de morbidade. Morbidade hospitalar por local de internação. Brasília; 2013. Disponível em: http://tabnet.datasus.gov.br/cgi/deftohtm.exe?sih/cnv/niuf.def (Acessado em 10 de janeiro de 2013).
Brasil. Ministério da Saúde. Portaria n. 1.600, de 7 de julho de 2011. Reformula a Política Nacional de Atenção às Urgências e institui a Rede de Atenção às Urgências no Sistema Único de Saúde (SUS). Brasília; 2011. Disponível em: http://bvsms.saude.gov.br/bvs/saudelegis/gm/2011/prt1600_07_07_2011.html (Acessado em 10 de janeiro de 2013).
Crane J, Delany C. Physiotherapists in emergency departments: responsabilities, accountability and education. Physiotherapy. 2013;99(2):95-100.
Kilner E, Sheppard LA. The role of teamwork and communication in the emergency department: a systematic review. Int Emerg Nurs. 2010;18(3):127-37.
Menossi MJ, Oliveira MM, Coimbra VCC, Palha PF, Almeida MCP. Interdisciplinaridade: um instrumento para a construção de um modelo assistencial fundamentado na promoção da saúde. Rev Enferm UERJ. 2005;13(2):252-6.
Ministério da Saúde. Política Nacional de Atenção às Urgências/Ministério da Saúde. 3. ed. Brasília: Editora do Ministério da Saúde, 2006.

Ogawa KYL, Diniz JP, Frigeri LB, Ferreira CAS. Intervenção fisioterapêutica nas emergências cardiorrespiratórias. Mundo Saúde. 2009;33(4):457-66.

Rossi L, Campos AMP, Lúcia MCS. O atendimento em unidades de emergência: implicações para o profissional de saúde. In: Martins HS, Damasceno MCT, Awada SBn (eds.). Pronto-socorro: medicina de emergência. 3. ed. Barueri: Manole; 2013. p.60-4.

Saupe R, Cutolo LRA, Wendhausen ALP, Benito GAV. Competência dos profissionais da saúde para o trabalho interdisciplinar. Interface Comum Saúde Educ. 2005;9(18):521-36.

Souza DRP, Souza MBB. Interdisciplinaridade: identificando concepções e limites para a sua prática em um serviço de saúde. Rev Eletr Enf. 2009;11(1):117-23.

Steinemann S, Berg B, Skinner A, DiTulio A, Anzelon K, Terada K, et al. In situ, multidisciplinary, simulation-based teamwork training improves early trauma care. J Surg Educ. 2011;68(6):472-7.

Vilela EM, Mendes IJM. Interdisciplinaridade e saúde: estudo bibliográfico. Rev Lat Am Enferm. 2003;11(4):525-31.

NOÇÕES DE EXAMES DE IMAGEM 4

Marina Braga Cesar Mastrocessário
Juliana Vieira Petti

INTRODUÇÃO

Em situações de emergência, muitas vezes os profissionais de saúde deparam-se com pacientes gravemente enfermos, dependentes de suportes vitais exógenos e incapazes de comunicar-se adequadamente, dificultando, portanto, uma anamnese apropriada e capaz de prover todas as hipóteses diagnósticas necessárias. Nesse contexto, os exames subsidiários tornam-se fundamentais no diagnóstico precoce de diversos distúrbios e patologias potencialmente letais se não detectados e corrigidos em tempo hábil.

Neste capítulo, será realizada uma revisão dos principais exames de imagem solicitados na emergência, suas indicações, finalidades e resultados esperados em diferentes cenários.

AVALIAÇÃO E INTERPRETAÇÃO DA RADIOGRAFIA DE TÓRAX NA EMERGÊNCIA

A radiografia de tórax é uma ferramenta fundamental para o manejo dos pacientes em estados de emergência. Basicamente, a radiografia é utilizada como um instrumento de rápida avaliação das anormalidades no tórax.

Radiografia torácica básica

A radiografia torácica é definida como uma radiação eletromagnética de ondas curtas, criada pela penetração em uma estrutura produzindo, assim, uma imagem em um filme fotográfico. Atualmente, em alguns hospitais, a radiografia tradicional foi substituída pelo filme digital, obtendo-se então uma melhor qualidade de imagem.

Cada radiografia é representada por uma escala de preto e branco, dependendo sempre da intensidade da penetração ou da absorção de cada tecido frente à radiação. A maior penetração ocorre no ar ou nos tecidos de menor densidade, como as estruturas preenchidas por ar, produzindo uma imagem escura na radiografia. E as áreas de maior densidade, como a área cardíaca, produzem uma imagem branca, ou mesmo mais clara, sendo conhecidas como radiopacas.

Há quatro tipos básicos de penetração na radiografia, e todas elas dependerão sempre do tecido a ser visualizado:

> Ar (radioluscente): ar na traqueia, brônquio ou estômago.
> Tecido adiposo: escala de cinza.
> Tecidos moles (escala em branco): como a área cardíaca, vasos sanguíneos, músculos e diafragma.
> Ossos ou metais: aparecem completamente radiopacos, como próteses, depósitos de cálcio ou válvulas cardíacas metálicas.

Para tanto, é necessário considerar se a penetração, a inspiração, a rotação e a angulação estão adequadas e podem fornecer uma avaliação normal ou apresentar achados radiográficos que possam compor um diagnóstico clínico.

A Figura 1 fornece uma revisão de todas as estruturas básicas e suas densidades em uma radiografia torácica no padrão anteroposterior (A-P).

Na radiografia da Figura 2, pode-se observar uma imagem lateral do tórax.

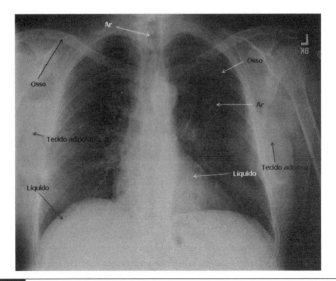

FIGURA 1 Densidades radiográficas.
Adaptada de Siela et al., 2008.

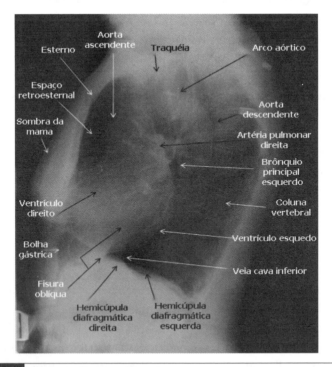

FIGURA 2 Radiografia laterolateral.
Adaptada de Siela et al., 2008.

AVALIAÇÃO RADIOLÓGICA EM SITUAÇÕES DE EMERGÊNCIA NO PRONTO-SOCORRO

Pneumotórax

Um pneumotórax é definido pela presença de ar na cavidade pleural, sendo que pequenas quantidades de ar coletam-se no alto, sob a área do ápice pulmonar e contra a parede torácica.

Deve-se suspeitar de pneumotórax na presença de traumatismo torácico, e a radiografia deverá ser realizada imediatamente.

Apresenta linha pleural visceral deslocada, que corre paralela à parede torácica. A trama vascular nessa região encontra-se ausente e, por esse motivo na visualização é chamada linha de pneumotórax, podendo até demonstrar um colapso completo do pulmão (Figura 3). O desvio contralateral do mediastino é denominado pneumotórax hipertensivo, quando o paciente apresenta piora clínica associada. O aumento da transparência de um hemitórax com relação ao contralateral, com depressão do diafragma ipsilateral.

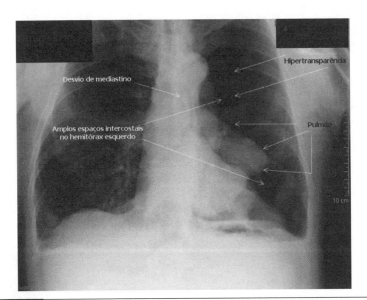

FIGURA 3 Pneumotórax demonstrando colapso total em hemitórax esquerdo.

Adaptada de Siela et al., 2008.

O enfisema subcutâneo (Figura 4) é o resultado da penetração de ar sob a pele e os tecidos moles, e ocorre comumente quando há perfurações torácicas ou mesmo após a drenagem do tórax pelo tudo do dreno.

Derrame pleural

Derrame pleural é frequentemente diagnosticado em serviços de emergência e as quatro principais causas no Brasil são: insuficiência cardíaca congestiva (ICC), pneumonia, embolia pulmonar e a crescente incidência dos casos de tuberculose.

Outras causas menos comuns são: síndrome nefrótica, uremia, ruptura de esôfago, doenças intra-abdominais (pancreatite, ascite, abscesso sub-hepático), reações a drogas, hemotórax, quilotórax, entre outras.

Seus achados clínicos dependerão da doença de base; frequentemente, existe uma doença que invade ou infecta a pleura (tuberculose, metástase), ou simplesmente se aloja no espaço pleural (transudatos).

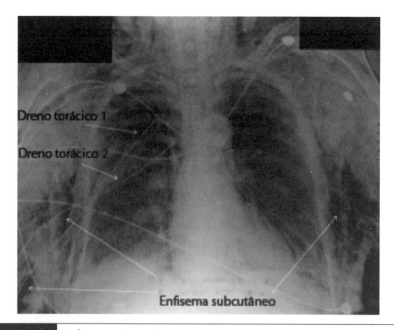

FIGURA 4 Enfisema subcutâneo.
Adaptada de Siela et al., 2008.

Os indícios de acometimento pleural são tosse, febre, dispneia e dor torácica; e a dor tipicamente é ventilatório-dependente, de moderada a forte intensidade. Entretanto, o paciente pode não apresentar nenhum sintoma atribuído à pleura e ter a ausculta pulmonar normal, e mesmo assim ter um derrame pleural. Portanto, a propedêutica pulmonar normal não exclui um derrame pleural. Mesmo à radiografia de tórax (Figura 5), uma significativa quantidade de líquido deve se acumular antes de obliterar o seio costofrênico; isso requer um mínimo de 250 a 500 mL de líquido.

A ausculta típica é a redução do murmúrio vesicular, geralmente nas bases pulmonares, associada à diminuição da ausculta da voz e macicez à percussão.

O derrame pleural pode ser confirmado pela radiografia de tórax, podendo apresentar-se uni ou bilateralmente (Figura 6). Em situações duvidosas, deve-se solicitar uma radiografia em decúbito lateral com raios horizontais, pois se espera que o líquido escorra com a mudança de decúbito.

Pneumonia adquirida na comunidade

A pneumonia adquirida na comunidade (PAC) varia de menos de 1% para casos ambulatoriais, 12% para casos que necessitam de internação, e pode chegar a 40% para casos que necessitam de unidade de terapia intensiva (UTI).

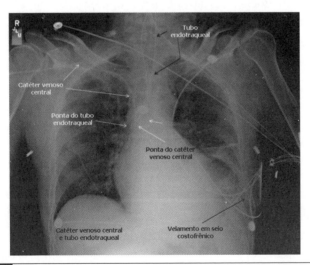

FIGURA 5 | Presença de derrame pleural em hemitórax esquerdo.

Adaptada de Siela et al., 2008.

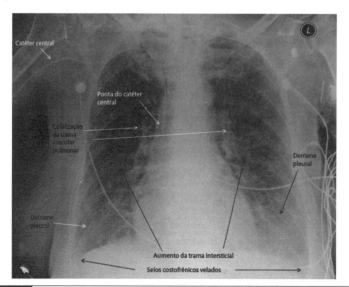

| FIGURA 6 | Presença de derrame pleural bilateralmente. |

Adaptada de Siela et al., 2008.

Alguns fatores atualmente, como idade crescente da população, aumento das comorbidades como doença pulmonar obstrutiva crônica (DPOC), doenças cerebrovasculares, doença cardiovascular, neoplasias, diabetes, insuficiência renal, doença hepática, entre outras, aumentam a incidência de PAC na comunidade.

Os achados clínicos para a PAC sempre devem ser levados em consideração para todos os pacientes que procuram o pronto-socorro com queixa de tosse, febre, expectoração, dor torácica e dispneia.

Embora o quadro clínico possa demonstrar-se característico, deve-se levar em consideração a história clínica do paciente e, em alguns casos, a febre pode estar ausente em indivíduos idosos, imunossuprimidos e doentes com graves comorbidades. Além disso, a tosse pode ser seca ou produtiva com apresentação de escarro branco, purulento ou hemoptoico. Há a presença de dor torácica ventilatório-dependente, dispneia e calafrios.

No exame físico, poderão ser evidenciados quadros de taquipneia, taquicardia e hipotensão. Na ausculta pulmonar, poderão ser observadas crepitações localizadas e macicez à percussão do tórax. Eventualmente, pode-se auscultar atrito pleural.

Em idosos, indivíduos imunossuprimidos ou com doença de base grave, deve-se ter uma indicação mais liberal para a realização da radiografia de tórax, pois o idoso pode apresentar apenas confusão, falta de febre ou tosse. Os sinais e sintomas no idoso podem ser sutis, surgindo apenas sonolência, anorexia ou descompensação de alguma doença de base.

A radiografia torácica poderá ser útil não somente para confirmar uma consolidação parenquimatosa (Figura 7) como também para afastar outras causas para os sintomas do doente, além disso, poderá fornecer informações importantes, como a presença de derrame pleural e número de lobos acometidos.

Os doentes com PAC devem ser avaliados com os escores PORT (índice da gravidade da pneumonia), conforme descrito na Tabela 1. Após somatória dos pontos deve-se avaliar o risco do doente (Tabela 2).

Os doentes com pneumonia grave são aqueles com o escore de PORT IV ou V, com mortalidade prevista de 8 e 31%, respectivamente. Esses pacientes certamente terão indicação de internação em UTI.

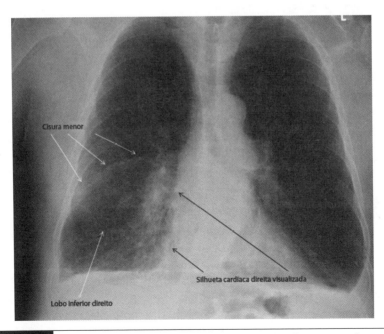

FIGURA 7 Presença de infiltrado intersticial denso em hemitórax direito.

Adaptada de Siela et al., 2008.

TABELA 1 Variáveis dos escores PORT

Características	Pontos
Fatores demográficos	
Idade, homem	Número de anos
Idade, mulher	Número de anos − 10
Residente em casa de repouso	Número de anos + 10
Comorbidades	
Câncer	+30
Doença hepática	+20
ICC	+10
Doença cerebrovascular	+10
Insuficiência renal*	+10
Exame físico	
Estado mental alterado**	+20
Frequência respiratória > 30 rpm	+20
PA sistólica < 90 mmHg	+20
Temperatura < 35 °C ou > 40 °C	+15
Pulso > 125 bpm	+10
Laboratório e radiografia	
pH < 7,35	+30
Ureia > 60 mg/dL	+20
Sódio < 130 mEq/L	+20
Glicemia > 250 mg/dL	+10
Hematócrito < 30%	+10
PaO_2 < 60 mmHg ou saturação de O_2 < 90%	+10
Derrame pleural	+10

* Insuficiência renal prévia (pelo prontuário ou história clínica). ** Confusão ou coma com início com a pneumonia (não pode ser crônica). bpm: batimentos por minuto; ICC: insuficiência cardíaca congestiva; PA: pressão arterial; PaO_2: pressão arterial de oxigênio; rpm: respirações por minuto. Adaptada de Ewig et al., 2004.

TABELA 2 Escore PORT, mortalidade e tratamento

Escala de risco	Pontos	Mortalidade	Local de tratamento
PORT I	Ausência de preditores	0,1-0,4%	Ambulatorial
PORT II	< 71 pontos	0,6-0,7%	Ambulatorial
PORT III	71-90 pontos	0,9-2,8%	Breve estada no PS e alta hospitalar se estiver estável
PORT IV	91-130 pontos	8,2-9,3%	Internado
PORT V	> 130 pontos	27-31,1%	Internado (considerar UTI)

Adaptada de Ewig et al., 2004.

Asma na unidade de emergência

A crise asmática aguda é definida como uma doença inflamatória crônica e intermitente, que pode ser caracterizada por exacerbações de dispneia, tosse, sibilos, obstrução variável e hiper-responsividade das vias aéreas. Sendo assim, quando está exacerbada se depara com uma condição que necessita de tratamento de urgência e emergência.

O fator mais comum a provocar a exacerbação asmática é uma infecção viral. O doente apresenta quadro clínico de poucos dias, com piora progressiva dos sintomas associados, como coriza e dor de garganta. Outro achado importante é o padrão de resposta dos asmáticos aos aeroalérgenos, que pode ser qualificada como precoce ou tardia; a resposta precoce tem início imediato e se resolve em 2 horas. Além das exacerbações, doentes com asma podem sofrer um processo denominado remodelamento das vias aéreas causado pela inflamação crônica.

As crises agudas de asma que aparecem nos serviços de emergência podem ser confundidas com quadros de edema agudo, obstrução alta de vias aéreas ou mesmo inalação de produtos químicos. Portanto, a história clínica pode mostrar alguns achados que podem identificar a evolução mais grave de uma crise asmática, descritos no Quadro 1.

QUADRO 1 Caracterização da história clínica na asma grave

História prévia de intubação orotraqueal
Uso crônico de corticosteroides
Rápida piora clínica
História prévia de exacerbações graves, de aparecimento súbito
Doente com má percepção dos sintomas apesar de apresentar grave broncoespasmo
Sintomas predominantemente noturnos
Duas ou mais internações hospitalares em menos de 1 ano
Três ou mais visitas ao pronto-socorro em menos de 1 ano
Uso de mais de dois frascos de beta-agonistas por mês
Presença de comorbidades (DPOC ou cardiovasculares)
Acompanhamento ambulatorial inadequado

DPOC: doença pulmonar obstrutiva crônica.

O exame físico é de grande importância na avaliação das crises agudas de asma. A presença de sinais clássicos de obstrução como a sibilância é um bom preditor, mas é válido lembrar que nem sempre os sibilos estão presentes.

Tórax com ausculta pulmonar sem ruídos adventícios e diminuída ausculta do murmúrio vesicular pode, por exemplo, indicar a insuficiência respiratória ocasionada por grave obstrução do fluxo aéreo ou por pneumotórax hipertensivo. O exame físico na crise de asma não é importante apenas para o diagnóstico, mas também para avaliar a gravidade do episódio (Tabela 3).

TABELA 3 Classificação da gravidade da crise aguda de asma

Achados	Leve	Moderado	Grave	Iminência de PCR
Dispneia	Com atividade física	Ao falar	Ao repouso	Ao repouso
Capacidade de falar	Sentenças	Frases	Palavras	Incapaz de falar
Decúbito	Capaz de deitar	Sentado	Incapaz de deitar	Incapaz de deitar
Frequência respiratória	Aumentada	Aumentada	> 30 rpm	> 30 rpm
Musculatura acessória	Normalmente não usa	Comumente usa	Sempre usa	Respiração paradoxal
Ausculta	Sibilos expiratórios moderados	Sibilos expiratórios difusos	Sibilos difusos inspiratórios e expiratórios	Tórax silencioso
Frequência cardíaca	< 100 bpm	100-200 bpm	> 120 bpm	Bradicardia relativa
Estado mental	Agitado ou normal	Agitado	Agitado	Confuso ou sonolento
VEF1 (predito para idade, sexo e altura)	> 80%	60-80%	< 60% ou resposta a terapia < 2 horas	< 60%
SpO_2	> 95%	91-95%	< 91%	< 91%
PaO_2	Normal	> 60	< 60	< 60
$PaCO_2$	< 42	< 42	≥ 42	≥ 42

bpm: batimentos por minuto; PaO_2: pressão arterial de oxigênio; PCR: parada cardiorrespiratória; rpm: respirações por minuto; SpO_2: saturação periférica de oxigênio.

O diagnóstico da asma no pronto-socorro é clínico, sendo assim, os exames complementares podem auxiliar na classificação da gravidade da asma e sugerir possíveis complicações e fatores precipitantes associados.

A utilização da radiografia torácica em casos de asma não precisa ser feita de rotina, pois ela dificilmente modifica a terapêutica e só deverá ser solicitada quando houver suspeita de pneumotórax, derrame pleural, pneumonia, entre outras.

O eletrocardiograma não deverá ser indicado rotineiramente, apenas em situações nas quais os doentes apresentem doença cardíaca ou pulmonar obstrutiva crônica associada, além de pacientes com mais de 50 anos de idade.

A realização da prova de função pulmonar ou pelo menos aferição de pico de fluxo (*peak flow*) traz enormes benefícios aos pacientes com crise aguda de asma, monitorados em serviços de emergência.

Doença pulmonar obstrutiva crônica

A exacerbação é definida como o aumento dos sintomas e a piora da função pulmonar, e caracteriza-se pela piora da dispneia associada ao aumento da produção e mudança na característica do escarro, podendo ser purulento. Essa é uma causa comum de internação e, aparentemente, infecções têm um papel central.

A Global Initiative for Chronic Obstrutive Lung Disease (GOLD) utiliza três critérios para classificar a exacerbação do DPOC:

> Piora da dispneia.
> Aumento da produção de escarro.
> Escarro torna-se purulento.

Além disso, a exacerbação pode ser classificada em:

> Leve: um dos critérios cardinais mais um achado adicional (infecção de vias aéreas superiores, febre sem causa aparente, sibilos, aumento na frequência respiratória ou frequência cardíaca > 20% da basal.
> Moderada: presença de dois dos três critérios cardinais.
> Grave: presença de três critérios cardinais.

Embora todas as descrições já mencionadas, a história clínica e o exame físico têm baixa sensibilidade. Em formas leves a moderadas de DPOC, o exame físico pode ser absolutamente normal.

Alguns achados que apontam uma doença pulmonar são:

➤ Sibilos, expiração forçada, diminuição do murmúrio vesicular, aumento do diâmetro AP do tórax, taquipneia, taquicardia, roncos difusos, crepitações, bulhas cardíacas abafadas.
➤ Achados de hipertensão pulmonar, como edema de membros inferiores, hepatomegalia dolorosa, bulha pulmonar hiperfonética e palpável, sopro de insuficiência tricúspide.
➤ Presença do sinal de Kussmal (ingurgitamento das veias do pescoço com a inspiração).
➤ Cianose e pletora podem surgir mais tardiamente.
➤ Baqueteamento digital: não constitui sinal de DPOC, mas se estiver presente, pode indicar doenças associadas (câncer de pulmão, abscesso pulmonar).

A radiografia de tórax pode ser normal em formas leves do DPOC e pode revelar diagnósticos associados ou diferenciais (câncer, pneumonia, aumento do mediastino, entre outros). Uma zona de enfisema, especialmente em lobos superiores, pode surgir em doença mais avançada. Na deficiência de alfa1-agonistas, essas zonas de enfisema são predominantes em lobos inferiores. Bolhas, retificação do diafragma, aumento de espaço retroesternal e retrocardíaco, aumento de espaço entre as costelas e sinais de hipertensão pulmonar também podem surgir (Figura 8).

A tomografia computadorizada (TC) de tórax tem maior sensibilidade e especificidade, mas raramente é necessária. Ela poderá ser utilizada para o diagnóstico diferencial com outras doenças, como bronquiectasia, e na avaliação de grandes bolhas aéreas.

As provas de função pulmonar são úteis no diagnóstico da DPOC leve a moderada para avaliar a sua gravidade e a reversibilidade. Um VEF1 normal exclui o diagnóstico. Entretanto, o valor da espirometria no pronto-socorro ainda é incerto. A classificação da espirometria é feita de acordo com a GOLD, conforme demonstrado na Tabela 4.

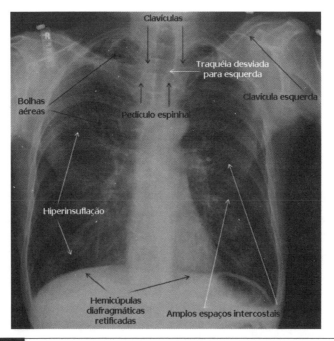

FIGURA 8 Hiperinsuflação, retificação de cúpulas diafragmáticas, bolhas aéreas.

Adaptada de Siela et al.

TABELA 4 Classificação da DPOC conforme GOLD

Classificação	Espirometria
I - Leve	VEF1/CVF < 70% e VEF1 ≥ 80%
II - Moderada	VEF1/CVF < 70% e VEF1 ≥ 50% e < 80%
III - Grave	VEF1/CVF < 70% e VEF1 ≥ 30% e < 50%
IV - Muito grave	VEF1/CVF < 70% e VEF1 < 30% ou um VEF1 < 50% e falência respiratória crônica

DPOC: doença pulmonar obstrutiva crônica; GOLD: Global Initiative for Chronic Obstrutive Lung Disease.

Tromboembolia pulmonar

O diagnóstico de tromboembolia pulmonar (TEP) é um desafio em qualquer pronto-socorro, sendo caracterizada como situação de extrema emergência, pois sem tratamento, a mortalidade pode atingir 30% dos pacientes. Porém, naqueles pacientes que já fazem uso de anticoagulantes, a mortalidade diminui para 2 a 8%.

Há três tipos de classificação para os doentes com TEP:

> TEP maciça: caracteriza-se pela presença de hipotensão ou choque.
> TEP submaciça: presença de disfunção do ventrículo direito (VD) ao ecocardiograma, mas sem choque ou hipotensão.
> TEP não maciça: ausência dos critérios anteriores.

Existem muitos fatores de risco para a TEP/trombose venosa profunda (TVP) conhecidos e muitos ainda não conhecidos, chamados idiopáticos. A incidência de TEP tem aumentado proporcionalmente ao aumento do envelhecimento da população e ao aumento das comorbidades.

Alguns dados sobre a frequência de TEP em casuísticas clínicas e cirúrgicas:

> Após um acidente vascular encefálico (30 a 60%).
> Infarto agudo do miocárdio (5 a 35%).
> ICC (12%).
> Herniorrafias (5%).
> Cirurgia abdominal de grande porte (15 a 30%).
> Cirurgia ortopédica de quadril (50 a 70%).
> Revascularização do miocárdio (3 a 9%).

Alguns estudos recentes têm mostrado que grande porcentagem das TEP idiopáticas é decorrente de câncer de base.

Um importante fator de pior prognóstico é a presença de disfunção de VD, manifestada clinicamente ou por meio de um ecocardiograma. Além disso, é pragmático ressaltar outros fatores que podem acarretar grande risco de óbito:

> Idade > 70 anos.
> Câncer.
> DPOC.
> Hipotensão arterial e choque.
> Aumento de troponinas.
> Aumento de peptídeo natriurético cerebral (BNP).

A magnitude das alterações é muito variável e pode depender do estado cardiovascular e pulmonar prévio, das comorbidades presentes, do tamanho do êmbolo; assim, quanto maior o trombo, maior a probabilidade de causar um grave distúrbio V/Q, *shunt* arteriovenoso, hipoxemia e redução do débito cardíaco (Quadro 2).

QUADRO 2 Alterações hemodinâmicas/pulmonares da embolia pulmonar

Dissecção
Pressão da artéria pulmonar
Hipocinesia de VD
Débito cardíaco de VD
Abertura de *shunts* arteriovenosos
Desequilíbrio ventilação/perfusão
Liberação de vários mediadores químicos
Atelectasia
Hipoxemia
Taquicardia
Enchimento de ventrículo esquerdo (restrição do pericárdio e dilatação de VD com desvio de septo interventricular)

Na apresentação clínica, em 97% dos casos os doentes podem apresentar dispneia, taquipneia ou dor torácica, com as seguintes características:

➤ Taquipneia e dispneia: indicam grande embolia e podem vir associadas à dor torácica em aperto, indicando isquemia de VD. A dispneia é súbita, mas pode piorar durante horas e vários dias. O diagnóstico é mais difícil em doentes com ICC ou DPOC, e uma TEP deve sempre entrar no diagnóstico diferencial desses doentes com descompensação no pronto-socorro.
➤ Dor torácica: um dos mais frequentes sintomas, podendo ou não estar associada à dispneia. Nesse caso, há grande probabilidade de ocorrer embolias em pequenas artérias, periféricas, subpleurais, que podem causar irritação pleurítica.
➤ Síncope e hipotensão: indicam grande TEP, geralmente em grandes artérias e implicam maior mortalidade. Há uma série de alterações hemodinâmicas com aumento da resistência da circulação pulmonar, hipoxemia, redução do débito cardíaco, oligúria, extremidades frias e sinais de hipoperfusão.

Todos os doentes com suspeita de embolia pulmonar devem ser avaliados com escores de probabilidade antes de serem realizados exames complementares como D-dímeros, mapeamento V/Q, TC, ressonância magnética (RM), Doppler ou arteriografia. São recomendados os escores de Wells ou Geneva (Tabela 5).

TABELA 5 Escore de Geneva e escores de Wells para TEP

Geneva	Pontos	Wells	Pontos
TVP ou TEP prévios	+2	TVP ou TEP prévios	+1,5
Frequência cardíaca > 100 bpm	+1	Frequência cardíaca > 100 bpm	+1,5
Cirurgia recente	+3	Cirurgia recente ou imobilização	+1,5
Idade 60-79 anos	+1	Sinais clínicos de TVP	+3
Idade > 80 anos	+2	Diagnóstico alternativo menos provável que TEP	+3
$PaCO_2$ < 36 mmHg	+2		
$PaCO_2$ entre 36 e 38,9 mmHg	+1	Hemoptise	+1
PaO_2 < 48,7mmHg	+4	Câncer	+1
PaO_2 de 48,7 a 59,9 mmHg	+3		
PaO_2 de 60 a 71,2 mmHg	+2		
PaO_2 de 71,3 a 82,4 mmHg	+1		
Atelectasia	+1		
Elevação de uma cúpula diafragmática	+1		
Baixa probabilidade	0 a 4	Baixa probabilidade	0 a 1
Intermediária probabilidade	5 a 8	Intermediária probabilidade	2 a 6
Alta probabilidade	> 9	Alta probabilidade	> 7

TEP: tromboembolia pulmonar; TVP: trombose venosa profunda.

Exames complementares

A radiografia de tórax tem maior utilidade para excluir outras causas de dispneia e dor torácica. A radiografia pode ser completamente normal ou apresentar as seguintes alterações:

> Atelectasias laminares.
> Derrame pleural.
> Elevação de cúpula diafragmática.
> Achados clássicos de TEP (raros): amputação de artéria pulmonar, oligemia e infiltrado de forma cunha.

A gasometria arterial pode ser normal em 20% dos doentes. Graus variáveis de hipoxemia e hipocapnia podem ocorrer, mas são inespecíficos.

O eletrocardiograma pode ser normal e habitualmente mostrar taquicardia sinusal. Os achados mais sugestivos são de bloqueio de ramo direito e sobrecarga de câmaras direitas.

Outro exame que deverá ser realizado é a quantificação dos D-dímeros, produzidos quando a enzima plasmina inicia o processo de degradação de um coágulo (fibrina). Há várias metodologias para se identificar os D-dímeros, a principal e mais eficaz é o ELISA, um método quantitativo, rápido, recomendado para um setor de emergência. Sua principal característica operacional é o excelente valor preditivo negativo. A grande vantagem é a facilidade, segurança, por ser um método não invasivo e de baixo custo.

Lembramos que o mapeamento V/Q apresenta grandes vantagens, pois existem vários estudos que demonstram segurança na realização e diagnósticos bem feitos. Sua metodologia baseia-se em:

> Albumina marcada com tecnécio-99 para perfusão pulmonar e inalação de uma substância radioativa para delimitar a ventilação (podem ser utilizado o xenon-133 e outros).

> Imagens em vários cortes são obtidas para se buscar a correlação com a perfusão-ventilação.

Existem também exames como TC de tórax, Doppler de membros inferiores, arteriografia pulmonar e ecocardiograma.

Entretanto, não se sabe ao certo qual exame tem o melhor algoritmo para investigação da TEP. Principalmente, porque a TEP é comum, embora se não for diagnosticada pode ser fatal.

Como já mencionado, existem várias técnicas de investigação, embora ainda não se conheça a que proporcione maiores benefícios com menor custo.

Insuficiência respiratória aguda

A insuficiência respiratória aguda (IRpA) pode ser definida pela incapacidade de o sistema respiratório atender as demandas metabólicas do oxigênio do organismo de instalação aguda (Tabela 6).

TABELA 6 Etiologia da insuficiência respiratória aguda

Hipoxêmica	Neoplasias
	Infecções: vírus, bactérias, fungos
	Trauma: contusão, laceração
	Embolia pulmonar
	Fibrose cística
	Atelectasias
	Insuficiência cardíaca
	Asma
	DPOC
	SDRA
	Doenças intersticiais pulmonares
Hipercápnica	Medicações depressoras do SNC
	Distúrbios metabólicos: hiponatremia etc.
	Neoplasias do SNC
	Infecções: meningite, encefalite
	Elevação da pressão intracraniana
	Apneia do sono
	Hipoventilação central
Nervos e músculos	Trauma: medular, do diafragma
	Medicações: curares etc.
	Infecções: poliomielite, tétano
	Miastenia
	Guillain-Barré
	Distrofia muscular
	Esclerose lateral amiotrófica
Vias aéreas	Infecções: epiglotite, laringite
	Trauma
	Paresia de cordas vocais
	Neoplasias
	Traqueomalácia
Tórax, pleura e restrição	Trauma: costela, tórax flácido
	Queimadura extensa
	Outros fatores contribuintes como:
	➤ Pneumotórax
	➤ Cifoescoliose
	➤ Esclerodermia
	➤ Derrame pleural
	➤ Obesidade
	➤ Ascite

DPOC: doença pulmonar obstrutiva crônica; SDRA: síndrome do desconforto respiratório agudo; SNC: sistema nervoso central.

É possível determinar dois grandes grupos de doenças ou situações cuja principal manifestação seja a IRpA:

> IRpA do tipo I ou hipoxêmica (PaO_2 < 50 mmHg).
> IRpA do tipo II ou hipercápnica ($PaCO_2$ > 50 mmHg).

As manifestações clínicas de desconforto respiratório incluem uma série de sinais e sintomas clínicos, que podem apresentar inconstância em relação à intensidade de cada um, a depender da reserva fisiológica, do tempo de instalação e da compensação.

Deve-se atentar às alterações no nível de consciência, podendo o doente apresentar-se sonolento ou agitado; na evidência de aumento de trabalho respiratório com o uso de musculatura acessória (batimento de asas de nariz, tiragem intercostal, fúrcula), taquipneia, hiperpneia, respiração paradoxal, cianose ou sinais de descarga adrenérgica, como sudorese, taquicardia e hipertensão.

O diagnóstico de insuficiência respiratória geralmente é feito por meio de sinais de desconforto respiratório e por oximetria de pulso e gasometria.

Sendo assim, a oximetria de pulso é um recurso útil e prático por não ser invasivo e prover informações imediatas e contínuas. Sua acurácia é muito boa quando a saturação da hemoglobina está acima de 70%, não sendo tão confiável abaixo desse nível. Alguns fatores podem superestimar ou subestimar a saturação da hemoglobina; no pronto-socorro, os mais relevantes são:

> Má perfusão periférica.
> Anemia.
> Arritmias cardíacas.
> Esmalte nas unhas.

Quando algum desses fatores estiver presente, deve-se interpretar o valor da oximetria com cautela, e de preferência compará-lo com a SaO_2 da gasometria arterial.

A gasometria arterial, apesar de ser invasiva e não oferecer o resultado imediatamente, é mais completa, pois permite a avaliação da saturação da hemoglobina, além da ventilação alveolar pela mensuração do CO_2 e do estado metabólico pela mensuração do pH.

Lembrar que os dois métodos devem ser utilizados de maneira complementar, a gasometria para avaliação inicial mais completa e medidas para correção da insuficiência respiratória, e a oximetria para monitoração contínua durante o atendimento inicial até o término do tratamento.

Insuficiência cardíaca congestiva

A ICC é definida como um estado de inadequação da capacidade cardíaca em fornecer perfusão adequada para as demandas periféricas, ou ainda quando o coração consegue fornecer um débito adequado, mas à custa de uma pressão de enchimento ventricular aumentada.

A ICC descompensada pode se apresentar de três formas diferentes:

- ICC aguda.
- ICC crônica agudizada.
- ICC refratária.

Do ponto de vista prático, indivíduos com ICC pertencem a um dos grupos a seguir descritos:

- Fração de ejeção diminuída com pressão de enchimento normal.
- Fração de ejeção diminuída com pressão de enchimento aumentada.
- Fração de ejeção normal com pressão de enchimento aumentada.

A avaliação do doente que chega ao setor de emergência com dispneia e suspeita de ICC deve passar inicialmente por anamnese e exame físico bem feitos, conforme demonstrado na Tabela 7.

TABELA 7 Fatores de descompensação da insuficiência cardíaca congestiva

Cardiovasculares	Isquemia ou infarto
	Hipertensão não controlada
	Doença valvar primária não suspeitada
	Piora da insuficiência mitral secundária
	Fibrilação atrial aguda ou não controlada
	Arritmias
	Tromboembolia pulmonar

(continua)

TABELA 7 Fatores de descompensação da insuficiência cardíaca congestiva
(continuação)

Fatores sistêmicos	Medicações inapropriadas
	Infecções, febre
	Anemia
	Diabetes descompensado
	Disfunção tiroidiana
	Distúrbio hidroeletrolítico
	Gravidez
Fatores relacionados ao doente	Não adesão ao tratamento
	Não adesão à dieta
	Consumo de álcool ou uso de drogas
	Uso de anti-inflamatórios
	Tabagismo

Ainda não há bons preditores a serem utilizados na sala de emergência, sendo assim, podem ser utilizados os critérios da New York Heart Association (NYHA), que classifica os doentes de acordo com o grau de limitação (Tabela 8). Existe também a classificação da American Heart Association/American College of Cardiology (AHA/ACC), que dá ênfase aos estágios de desenvolvimento da ICC (Tabela 9). Esses critérios e classificações são mais utilizados em pacientes ambulatoriais, além de avaliar o prognóstico a médio e longo prazos.

Após a anamnese e o exame físico iniciais, o diagnóstico da causa da dispneia ou da descompensação da ICC estará provavelmente claro na maioria dos casos. Sendo assim, alguns exames complementares são importantes, tanto do ponto de vista de auxílio diagnóstico quanto do ponto de vista de avaliação da gravidade e do prognóstico:

> Eletrocardiograma: poderá demonstrar sinais de isquemia, arritmia, pericardite e bloqueio.
> Radiografia de tórax: sinais de congestão pulmonar, derrame pleural, pneumotórax, condensações pulmonares localizadas e hiperinsuflação pulmonar, cefalização da trama vascular (Figura 9).
> Exames gerais para avaliação da função renal, eletrólitos, hemograma e urina tipo I, distúrbios hidroeletrolíticos, anemia ou infecção.

A abordagem inicial dependerá do grau e do tipo de descompensação da ICC, podendo ser utilizados quatro subtipos diferentes de classificação de acor-

TABELA 8 Avaliação clínica da insuficiência cardíaca congestiva descompensada

História clínica	Duração dos sintomas
	Tipo de dispneia
	Grau de limitação funcional
	Ortopneia e dispneia paroxística noturna
	Sintomas associados: febre, tosse, expectoração, dor torácica pleurítica ou precordial, hemoptise, dor abdominal, sintomas urinários
	Internações prévias
	Diagnóstico prévio de ICC, tempo de duração da doença
	Comorbidades: DPOC, asma, hipertensão arterial sistêmica, câncer, doença cerebrovascular, insuficiência renal, insuficiência coronariana, cirrose, outros
	Medicações, medidas não farmacológicas e grau de adesão
	Hábitos: tabagismo, etilismo, uso de drogas
Exame físico	Dispneia em repouso
	Cianose
	Palidez
	Perfusão periférica
	Pulso e pressão arterial
	Estase jugular
	Estridor laríngeo
	Ausculta pulmonar (sibilos, roncos, crepitações difusas ou localizadas)
	Avaliação de ictos e frêmitos
	Ausculta cardíaca (sopros, atritos, abafamento de bulhas, B3 e B4)
	Avaliação de congestão hepática
	Edema de membros inferiores e sinais de TVP

TABELA 9 Classificação funcional (New York Heart Association)

Classe funcional	Limitação do doente
Classe I	Nenhuma: atividades físicas cotidianas não causam fadiga, palpitação ou dispneia indevidas
Classe II	Pequena: doente fica confortável em repouso, atividades físicas cotidianas causam fadiga, palpitação ou dispneia
Classe III	Moderada: doente fica confortável em repouso, sintomas aparecem com atividades mais leves que as habituais
Classe IV	Grave: apresenta sintomas em repouso, não consegue desempenhar nenhuma atividade física sem desconforto

DPOC: doença pulmonar obstrutiva crônica; ICC: insuficiência cardíaca congestiva; TVP: trombose venosa profunda.

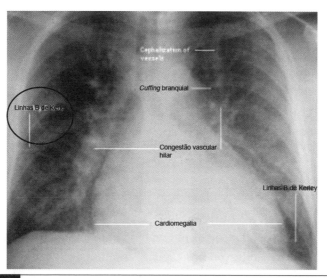

FIGURA 9 Radiografia com borramento peri-hilar e linhas B de Kerley com a área cardíaca aumentada.

	Congestão em repouso	
	NÃO	SIM
NÃO	Quente e seco (A)	Quente e úmido (B)
SIM	Frio e seco (D)	Frio e úmido (C)

QUADRO 3 A: doente com boa perfusão periférica e sem sinais de congestão (quente e seco); B: doente com boa perfusão periférica, mas com sinais de congestão (quente e úmido); C: doente apresenta perfusão periférica ruim e há sinais de congestão (frio e úmido); D: doente apresenta perfusão periférica ruim, mas não apresenta congestão (frio e seco).

do com a congestão e a perfusão do doente que chega ao pronto-socorro, conforme demonstrado na Tabela 10, de acordo com o grau de congestão (seco ou úmido), e de acordo com o grau de perfusão tecidual (quente ou frio).

Edema agudo de pulmão

O edema agudo de pulmão (EAP) constitui uma urgência clínica e motivo frequente de internação hospitalar. É causado pelo aumento na quantidade de

TABELA 10 Classificação da insuficiência cardíaca congestiva conforme congestão e perfusão

Evidências de má perfusão (baixo débito cardíaco)	Evidências de congestão (pressão de enchimento elevada)
Pressão de pulso reduzida	Ortopneia
Membros frios e pegajosos	Pressão venosa jugular elevada
Sonolência	B3
Hipotensão sintomática associada a IECA	Edema e ascite
Hiponatremia	Crepitações
Piora da função renal	Refluxo hepatojugular

líquido intra-alveolar. Isso ocorre em razão do aumento da permeabilidade capilar ou da pressão de filtração nos capilares pulmonares. Os sinais e sintomas típicos são dispneia, cianose, agitação psicomotora, podendo evoluir com rápida deterioração do estado geral, rebaixamento do nível de consciência, depressão respiratória e, eventualmente, apneia com parada cardíaca.

O que explica a fisiopatologia dessa síndrome é o desequilíbrio das forças de Starling; segundo esta lei o extravasamento de líquido para o interstício pulmonar pode ocorrer em decorrência de alguns fatores, tais como: (a) aumento da pressão hidrostática capilar de origem cardiogênica; (b) aumento da pressão hidrostática de origem não cardiogênica; (c) aumento da permeabilidade da membrana capilar; (d) redução da pressão hidrostática intersticial (rápido esvaziamento de derrames pleurais); (e) redução da pressão oncótica sanguínea, que sozinha não causa congestão pulmonar, mas pode ser um fator de extrema relevância colaborando com o surgimento do quadro; (f) redução na drenagem linfática, como ocorre na linfagite carcinomatosa, silicose e DPOC – não são causas primárias, mas são fatores que corroboram para o desencadeamento do quadro.

Na sequência, observa-se uma lista de patologias para cada tipo de mecanismo fisiopatológico mencionado:

> Alteração da permeabilidade alveolocapilar:
- SDRA.
- Pneumonia (bacteriana, viral etc.).
- Inalação de substâncias tóxicas.
- Toxinas circulantes (bacterianas, venenos etc.).
- Aspiração do conteúdo gástrico.

- Pneumonite aguda por radiação.
- Coagulação intravascular disseminada (CIVD).
- Imunológico (reações de hipersensibilidade).
- Trauma não torácico.
- Pancreatite hemorrágica aguda.
> Insuficiência linfática:
- Após transplante pulmonar.
- Carcinomatose linfangítica.
- Linfangite fibrosante (p. ex., silicose pulmonar).
> Etiologia desconhecida
- Edema pulmonar das grandes altitudes.
- Edema pulmonar neurogênico.
- Embolia pulmonar.
- Pós-anestesia e pós-cardioversão.

Concluindo, o EAP será classificado em agudo ou crônico, cardiogênico ou não cardiogênico, dependendo do mecanismo desencadeante.

O diagnóstico é essencialmente clínico e o tratamento deve ser iniciado imediatamente. Os exames complementares devem ser utilizados como subsídios para guiar a equipe interdisciplinar nas condutas terapêuticas a serem adotadas.

Vale ressaltar a importância da radiologia de tórax e, paralelamente ao diagnóstico e ao tratamento do EAP, encontrar a sua etiologia, para que a causa seja tratada. A correta identificação do mecanismo desencadeador aumentará as chances de sucesso na terapia.

A sequência de acúmulo de líquido pode ser dividida em três estágios independentemente do mecanismo desencadeador:

> Aumento do fluxo de líquidos dos capilares para o interstício pulmonar.
> O volume que é filtrado pelos capilares ultrapassa a capacidade de drenagem linfática máxima e inicia-se o acúmulo de líquido no interstício.
> O aumento adicional do volume, no interstício pulmonar, termina por distender os septos interalveolares com consequente inundação dos alvéolos.

As manifestações dependem do estágio em que se encontra o paciente. Assim, na primeira fase, ocorre a dispneia de esforço.

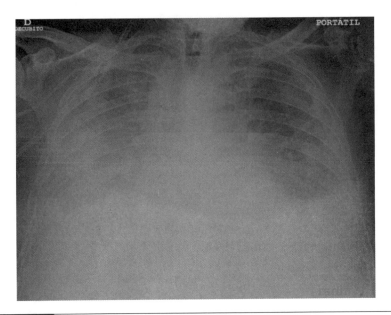

FIGURA 10 Radiografia de um quadro de edema agudo de pulmão avançado, com congestão pulmonar bilateral, comprometimento significativo dos quatro quadrantes pulmonares e derrame pleural bilateral.

Já na segunda fase, há o acúmulo inicial de líquido no interstício pulmonar, podendo comprometer as vias aéreas de pequeno calibre, particularmente nas bases pulmonares, associando-se a broncoespasmo. Ainda nessa fase, a taquipneia passa a ser observada, bem como sibilos expiratórios.

Radiologicamente, caracteriza-se por borramento peri-hilar bilateral e espessamento dos septos interlobulares, o que é denominado linhas B de Kerley, conforme a Figura 11.

A ortopneia pode ocorrer em alguns casos. Com o progredir do quadro na terceira fase, o acúmulo de grandes quantidades de líquido no interstício pulmonar leva ao extravasamento intra-alveolar, o que ocasionará a piora da gravidade do quadro dramaticamente.

Ainda, o comprometimento importante das trocas gasosas ocasionará dispneia intensa, agitação/ansiedade, utilização da musculatura respiratória acessória, palidez cutânea, cianose, extremidades frias, respiração ruidosa e sudorese.

Caso a terapia seja retardada, pode surgir piora do nível de consciência por causa principalmente da falta de oxigenação cerebral.

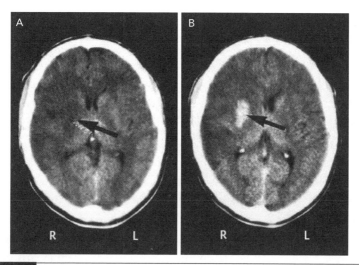

FIGURA 11 Tomografia de crânio (A) dentro de 24 horas do AVEi devido a bloqueio de artéria cerebral média. Tomografias do dia seguinte (B) mostrando a área alterada (seta). Sem o conhecimento da imagem (A) seria muito difícil distinguir esta área de uma hemorragia intracerebral.
Adaptada de Donaghy, 2001.

Mais tardiamente, o paciente pode evoluir com fadiga da musculatura respiratória, parada respiratória seguida de parada cardíaca e morte.

As vias aéreas repletas de secreção causam a sensação nítida de afogamento; o esforço respiratório leva à sobrecarga adicional sobre o ventrículo esquerdo, o que é associado à piora da hipóxia.

À ausculta pulmonar, tem-se os estertores grossos, roncos e sibilos, inicialmente restritos às bases pulmonares, mas rapidamente progressivos até os ápices pulmonares.

A pressão arterial poderá estar elevada pela intensa atividade adrenérgica, e sua normalização ocorre, quase sempre, com medidas terapêuticas para o edema pulmonar. Quando a hipertensão arterial constituir o fator desencadeador da congestão pulmonar, será necessário o seu controle.

Hipotensão e choque circulatório expressam falência grave do ventrículo esquerdo, agravando o prognóstico do paciente.

Com a progressão do quadro, a imagem radiológica revelará velamentos pulmonares, em intensidades variáveis; a área cardíaca pode ser normal (tipicamente, nos casos em que não houver disfunção ventricular prévia) ou aumentada, quando em presença de cardiopatias crônicas com dilatação de ventrículo esquerdo.

O exame gasométrico apresentará níveis progressivos de hipóxia e hipocapnia em razão da hiperventilação. A presença de hipercapnia nesses casos indica fadiga muscular (paciente não é capaz de manter a frequência respiratória alta, por fadiga da musculatura respiratória), depressão respiratória (pelo rebaixamento do nível de consciência) e morte.

Acidente vascular encefálico

O acidente vascular encefálico (AVE) é definido como um déficit neurológico, geralmente focal, de instalação súbita e rápida evolução, sem outra causa aparente que não seja vascular (abrangendo aspectos estruturais do vaso ou funcionais, como o próprio fluxo de sangue e o sistema de coagulação), com duração maior do que 24 horas ou, se menor do que este período, levando a óbito.

Os tipos de AVE podem ser hemorrágico (AVEh) ou isquêmico (AVEi).

Acidente vascular encefálico isquêmico

No AVEi, há uma área de infarto cerebral que pode ser causado por vários fatores. São eles:

> Trombose de grandes vasos: associada principalmente à doença aterosclerótica – comum em pacientes com fatores de risco para aterosclerose (hipertensão arterial sistêmica (HAS), diabetes, dislipidemia e tabagismo).

> Cardioembolismo: cardiomiopatias, valvopatias e arritmias, como a fibrilação arterial.

> Trombose de pequenas artérias: é relacionada a pequenos infartos e acomete mais comumente pacientes hipertensos e diabéticos.

> Outros mecanismos: arterites, hipercoagulação, dissecções arteriais cervicais entre outras menos frequentes.

No AVEi, as lesões estruturais e funcionais são irreversíveis, sendo que há áreas funcionalmente comprometidas, porém estruturalmente viáveis, chamadas zona de penumbra isquêmica.

A definição da área de infarto depende de forma imprescindível da circulação colateral, do equilíbrio hidroeletrolítico e metabólico, da temperatura corporal, de variações do fluxo de sangue cerebral e oxigenação (Figura 12).

4 NOÇÕES DE EXAMES DE IMAGEM

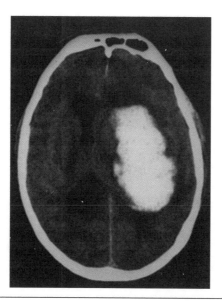

FIGURA 12 Hemorragia intraparenquimatosa volumosa de núcleos da base à esquerda, com colapso de ventrículos e desvio de linha média.

Os déficits neurológicos dependem do território acometido. Os grandes territórios são:

➤ Carotídeo: os achados clínicos podem ser déficit motor, sensitivo, dificuldade de articular palavras, déficit de linguagem, alteração visual, entre outros.
➤ Vertebrobasilar: é possível encontrar os mesmos achados, além de alterações de coordenação e de nervos cranianos localizados no tronco encefálico, como, diplopia, anisocoria, paralisia facial periférica, ptose palpebral, vertigem, nistagmo, disartria e disfagia.

Rebaixamento do nível de consciência pode acorrer nas lesões de tronco encefálico e lesões talâmicas, mesmo que de pequena proporção e em lesões hemisféricas de grande proporção.

Acidente vascular encefálico hemorrágico

Apresenta-se na forma de hemorragia com topografia intraparenquimatosa – hemorragia intraparenquimatosa (HIP) ou subaracnoide conhecida como hematoma subaracnóideo (HSA):

> HIP: a causa mais comum que leva a este quadro é a HAS, causando alterações nas paredes de pequenas artérias e arteríolas com formação de microaneurismas (aneurismas de Charcot-Bouchard).
– Outras causas são malformações vasculares, aneurismas rotos, distúrbios da coagulação, sangramento de tumores cerebrais, arterites e drogas.
– Locais mais frequentemente acometidos são núcleos da base, ponte, cerebelo e substância branca dos diversos lobos (Figura 13).
– Com a hemorragia, há edema ao redor da lesão, coágulo e compressão de estruturas adjacentes.
> HSA: caracterizada principalmente pela ruptura de aneurismas saculares intracranianos e ocorre espontaneamente.
– É um quadro grave de alta mortalidade; os locais mais acometidos são as bifurcações arteriais próximas ao polígono de Willis – comunicante anterior, comunicante posterior e arterial média.

Os achados clínicos da HIP caracterizam-se por déficit neurológico súbito e focal, dependente da localização da hemorragia e acompanhado de cefa-

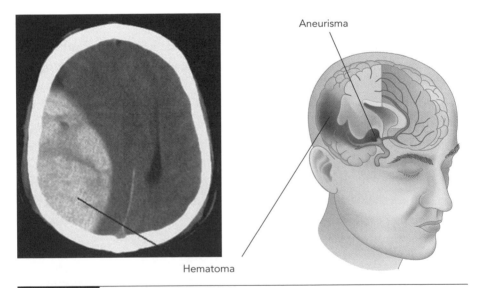

FIGURA 13 Hemorragia subaracnóidea por aneurisma.

leia, náuseas, vômitos, rebaixamento do nível de consciência e hipertensão arterial. Ainda, crises convulsivas podem ocorrer nas hemorragias lobares.

Na HSA, podem-se observar cefaleia súbita, intensa e holocraniana, náuseas, vômitos, tonturas e sinais de irritação meníngea. A perda de consciência e outras manifestações neurológicas, como déficits motores, sensitivos, distúrbios de linguagem e alterações de nervos cranianos, também podem ocorrer, assim como disfunções autonômicas (bradicardia, taquicardia, alterações no traçado eletrocardiográfico e na pressão arterial, sudorese, hipertermia e alterações da frequência respiratória).

Ressangramento, vasoespamo, hidrocefalia e convulsão podem ser vistos em casos de ruptura de aneurisma.

EXAMES DE IMAGEM

A TC do crânio tem sido o exame de imagem mais recomendado, devendo ser realizada tão rapidamente quanto possível. Além disso, deve ser repetida em 24 a 48 horas em casos nos quais não haja alterações evidenciadas no exame inicial ou de evolução insatisfatória.

A RM encefálica com espectroscopia, ou ponderada para perfusão ou difusão, pode ser realizada nas primeiras 24 horas no AVEi, pois apresenta maior positividade do que a TC.

Para investigar a causa que levou ao quadro, recomenda-se a realização de ultrassonografia com Doppler de carótidas e vértebras, avaliação cardíaca com eletrocardiograma, radiografia de tórax e ecocardiograma com Doppler transtorácico ou transesofágico.

Uma angiografia cerebral deve ser realizada em casos de HSA ou AVEh de etiologia desconhecida.

O exame do líquido cefalorraquiano (LCR) está indicado nos casos de suspeita de HSA com uma TC negativa e vasculites inflamatórias ou infecciosas.

O diagnóstico preciso e precoce do AVE é de extrema importância, uma vez que se trata de uma emergência médica e o seu tratamento é tempo-dependente. Na pesquisa diagnóstica, o primeiro passo é confirmar o AVE, afastando-se diagnósticos diferenciais. Lembrando que cada exame tem o seu tempo correto de realização, e não se pode perder tempo com exames desnecessários em um primeiro momento.

BIBLIOGRAFIA RECOMENDADA

Adkins SM. Recognizing and preventing refeeding syndrome. Dimens Crit Care Nurs. 2009;(28)2:53-8.
Adrogué HJ, Madias NE. Hyponatremia. N Eng J Med. 2000;342(20):1581-9.
Adrogué HJ, Madias NE. Management of life-threatening acid-base disorders – first of two parts. N E J Med. 1998;338(1):26-35.
Adrogué HJ, Madias NE. Management of life-threatening acid-base disorders – second of two parts. N Engl J Med. 1998;338(2):107-11.
Akram AR, Cowell GW, Logan LJ, Macdougall M, Reid JH, Murchison JT, et al. Clinically suspected acute pulmonary embolism: a comparison of presentation, radiological features and outcomes in patients with or without PE. QJM. 2009;102:407-14.
Ali IM. Treatment options for malignant pleural effusion. Curr Opin Pulm Med. 2009;15:380-7.
Aujesky D, Mor MK, Geng M, Stone RA, Fine MJ, Ibrahim SA. Predictors of early hospital readmission after acute pulmonary embolism. Arch Inter Med. 2009;169(3):287-93.
Bellani G, Messa C, Guerra L, Spagnolli E, Foti G, Patroniti N, et al. Lung of patients with acute respiratory distress syndrome. Crit Care Med. 2009;37(7):2216-22.
Bhatt DL, Peterson ED, Harrington RA, Ou FS, Cannon CP, Gibson CM, et al.; CRUSADE Investigators. Prior polyvascular disease: risk factor for adverse isquemic outcomes in acute coronary syndromes. Eur Heart J. 2009;30:1195-202.
Braunwauld E, editor. Heart disease: a textbook of cardiovascular medicine. 4. ed. Philadelphia: WB Saunders, 1992. p. 551-68.
Brian H, Shyamaly DS. How good are emergency department senior house officers at interpreting X-rays following radiographer's triage? Euro J Emerg Med. 2007;14:6-13.
Carbonara S, Monno L, Longo B, Angarano G. Community – acquired pneumonia. Cur Opin Pulm Med. 2009;15:261-73.
Castro RBP. Edema pulmonar agudo. Medicina Ribeirão Preto. 2003;36:200-4.
Chalmers JD, Singanayagam A, Murray MP, Scally C, Fawzi A, Hill AT. Risk factors for complicated parapneumonic effusion and empyema on presentation to hospital with community – acquired pneumonia. Thorax. 2009;64:592-7.
Cotter G, et al. Hemodynamic monitoring in acute heart failure. Crit Care Med. 2008;36(Suppl): S40-3.
Craig SA, editor. Disorders of sodium and water metabolism. In: Harwood – Clinical practice of emergency medicine 4th ed. Philadelphia: Lippincott Williams & Wilkins, 2005. p.868-74.
Cunha BA, Nausheen S, Busch L. Severe Q fever community – acquired pneumonia (CAP) mimicking Leggionaires' diseases: clinical significance of cold agglutinins, anti-smooth muscle antibodies and throbocytosis. Heart Lung. 2009;38:354-62.
David CD (ed.). Medicina intensiva: Associação de Medicina Intensiva Brasileira (AMIB). Rio de Janeiro: Revinter, 2004. p.180-5.
David CD, Dias FD, editors. Monitorização hemodinâmica: Associação de Medicina Intensiva Brasileira (AMIB). Rio de Janeiro: Revinter, 2004. p.43-5.
de Marco R. What evidence could validate the definition of COPD? Thorax. 2008:63:756-7.
de Oca MM, Tálamo C, Halbert RJ, Perez-Padilla R, Lopez MV, Muiño A, et al. Frequency of self-reported COPD exacerbation and airflow obstruction in five Latin American Cities – The

Proyecto Latinoamericano de Investigación an Obstrucción pulmonary (PLATINO) study. Chest. 2009;136:71-8.
Decaux G, Soupart A. Treatment of symptomatic hyponatremia. Am J Med Sci. 2003;326(1):25-30.
Dernaika TA, Keddissi JI, Kinasewitz GT. Update on ADRS: beyond the low tidal volume. Am J Med Sci. 2009;337(5):360-7.
Diretrizes da Sociedade Brasileira de Cardiologia sobre angina instável e infarto agudo do miocárdio sem supradesnível do segmento ST. Arq Bras Cardiol. 2001;77(Supl II).
Donaghy T. Brain's diseases of the nervous system. 11. ed. Oxford: Oxford University Press, 2001.
Edwards N, Baird C. Interpreting laboratory values in old adults. Medsurg Nurs. 2005;14(4)220-9.
Einhorn LM, Zhan M, Hsu VD, Walker LD, Moen MF, Seliger SL, et al. The frequency of hiperkalemia and its significance in chronic kidney failure. Arch Intern Med. 2009;169(2):1156-62.
Evaristo EF. Acidente vascular cerebral. In: Martins HS, Velasco IT, Brandão Neto RA, Scalabrini Neto A (orgs.). Emergências clínicas. 2. ed. Barueri: Manole, 2006. p.869-86.
Ewig S, de Roux A, Bauer T, García E, Mensa J, Niederman M, et al. Validation of predictive rules and indices of severity for community acquired pneumonia. Thorax. 2004;59(5):421-7.
Fernandéz AM, et al. Home-based pulmonary rehabilitation in very severe COPD. JCRP. 2009;29:1-7.
Finley JJ 4th, Konstam MA, Udelson JE. Arginine vasopressin antagonist for the treatment of heart failure and hyponatremia. Circulation. 2008;118:410-21.
Fisher EB, Strunk RC, Highstein GR, Kelley-Sykes R, Tarr KL, Trinkaus K, et al. Asthma coaches reduce rehospitalizations. Arch Pediatr Adolesc Med. 2009;163(3):225-32.
Gagliardi RJ. A investigação na fase aguda do acidente vascular cerebral (AVC). Rev Assoc Med Bras. 2004;50(2):120.
Gandhi TK, Kachalia A, Thomas EJ, Puopolo AL, Yoon C, Brennan TA, et al. Missed and delayed diagnosis in the ambulatory setting: a study of closed malpractice claims. Ann Intern Med. 2006;145:488-96.
Global initiative for chronic obstructive lung disease (GOLD) guidelines. GOLD executive summary update; 2004. Disponível em: http://www.goldcopd.com.
Goldman L, Bennett JC, editors. Cecil Tratado de medicina interna. 21. ed. Rio de Janeiro: Guanabara Koogan, 2001. v.1. p.539.
Hill CA. Acute heart failure. Too sick to discharge teaching? Crit Care Nur. 2009;32(2):106-11.
Hunt SA, Baker DW, Chin MH, Cinquegrani MP, Feldman AM, Francis GS, et al. American College of Cardiology/American Heart Association Task Force on Practice Guidelines (Committee to Revise the 1995 Guidelines for the Evaluation and Management of Heart Failure); International Society for Heart and Lung Transplantation; Heart Failure Society of America. ACC/AHA Guidelines for the Evaluation and Management of Chronic Heart Failure in the Adult: Executive Summary A Report of the American College of Cardiology/American Heart Association Task Force on Practice Guidelines (Committee to Revise the 1995 Guidelines for the Evaluation and Management of Heart Failure): developed in collaboration with the International Society for Heart and Lung Transplantation; Endorsed by the Heart Failure Society of America. Circulation. 2001;104(4):2996-3007.
Kaminska M, Foley S, Maghni K, Storness-Bliss C, Coxson H, Ghezzo H, et al. Airway remodeling in subjects with severe asthma with or without chronic persistent airflow obstruction. J Allergy Clin Immunol. 2009;124:45-51.

Kane B, Kolsum U, Southworth T, Armstrong J, Woodcock A, Singh D. The effects of smoking on the lipopolisaccharide response and glucocorticoid sensitive of alveolar macrophages of patients with asthma. Chest. 2009;136:163-70.

Kasper DL, et al, editor. Harrison Medicina Interna. 16th ed. Rio de Janeiro: McGraw-Hill, 2006. v.2. p.1575.

Kelly AM. Treatment of primary spontaneous pneumothorax. Curr Opin Pulm Med. 2009;15:376-9.

Knobel E, editor. Condutas no paciente grave. 3. ed. São Paulo: Atheneu; 2006. v.1. p.617-623.

Knochel JP. Hypoxia is the cause of brain damage in hyponatremia. JAMA. 1999;281(24):2342-3.

Koulenti D, Lisboa T, Brun-Buisson C, Krueger W, Macor A, Sole-Violan J, et al.; EU-VAP/CAP Study Group. Spectrum of practice in the diagnosis of nosocomial pneumonia in patients requiring mechanical ventilation in European intensive care units. Crit Care Med. 2009;37(8):1-8.

Larson K. Fluid balance in elderly: Assessment and intervention: important role in community home and health and home care nursing. Geriatric Nurs. 2003;24:306-9.

Lawrence SW. Management of severe hyperkalemia. Crit Care Med. 2008;36:3246-51.

Lehmann R, Suess C, Leus M, Luxembourg B, Miesbach W, Lindhoff-Last E, et al. Incidence, clinical characteristics, and log-term prognosis of travel – associated pulmonary embolism. Eur Heart J. 2009;30:233-41.

Ljungqvist M, Soderberg M, Moritz P, Ahlgren A, Lärfars G. Evaluation of Wells score and repeated D-Dimer in diagnosis of venous thromboembolism. Eur J Intern Med. 2008;19:285-8.

Maloney PJ. Genetic factors impacting therapy in acute lung injury/acute respiratory distress syndrome. J Investig Med. 2008;56(8):1-6.

Menéndez R, Martínez R, Reyes S, Mensa J, Filella X, Marcos MA, et al. Biomarkers improve mortality prediction by prognostic scales in community – acquired pneumonia. Thorax. 2009;64:587-91.

Mettler FA. Essentials of radiology. 2. ed. Philadelphia: Elsevier Saunders, 2005.

Miller-Davis C, Marden S, Leidy NK. The New York Heart Association classes and functional status: What are really measuring? Heart Lung. 2006;35:217-24.

Nicol ED, Fittall B, Roughton M, Cleland JG, Dargie H, Cowie MR. NHS heart failure survey: a survey of acute heart failure admissions in England, Wales and Northern Ireland. Heart. 2008;94:172-7.

Pang PS, Cleland JG, Teerlink JR, Collins SP, Lindsell CJ, Sopko G, et al.; Acute Heart Failure Syndromes International Working Group. A proposal to standardize dyspnoea measurement in clinical trials of acute heart failure syndromes: the need for a uniform approach. Euro Heart J. 2008;29:816-24.

Papi A, Caramori G, Adcock IM, Barnes PJ. Rescue treatment is asthma. Chest. 2009;135:1628-33.

Park M. Edema agudo de pulmões. In: Sarmento GJV, editor. Fisioterapia respiratória no paciente crítico – rotinas clínicas. 2. ed. Barueri: Manole, 2007. p.233-5.

Pelkonen M. Smoking: relationship to chronic bronchitis, chronic obstructive pulmonary disease and mortality. Curr Opin Pulm Med. 2008:14:105-9.

Pietrangelo A. Inherited metabolic disease of liver. Curr Opin Gastroentorol. 2009;25:209-14.

Rahman M, Munavvar M. Investigation of the patient with pleural effusion. Clin Med. 2009;9:174-8.

Remme WJ, Swedberg K. Guidelines for the diagnosis and treatment of chronic heart failure. Eur Heart J. 2001;345:1014-21.

Rinaldi S. Blood pleurodesis for the medical management of pneumothorax. Thorax. 2009;64:258-60.

Rose BD, Rennke HG. Fisiopatologia Renal. Rio de Janeiro: MEDSI, Revinter, 1999. p.126-43.

Siela D. Chest radiography evaluation and interpretation. AACN Adv Crit Care. 2008;4:444-73.

Singer GG, Brenner BM. Fluid and electrolyte disturbances. In: Harrinson's principles of internal medicine. 16. ed. McGraw-Hill, 2005. p.252-63.

Singh MP. Is this really pneumothorax? Thorax. 2009;64:276.

Spiegler P. GOLD guidelines COPD stage 1: is it really a disease? Clin Pulm Med. 2009;16:54-6.

Stoller JK. Acute exacerbations of chronic obstructive pulmonary disease. NEJM. 2002;346(13):988-94.

Suri P, Burns SP, Back JR. Pneumothorax associated with mechanical insufflations-exsufflation and related factors. Am J Phis Med Rehabil. 2008;87:951-5.

Todd JL, Tapson VF. Thrombolytic therapy for acute pulmonary embolism. Chest. 2009;135:1321-9.

Vazquez EG, Marcos MA, Mensa J, de Roux A, Puig J, Font C, et al. Assessment of usefulness of sputum culture for diagnosis of community-acquired pneumonia using the PORT predictive scoring system. Arch Intern Med. 2004;164:1807-11.

West J, Goodacre S, Sampson F. The value of clinical features in the diagnosis of acute pulmonary embolism: systematic review and meta-analysis. QJM. 2007;100:763-9.

Wildman MJ, Sanderson C, Groves J, Reeves BC, Ayres J, Harrison D, et al. Predicting mortality for patients with exacerbations of COPD and asthma in the COPD and asthma outcome study (CAOS). Q J Med. 2009;102:389-99.

Williams SA, Wagner S, Kannan H, Bolge SC. The association between asthma control and health care utilization, work productivity loss and health-related quality of life. J Occup Environ Med. 2009;51:780-5.

Wong CL, Holroyd-Leduc J, Strauss S. Does this patient have a pleural effusion? JAMA. 2009;301(3):309-17.

Wouters EFM, Postma DS, Fokkens B, Hop WC, Prins J, Kuipers AF, et al. Withdrawal of fluticasone propionate from combined salmeterol/ fluticasone treatement in patients with COPD causes immediate and sustained disease deterioration: a randomised controlled trial. Thorax. 2005;60:480-7.

TRANSPORTE INTRA E EXTRA-HOSPITALAR DE PACIENTES GRAVES

5

Rodrigo Daminello Raimundo
George Jerre Vieira Sarmento
Talita Dias da Silva

O transporte de pacientes graves é crescente. O estabelecimento de centros regionais de unidades de terapia intensiva (UTI), a centralização de certos procedimentos cirúrgicos, a disponibilidade de intervenções fisioterapêuticas, além de problemas de logística causam aumento da necessidade de transportes hospitalares (Droogh et. al, 2012), dessa forma, o transporte de pacientes críticos é um procedimento que envolve riscos devido a complicações adversas.

Segundo Fanara et al. (2010), por mais de 200 anos, desde as primeiras guerras napoleônicas até os últimos conflitos internacionais no Iraque e no Afeganistão, a medicina militar no campo de batalha tem atuado como um catalisador para o desenvolvimento dos cuidados da saúde dos cidadãos.

Historicamente, já no século I d.C. houve relatos de transporte diferenciado de feridos dos campos de batalhas romanos; no século XI, durante as cruzadas, cavaleiros eram designados exclusivamente para prestação de auxílio a feridos em combate. Em 1447, a rainha Isabel, na Espanha, criou o que se pode chamar de as primeiras ambulâncias conhecidas na história. Nos séculos XIII, XIV e XVI, o transporte de doentes desempenhou um papel fundamental no controle das epidemias. Em 1792, Napoleão Bonaparte criou ambulâncias para retirada rápida de feridos dos campos de batalha.

O primeiro transporte aéreo conhecido foi em 1859 durante a guerra Franco-Prussiana, na qual ocorreu a locomoção de 160 feridos entre soldados e civis. Em 1917, foram criadas as primeiras ambulâncias aéreas que acabaram sendo usadas durante a I Guerra Mundial. O transporte urgente foi enfatizado na guerra do Vietnã e da Coreia, onde foram usados helicópteros para prestação dos serviços e, por sua vez, na Europa, cresceu o interesse pelo transporte de enfermeiros no surto de poliomielite na década de 1950, quando aconteceu a necessidade de realizar transportes com suporte ventilatório.

DEFINIÇÃO

Transporte de pacientes graves, como o próprio nome diz, é o procedimento pelo qual se deslocam doentes que necessitam de meios avançados de monitorização e terapêutica de um local para outro. As técnicas de evacuação e o estabelecimento de técnicas de cuidado ao tratar os pacientes têm levado a avanços significativos na tecnologia e nos materiais utilizados na gestão e transferência de pacientes críticos.

Há uma grande divergência na literatura quando se tenta classificar os tipos de transporte. Apesar de não ser aceita universalmente, a classificação do transporte de pacientes pode ser dividida em três grupos. O transporte primário é aquele realizado em nível extra-hospitalar, ou seja, do local onde ocorreu a emergência para o hospital; o secundário é o transporte inter-hospitalar, que é realizado de um hospital para outro ou para um centro de diagnósticos. E a terceira forma de classificação seria do transporte intra-hospitalar, a locomoção do paciente é feita dentro do próprio hospital (apesar de alguns autores considerarem o transporte secundário como intra-hospitalar). Nos últimos 20 anos, houve considerável melhora na realização do transporte de pacientes, principalmente, referente aos dependentes de ventilação mecânica.

Neste capítulo, serão apresentadas indicações, contraindicações, complicações, cuidados gerais, equipe e equipamentos necessários e efeitos do transporte intra e inter-hospitalar.

TRANSPORTE EXTRA-HOSPITALAR

No que se refere ao transporte do local da emergência para o hospital, as complicações podem se dar pelo acesso geográfico aos serviços de saúde, trânsito, disponibilidade de ambulâncias com suporte para pacientes graves e intervalo entre a chamada da emergência até a chegada ao hospital. Esta última pode ser dividida em quatro intervalos como a literatura descreve: o primeiro é considerado o intervalo de ativação, ou seja, o momento da chamada de emergência para envio de ambulância. O segundo é o tempo de resposta, que corresponde ao tempo de envio de ambulância e a chegada da ambulância no local. O terceiro, intervalo em cena, é o tempo de chegada da ambulância ao local até o momento em que se afasta do local da emergência para o hospital. Finalmente, o intervalo de transporte é o tempo da partida da ambulância do local até a chegada ao hospital. Esses quatro intervalos de tempo se combinam para dar o tempo pré-hospitalar total de um paciente da chamada de emergência até a porta do hospital (Patel et al., 2012).

Para minimizar o tempo no transporte extra-hospitalar, diminuindo assim os riscos e as complicações provenientes desse transporte, alguns profissionais buscam criar sistemas de informação geográfica (SIG) para otimizar o tempo pré-hospitalar de serviços médicos de emergência (Patel et al., 2012).

Os transportes podem ser feitos por terra (ambulância) ou ar (helicóptero ou avião). Segundo Gałązkowski (2010), as indicações para solicitar um helicóptero de emergência incluem as condições de emergência seguintes:

- Perda de consciência.
- Parada cardíaca súbita.
- Condições cardíacas agudas.
- Crise hipertensiva.
- Acidente vascular encefálico.
- Acidentes de trânsito.
- Quedas de altura.
- Deslizamentos de terra, avalanches.
- Lesão de múltiplos órgãos.
- Ferimento na cabeça, que exija intervenção neurocirúrgica.
- Lesão na coluna com tetraplegia ou paraplegia.
- Lesão penetrante do pescoço, tórax ou abdômen.
- Fratura de dois ou mais ossos longos.
- Lesão pélvica grave.
- Amputação traumática do membro.
- Graus II e III de queimaduras em mais de 20% da superfície do corpo, suspeita de queimadura das vias aéreas, queimadura elétrica, por explosões e incêndios.

> Hipotermia.
> Afogamento.

Entretanto, essa lista de possibilidades não é fechada e assume-se que um helicóptero de emergência também possa ser solicitado para outras condições médicas de emergência que exijam intervenção urgente da equipe de resgate, se a solicitação médica encontrar-se bem fundamentada.

TRANSPORTE INTER-HOSPITALAR

O transporte inter-hospitalar é definido como a locomoção do paciente grave de um hospital para o outro ou para um centro de diagnósticos externos.

Os motivos do transporte inter-hospitalar podem ser desde transferências ligadas aos recursos disponíveis no hospital (centros especializados de queimados, trauma, neonatologia, entre outros) e ao sistema burocrático de convênios médicos ou ainda a realização de procedimentos como angiografias, cateterismos, tomografias computadorizadas, ressonâncias nucleares magnéticas e outros.

Meios de transporte inter-hospitalar

A escolha do veículo a ser utilizado no transporte do paciente grave deve ser criteriosamente avaliada, pois cada tipo de transporte oferece indicações, vantagens e desvantagens. A escolha deve ter critérios como: gravidade do doente, urgência do procedimento, distância, tempo de locomoção, condições de acesso ao local (fatores geográficos e tráfego), condições climáticas e relação custo/benefício.

Os meios de transporte devem ter boa iluminação e temperatura interna controlada, espaço suficiente para o paciente e profissionais envolvidos, adequada rede de gases e eletricidade (com baterias de reserva), acesso fácil por porta traseira ou lateral, comunicação na cabine e sistema de comunicação (alta frequência e/ou telefonia móvel).

Assim como no transporte extra-hospitalar, há três tipos principais de transporte inter-hospitalar: ambulância terrestre, helicóptero ou avião.

A ambulância terrestre é o meio mais comum de locomoção e remoção de pacientes e está indicada principalmente quando a distância entre os serviços não ultrapassa 150 quilômetros. Entre suas vantagens, encontram-se:

> Rápida disponibilidade: oferecendo-se a uso imediato, se necessário.
> Maior espaço: quando comparada com aeronaves.
> Custo/benefício baixo: quando comparada com aeronaves.
> Baixa dependência de fatores climáticos: quando comparada com helicópteros.

Um dos principais problemas nas grandes cidades é o tráfego intenso, uma das desvantagens da ambulância terrestre. Este item pode ser de crucial importância quando o contexto for de paciente grave.

O equipamento necessário nas ambulâncias pode ser dividido em ventilatório e hemodinâmico (Tabela 1).

A indicação de helicópteros pode ser feita quando a distância a ser percorrida estiver entre 150 e 300 quilômetros ou quando houver dificuldade de acesso (tráfego intenso no horário ou local sem possibilidade de acesso com ambulância terrestre). Sua principal vantagem, além de ser rápida e de acessar qualquer terreno é a não dependência de aeroporto.

As desvantagens são: ruído excessivo, dependência de fatores meteorológicos adequados, cabine não pressurizada, espaço interno reduzido, alto custo e necessidade de infraestrutura.

Os aviões são utilizados para distâncias acima de 300 quilômetros. Suas vantagens são maior espaço interno quando comparado com os helicópteros, rapidez e pressurização da cabine. E sua principal desvantagem é a necessidade de uma pista de pouso, exigindo uma infraestrutura enorme e a necessidade do apoio da ambulância terrestre do local de pouso ao hospital.

Efeitos fisiológicos e complicações do transporte inter-hospitalar

O deslocamento, seja por meio terrestre, seja por meio aéreo, traz efeitos indesejáveis ao paciente; esses efeitos podem ser de caráter gravitacional, ou seja, a aceleração, a velocidade e a desaceleração envolvidas no transporte podem trazer uma resposta negativa ao paciente, elas podem levar à redistribuição de líquidos corpóreos por resposta de proprioceptores e barorreceptores. Além disso, o grande movimento feito pelo transporte pode trazer efeitos na pressão arterial e na frequência cardíaca em decorrência da mudança posicional do corpo, diminuição ou aumento da infusão de medicamentos, principalmente as drogas vasoativas e diminuição do retorno venoso.

TABELA 1 Equipamentos para ambulâncias

Suporte ventilatório	Aspirador de secreções
	Sonda de aspiração (vários tamanhos)
	Fluxômetros, umidificadores e inaladores
	Reanimador manual (ambu) com máscara (de preferência com reservatório de oxigênio)
	Cânulas de Guedel (vários tamanhos)
	Cateteres nasais de oxigênio
	Ventilador de transporte e circuito
	Laringoscópio (com pilhas)
	Lâminas (vários tamanhos)
	Fio-guia para intubação
	Tubos endotraqueais (vários tamanhos)
	Anestésico
	Kit de traqueostomia
	Kit de drenagem pleural
Suporte hemodinâmico	Monitor cardíaco
	Desfibrilador
	Kit marca-passo
	Aparelho de eletrocardiograma
	Eletrodos para monitoração
	Gel condutor
	Oxímetro
	Bombas de infusão
	Kit para acessos venosos (vários tamanhos)
	Equipos de gotejamento
	Seringas e agulhas descartáveis (vários tamanhos)
	Sondas nasogástricas e vesicais (vários tamanhos)
	Bolsas coletoras
	Talas de imobilização
	Colar cervical
	Estetoscópio, esfigmomanômetro, lanterna de exploração, termômetro
	Gases, antissépticos e esparadrapos
	Mantas e travesseiros
	Soro fisiológico e glicosado
	Expansores plasmáticos
	Drogas (analgésicos, tranquilizantes, antieméticos, vasoativas, antiarrítmicos e corticosteroides)

Vibrações e ruídos podem trazer efeitos indesejáveis pelo mecanismo de ressonância nos tecidos e podem dificultar muito a ausculta cardíaca e/ou pulmonar, a mensuração da pressão arterial, a visualização das curvas de monitoração ou um acesso venoso. Podem também provocar ansiedade e agitação no paciente, levando, consequentemente, a arritmias e hipotensão.

A temperatura ambiente também é de essencial importância seja qual for o meio de transporte utilizado. Hipotermias podem levar a um colapso vascular e hipertemias podem levar a vasodilatação periférica e alterações metabólicas.

Quando se trata de transporte aéreo não pressurizado (helicópteros), há redução na concentração de oxigênio proporcional à altitude envolvida por causa da redução da pressão barométrica. Por exemplo, à altura de 2.400 metros, a PaO_2 que ao nível do mar é de 110 mmHg pode ser reduzida para 69 mmHg – considerando um paciente intubado isto não seria um problema já que o ventilador supriria suas necessidades; porém, para a equipe de transporte, a redução na concentração de oxigênio pode trazer diminuição da habilidade de desempenhar suas tarefas.

Quando o transporte ocorre em grandes altitudes, apesar da pressurização, pode ocorrer expansão de mais de 30% dos líquidos nas cavidades corporais ou patológicas frente à redução da pressão atmosférica. Isso leva a pensar em situações clínicas importantes como um pequeno pneumotórax que pode aumentar consideravelmente de tamanho e trazer repercussões hemodinâmicas; ar abdominal que se expande e comprime o diafragma, dificultando a ventilação; a expansão do volume de ar dentro do balonete intratraqueal (*cuff*) levando à lesão da mucosa traqueal ou mesmo da sonda vesical; e ainda, rupturas de anastomoses, deiscências de feridas cirúrgicas, entre outros.

O fisioterapeuta pode orientar a equipe para usar água em vez de ar para insuflação dos balonetes e usar sonda gástrica aberta.

Além dessas complicações e das citadas no item de complicações intra-hospitalares podem-se destacar trabalhos que mostram incidência maior de arritmias (Taylor, 1970; Wadell, 1975; McLennon, 2004), aumento da pressão arterial e frequência cardíaca (Insel, 1986; Szen, 1995), hiperventilação e alterações nos gases arteriais (Braman, 1987), redução da relação PaO_2/FiO_2 (Waydhas, 1995; Braman, 1987) e aumento da pressão intracraniana, hipóxia e hipotensão (Andrews, 1990; Toppenberg, 2002).

Ventilação mecânica no transporte

Ventilação mecânica invasiva

Um dos principais itens relacionados ao transporte de pacientes graves é quando este paciente está submetido à ventilação mecânica; ventilação inadequada pode trazer prejuízos enormes consequentes principalmente à hipóxia e ao desequilíbrio ácido-básico.

Atualmente, há uma série de novos ventiladores mecânicos (Figura 1), porém esses ventiladores devem preencher critérios para que sejam destinados ao transporte de pacientes graves.

Basicamente, um ventilador de transporte deve ter as seguintes características:

➤ Portatibilidade: o ventilador deve ter tamanho e peso adequados (geralmente inferior a 5 kg e deve caber sob a cama do paciente). Além disso, deve vir com bateria para alimentação que tenha grande autonomia e de preferência com indicador de nível.

➤ Operacionalidade: deve ser capaz de ventilar pelo menos nos modos ventilação mandatória controlada (CMV) e ventilação mandatória sincronizada intermitente (SIMV), porém é de grande utilidade ultimamente poder operar no modo ventilação com pressão de suporte (PSV). Deve permitir o uso de ventilação por pressão controlada (PCV) e ventilação por volume controlado (VCV). Deve ainda permitir fração inspirada de oxigênio (FiO_2) de 100% e pressão expiratória final (PEEP) elevada. Deve-se adotar um cuidado especial com o ajuste dos alarmes do ventilador de transporte, principalmente com o volume corrente e as pressões de vias áreas.

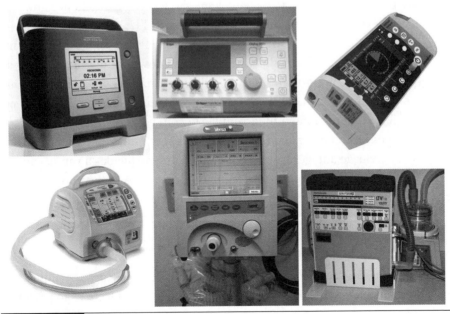

FIGURA 1 Ventiladores mecânicos para transporte intra e extra-hospitalar.

> Durabilidade: em razão do grande movimento envolvido no transporte de pacientes, não é incomum que os ventiladores sofram quedas, sendo assim, o material deve ser resistente a impactos.

Os ventiladores podem ser pneumáticos (funcionam com a pressão da fonte de oxigênio) ou eletrônicos (necessitam de bateria).

Diante da realidade brasileira, muitos hospitais e ambulâncias usam ventiladores pneumáticos ou até mesmo o reanimador manual e, entre eles, destaca-se o *Bird Mark* 7. Esse é um ventilador com ciclagem por pressão que permite ventilar pacientes a 21, 60 ou 100% de oxigênio. A grande vantagem do *Bird Mark* 7 é a não utilização de energia elétrica para o funcionamento, necessitando apenas de uma fonte de oxigênio.

Muito utilizados também são os ventiladores compactos (Takaoka mini-700, por exemplo), usados para o atendimento emergencial, com menores custos e dimensões mais compactas. São de operação contínua, ciclados a pressão com modalidade de ventilação controlada (CMV), geralmente têm fluxo contínuo regulável de 4 a 30 L/min e são dependentes do cilindro de oxigênio.

Os ventiladores eletrônicos, também chamados microprocessados, mais utilizados são: T-bird, LTV 1000, Newport E100i, Oxylog 3000 e outros. São ventiladores que em razão da alta tecnologia são seguros para manter uma boa oxigenação e ventilação parecidas com as de uma UTI.

Alguns trabalhos mostram que há alteração de gases sanguíneos mesmo em pacientes que usam ventiladores microprocessados, porém, é claro que as alterações são menos importantes que quando comparadas com pacientes ventilados com reanimador manual (ambu). As principais alterações ocorridas em uma ventilação manual são a hiperventilação com consequente alcalose respiratória ou possível hipercapnia levando à acidose respiratória por ventilação inadequada, apesar de antagônicas, as duas alterações são ligadas à ventilação-minuto frente ao uso inadequado do reanimador manual. A hiperventilação pode causar ainda hiperinsuflação pulmonar e aumento da pressão intratorácica, causando diminuição no retorno venoso e possível hipotensão sistêmica.

Ventilação mecânica não invasiva

A ventilação mecânica não invasiva (VNI) é definida como qualquer técnica de ventilação que não use prótese traqueal, que tenha a conexão paciente-

-ventilador feita por meio de máscaras. Sua principal utilização está em pacientes com insuficiência respiratória.

Houve um crescente avanço dos ventiladores de VNI nos últimos anos, com isso, o interesse de usá-lo em transporte de pacientes cresceu também. A aplicação de VNI no transporte de pacientes deve ser feita por profissionais capacitados para utilização da técnica de VNI, desse modo, o fisioterapeuta é o profissional mais indicado.

O fisioterapeuta deve ter a responsabilidade de fazer a triagem dos pacientes que se beneficiariam com a VNI. Para isso deve-se certificar se há infraestrutura suficiente para a utilização da VNI em todo translado, escolher o melhor tipo de VNI para a patologia do paciente, estabilizar o paciente na VNI antes do translado para que não ocorram complicações, manter-se ao lado do paciente durante o transporte, testar todo equipamento principalmente quanto à carga de bateria do ventilador e à quantidade de oxigênio no cilindro. Deve-se explicar corretamente o uso da VNI para o paciente para que não haja ansiedade e falta de colaboração.

A indicação da melhor técnica a ser utilizada é um fator importante quando se indica VNI no transporte. Podem ser utilizados ventiladores próprios para VNI, geradores de fluxo ou ventiladores microprocessados. Sua escolha vai depender da patologia envolvida, do tipo de insuficiência respiratória, da disponibilidade do aparelho, do tempo e local de transporte. Deve-se lembrar que a maioria dos aparelhos utilizados para VNI não foi criada para a situação de transporte; isso deve ser levado em conta ao se indicar essa técnica em um translado.

Durante o transporte, o fisioterapeuta deve avaliar a resposta clínica do paciente frente ao método utilizado usando frequência respiratória, padrão ventilatório, oximetria de pulso, frequência cardíaca e pressão arterial como parâmetros principais. Além disso, deve-se observar se o paciente não está entrando em qualquer contraindicação da VNI, como angina instável, instabilidade hemodinâmica, parada cardiorrespiratória, fadiga de musculatura respiratória, entre outras.

Algumas complicações podem ser exacerbadas quando se trata de VNI e transporte. A assincronia paciente-ventilador que pode ser gerada com ruídos, vibrações e outras alterações já citadas pode dificultar a sensibilidade do aparelho, ocasionando o não disparo ou até mesmo o autodisparo. O vazamento excessivo de ar pela interface com a máscara é outro fator crucial para o conforto do paciente, e também pode aumentar muito durante o transporte de um paciente.

TRANSPORTE INTRA-HOSPITALAR

A frequência de transportes intra-hospitalares aumenta pelo surgimento de novos exames de imagem e modos de intervenção radiológicos que ainda não podem ser realizados no quarto onde o paciente fica internado (Droog et al., 2012).

Como citado, o transporte intra-hospitalar é definido como a locomoção de pacientes dentro do próprio hospital e ocorre por inúmeros motivos; os principais são os relacionados à mudança de leito dentro da própria UTI ou dentro do próprio hospital para UTI especializada (como é o caso de unidade coronariana, unidade de trauma etc.), mas, a maior proporção de locomoção intra-hospitalar acontece por dois motivos: a realização de exames complementares de diagnóstico, sendo o principal para a tomografia computadorizada (TC) e do centro cirúrgico para a UTI.

Trabalhos como os de Waydas (1999) mostram que há maior risco de ocorrer morbimortalidade durante o transporte. Estabilização prévia do doente, monitorização, equipamentos adequados e equipe treinada podem contribuir para a melhor locomoção do doente. Entretanto, o número de publicações internacionais sobre análise e superação de riscos durante o transporte intra-hospitalar de pacientes críticos aumenta constantemente, particularmente nos últimos 15 anos (Noa Hernández et al., 2011; Bambi, 2010).

Conforme diretrizes publicadas em 2004, tanto no transporte inter quanto no intra-hospitalar devem existir profissionais treinados para locomoção de pacientes e a equipe multidisciplinar deve contar com médicos, enfermeiros e fisioterapeutas. Em decorrência do crescente desenvolvimento da fisioterapia respiratória e, por consequência, do crescimento da intervenção do fisioterapeuta no paciente grave, o fisioterapeuta é citado em diretrizes atuais como membro da equipe de transporte, tendo em vista que seus conhecimentos, principalmente, quando diz respeito à ventilação mecânica e monitoração respiratória são altamente úteis para a estabilização do doente.

Coordenação, comunicação e acompanhamento do transporte intra-hospitalar

Quando se decide transportar um paciente deve haver a comunicação entre médicos e enfermeiros das unidades para confirmação do transporte e das condições do paciente. Outros membros da equipe, como é o caso do fisioterapeuta, devem ser notificados ou confirmados dependendo da rotina e do protocolo do local.

É recomendado que no mínimo dois profissionais acompanhem o doente, um médico e um enfermeiro. O técnico de enfermagem e o fisioterapeuta podem estar em caráter adicional. É recomendado também que esses profissionais tenham treinamento em manejo de vias aéreas e suporte avançado de vida (SAV).

O transporte começa determinando-se o local para onde o paciente será conduzido. Essa fase aparentemente simples pode trazer benefícios enormes para o transporte, uma vez que, definido o andamento, pode-se calcular a distância e, principalmente, o tempo de translado.

Quando se trata de pacientes em ventilação mecânica ou mesmo dependentes de oxigenoterapia o tempo pode ser crucial. Tendo em vista a duração do cilindro de oxigênio, cabe ao profissional, geralmente o fisioterapeuta, ter a responsabilidade de quantificar o oxigênio do cilindro e definir se é suficiente para o transporte e deve-se lembrar que pacientes com FiO_2 e PEEP elevadas consomem oxigênio em velocidade muito maior.

Equipamentos e monitoração para o transporte intra-hospitalar

Os pacientes a serem transportados podem ser divididos em grupos com base no estado clínico, e na necessidade de monitoração e suporte terapêutico. Os equipamentos considerados essenciais para um transporte seguro são esfigmomanômetro e estetoscópio para monitoração da pressão arterial, oxímetro de pulso, monitor cardíaco e desfibrilador.

Equipamentos para manejo das vias aéreas, oxigenoterapia, drogas básicas para ressuscitação, sedativos, fluidos intravenosos, bombas de infusão e material de intubação com reanimador (bolsa rescussitatória) são importantes também no manejo intra-hospitalar.

Deve-se, no mínimo, monitorar continuamente o eletrocardiograma e a oximetria de pulso e, periodicamente, a pressão arterial, o pulso e a frequência respiratória.

A monitorização de pressão arterial contínua (PAM), pressão de artéria pulmonar (cateter de Swan-Ganz) e monitoração da pressão intracraniana (PIC) deve ser realizada se houver necessidade.

Complicações no transporte intra-hospitalar

Vários trabalhos na literatura (Waddell, 1975; Indeck, 1988; Ehrenwerth, 1986; Smith, 1950) mostram porcentagens diferentes de complicações no transporte intra-hospitalar; as mais frequentes são: extubação acidental, obstrução do tubo endotraqueal, intubação seletiva, fuga de ar por má posição do balonete (*cuff*), desconexão do ventilador, desconexão dos eletrodos do monitor, interrupção das drogas, mau funcionamento do ventilador de transporte, bateria do ventilador insuficiente, oxigênio insuficiente para todo o trajeto, aspiração de conteúdo gástrico e acidentes com drenos e cateteres.

Os serviços de transporte hospitalares são responsáveis pelo transporte de pacientes graves e feridos nos sistemas regionais de cuidados. Jaynes et al. (2013) realizaram um estudo com o objetivo de avaliar diferentes domínios que interferem em transporte de pacientes críticos e no resultado deste trabalho apresentaram oito grupos hierárquicos multidimensionais que devem ser considerados para identificar e solucionar dificuldades e problemas no transporte de pacientes críticos. Os oito grupos são: atendimento clínico, educação e treinamento da equipe, financiamento, fatores humanos, resposta dos pacientes, segurança, configuração da equipe e utilização do sistema. Após a análise dos dados os autores propuseram uma tabela com fatores a serem considerados ao analisar um transporte de pacientes críticos (Tabela 2), de acordo com a viabilidade do sistema e questões urgentes a serem verificadas.

No intuito de atualizar as informações sobre o transporte de pacientes graves, foi realizada uma pesquisa nas principais bases de dados médicas e foram encontrados alguns artigos entre 2011 e 2013.

Em 2012, foi publicado na *Critical Care* um estudo de coorte na Inglaterra e no País de Gales, feito por Barratt et al. (2012), avaliando os efeitos da transferência de pacientes graves para outros hospitais por razões não clínicas. O estudo foi realizado pelo fato de alguns pesquisadores sugerirem que os pacientes transferidos por razões não clínicas tinham resultados piores do que os não transferidos, sendo então feita uma coorte analisando a mortalidade e o tempo de permanência em cuidados intensivos. Do total de 308.323 pacientes admitidos, 759 pacientes foram submetidos a uma transferência não clínica dentro de 48 horas de internação na unidade e 1.518 pacientes não foram transferidos. O risco relativo de mortalidade hospitalar foi de 1,01 para o grupo de transferência não clínica, em comparação com os pacientes que não foram transferidos. Não

TABELA 2 Fatores a serem considerados ao se analisar o transporte de pacientes críticos

Segurança	Avaliar programas e sistemas de gestão de segurança Certificar-se dos relatórios por parte dos trabalhadores de linha Identificar projetos operacionais seguros Identificar as características-piloto Identificar práticas aplicáveis de outras indústrias Como os programas podem compartilhar dados de segurança, apesar da concorrência? Devem-se analisar os acidentes anteriores para determinar falhas de desempenho humano?
Fatores humanos	Identificar elementos de fadiga da equipe e descanso dentro e fora do trabalho Identificar o quanto se está abordando o desempenho humano na indústria
Resultados	Impacto do uso de helicóptero para a área médica Que condições médicas são bem descritas como dependentes do tempo? Em quais condições clínicas a velocidade faz a diferença? Quais são as taxas de mortalidade para pacientes de diferentes níveis de gravidade? O transporte de helicóptero é benéfico para os pacientes? Quais são seus resultados? Há diferença nos resultados nos dias em que não voam por condições meteorológicas? Há diferença entre a estabilização local e o transporte direto ao centro de atendimento? Que intervenções de estabilização fazem a diferença quando concluídas antes do transporte? Os resultados dos pacientes são influenciados pela proximidade de aeronaves?
Utilização	Quais são as diferenças regionais na prática e protocolos para transporte de vítimas MVC? Utilização adequada – quantas vezes esta questão é feita antes de levantar voo?
Financeiro	Quais benefícios o credenciamento fornece para o processo de transporte?
Questões de atenção clínica	Quais recursos clínicos (diagnóstico) ou situacionais (tempo de transporte), facilmente observáveis, devem ser estudados para determinar o valor do transporte aéreo médico? Desenvolvimento de práticas baseadas em evidências para a gestão das vias aéreas do paciente, respiração e circulação antes e durante o transporte

(continua)

TABELA 2	Fatores a serem considerados ao se analisar o transporte de pacientes críticos *(continuação)*
Educação/formação	Qual é o impacto do treinamento da tripulação e da certificação sobre os resultados? Quais são as habilidades clínicas básicas e avançadas necessárias para realizar o transporte do paciente de forma segura?

houve diferença estatisticamente significativa na mortalidade. Pacientes transferidos receberam, em média, três dias adicionais de cuidados intensivos, mas a diferença de tempo de internação não foi significativa. A pesquisa conclui que a diferença na mortalidade entre a transferência de pacientes não clínicos e pacientes que não foram transferidos não foi estatisticamente significativa. No entanto, houve mais dias de cuidados intensivos, o que segundo os autores implica maior angústia familiar e maior custo.

Em dezembro de 2012, no Reino Unido, foi publicado um artigo comparando as pressões arteriais não invasiva e invasiva no atendimento aeromédico. Esse trabalho realizado por McMahon et al., ressalta a importância da mensuração da pressão arterial como medida fisiológica essencial para pacientes críticos. O trabalho baseou-se em outros estudos que afirmavam que a pressão não invasiva não era um reflexo preciso da medida da pressão arterial no transporte de pacientes, pois em um ambiente de transporte, os efeitos do movimento e da vibração podiam tornar a mensuração não invasiva menos precisa. O trabalho resultou em diferenças de 0,5 a 3,8 mmHg na mensuração da pressão arterial, mostrando não evidenciar que as pressões não invasivas eram menos precisas em um ambiente de transporte aeromédico.

Também em dezembro de 2012 um grupo de pesquisadores (Nuño et al., 2012) avaliou o efeito transferência em 47.114 pacientes em tratamento de hemorragia subaracnoide. Os resultados desse trabalho sugerem que a presença de ventriculostomia, idade avançada e menor volume da hemorragia são fatores que afetam a sobrevivência de pacientes transferidos.

A *Critical Care* em 2012 publicou artigo de Iwashyna (2012) que analisou os padrões de transferência inter-hospitalar; a conclusão da revisão é que houve grandes avanços tecnológicos para identificar hospitais próximos em melhor posição para ajudar pacientes em estado crítico, obtendo-se mais sucesso para transferir pacientes, no entanto, as estruturas organizacionais ainda não conseguem garantir que os pacientes sejam encaminhados de forma otimizada, resultando em um potencial excesso de mortalidade.

Também em 2012, o Departamento de Anestesia e Medicina Intensiva do Hospital Universitário Suíço relatou sua experiência em transferência de pacientes com balão intra-aórtico (BIA) em helicópteros.

O total de 38 transferências foi analisado. Não houve eventos adversos maiores durante os voos. A idade média do grupo estudado foi de 64 anos e a principal causa para o apoio do BIA foi a insuficiência cardíaca isquêmica. Os pesquisadores concluem que o cumprimento de procedimentos operacionais-padrão é uma condição prévia para alcançar excelente qualidade de atendimento, facilitando e acelerando o cuidado de pacientes de alto risco.

Outro trabalho publicado em 2012, só que agora na Nova Zelândia, teve como objetivo descrever e caracterizar o transporte inter-hospital de um novo serviço de voo da Nova Zelândia em um período de 5 anos. O serviço de voo completou 4.046 transportes ao longo dese período. A duração média foi de 4,5 horas por transporte. Aviões foram usados para a maioria dos transportes (70%). Os diagnósticos mais frequentes eram doenças cardíacas (25%) e neurocirurgia (14%). Um médico acompanhado de um enfermeiro especialista em voo para a categoria, 26% dos transportes começaram depois das 4 horas e perto de 6% começaram depois da meia-noite.

Em dezembro de 2011, o Departamento de Medicina da Universidade de Michigan publicou uma pesquisa com o objetivo de revisar a qualidade da transferência de pacientes críticos e examinar os benefícios para os pacientes de uma estratégia para o transporte. Nela os pesquisadores afirmam que apesar das melhorias no transporte, há espaço para melhorar a qualidade com a padronização de transferências. No mesmo ano, a *Critical Care* publicou outro trabalho que buscou determinar o efeito da transferência do departamento de emergência em pacientes com AVE. Do total de 448 pacientes com idade média de 65 anos, 214 (48%) eram do sexo masculino e 282 (65%) brancos, 152 (34%) eram pacientes com AVE isquêmico, e 296 (66%) eram pacientes com hemorragia intracerebral. O tempo de internação médio foi de 7 dias e o tempo médio de UTI foi de 2 dias. A mortalidade hospitalar foi de 30%, e a transferência de emergência piorou o prognóstico em 2 vezes.

Yurkova et al., em 2011, desenvolveram um estudo com o objetivo de identificar fatores que afetavam o tempo de transferência entre o departamento de emergência e a UTI de um hospital da comunidade; 75 pacientes foram transferidos e 58,7% foram transferidos por mais de 4 horas com doenças graves como sepse. Os resultados sugeriram problemas significativos com a triagem de pacientes criticamente doentes, especificamente pacientes com sepse.

Na Holanda, em 2011, o estudo de Wiegersma et al. comparou eventos adversos e estabilidade do paciente no transporte por ambulância-padrão e por uma ambulância de cuidados intensivos. Do total de 74 transferências inter-hospitalares, houve eventos adversos na ambulância-padrão em 12,5% contra 34%. O estudo concluiu que a transferência por ambulâncias de cuidado intensivo impõe menos risco para os pacientes criticamente doentes em comparação à transferência realizada por ambulância-padrão, resultando em melhor qualidade de transporte inter-hospital.

Em 2010, foi publicado trabalho por Chipp et al., que analisou o transporte aéreo por helicópteros de 27 pacientes queimados, com distância percorrida de até 112 quilômetros. O estudo concluiu serem necessários melhores critérios para indicação de transporte de pacientes queimados por transporte aéreo, pois os benefícios para a sobrevivência apareceram apenas em pacientes muito graves.

Diante dos fatores expostos neste capítulo, pode-se concluir que é importante a preparação da equipe de atendimento ao paciente clínico durante o transporte hospitalar, além de recursos materiais para a qualidade de atendimento. Dessa forma, diminui-se a mortalidade durante ou após os procedimentos de transporte, porém, como mostram estudos novos, é necessário que haja a correta indicação e padronização nos transportes para que o benefício e os custos sejam coerentes.

BIBLIOGRAFIA RECOMENDADA

Andrews PJ, Piper IR, Dearden NM, Miller JD. Secondary insults during intrahospital transport of head-injured patients. Lancet. 1990;335:327-30.
Bambi S. The risk of intrahospital transport to patients. Crit Care Nurse. 2010;30(6):14.
Barratt H, Harrison DA, Rowan KM, Raine R. Effect of non-clinical inter-hospital critical care unit to unit transfer of critically ill patients: a propensity-matched cohort analysis. Crit Care. 2012 3;16(5):R179.
Braman S, Dunn SM, Amico CA, Millman RP. Complications of intrahospital transport in critically ill patients. Ann Intern Med. 1987;107(4):469-73.
Braman SS, Branson RD. Transport of the ventilator-supported patient. In: Tobin MJ, ed. Principles and pratice of mechanical ventilation. New York: McGraw-Hill, 1994. p.603-18.
Clemmer TP, Thomas F. Transport of the critically ill. Crit Care Med. 2000;28(1):265-6.
Droogh JM, Smit M, Hut J, de Vos R, Ligtenberg JJM, Zijlstra JG. Inter-hospital transport of critically ill patients: expect surprises. Crit Care. 2012;16(1):R26.

Ehrenwerth J, Sorbo S, Hackel A. Transport of critically ill adults. Crit Care Med. 1986;14:543-7.

Fanara B, Manzon C, Barbot O, Desmettre T, Capellier G. Recommendations for the intra-hospital transport of critically ill patients. Crit Care. 2010;14(3):R87.

Gałazkowski R. New possibilities in emergency medical transportation and emergency services of Polish Medical Air Rescue. Anestezjol Intens Ter. 2010;42(3):174-8.

Garcia JAM. Valenciano JLM, Hidalgo IP, Padilla DEP, Castro VP, Revilla RF. Estabilizacion de pacientes críticos em transporte sanitário aéreo. Rev Iberoamericana de Ventilação Mecânica não Invasiva, 2003.

Gray A, Bush S, Whiteley S. Secondary transport of the critically ill and injured adult. Emerg Med J. 2004;21(3):281-5.

Guidelines Committee of the American College of Critical Care Medicine; Society of Critical Care Medicine and American Association of Critical-Care Nurses Transfer Guidelines Task Force: Guidelines for the transfer of critically ill patients. Crit Care Med. 1993;21:931-7.

Hinds C, Watson D. Manipulating hemodynamics and oxygen transport in critically ill patients. N Engl J Med. 1995;333(16):1074-5.

Indeck M, Peterson S, Smith J, Brotman S. Risks, cost, and benefit of transporting ICU patients for special studies. J Trauma. 1988;28:1020-5.

Insel J, Weissman C, Kemper M, Askanazi J, Hyman AI. Cardiovascular changes during transport of critically ill and postoperative patients. Crit Care Med. 1986;14:539-42.

Iwashyna TJ. The incomplete infrastructure for interhospital patient transfer. Crit Care Med. 2012;40(8):2470-8.

Jaynes CL, Werman HA, White LJ. A blueprint for critical care transport research. Air Med J. 2013;32(1):30-5.

Jurgen L, Helmut K, Wolfgang W, Georgios P. Intrahospital transport of crtitically ill patients. Crit Care Med. 1990;12(18):1427-9.

Koppenberg J, Taeger K. Interhospital transport: transport of critically ill patients. Curr Opin Anaesthesiol. 2002;15(2):211-5.

Márquez FE, García TS, Chaves VJ. Transporte de pacientes en estado crítico. Disponível em: http://tratado.unimet.edu (Acessado em 5 de janeiro de 2005).

McKinnon S, Muir V, Duguid J, Storey ND, Wallace P. Cardiorespiratory stability during transport of the critically ill. Eur J Anaesthesiol. 1997;14(5):533-43.

McLenon M. Use of a specialized transport team for intrahospital transport of critically ill patients. Dimnes Crit Care Nurs. 2004;23(5):225-9.

Noa Hernández JE, Carrera González E, Cuba Romero JM, Cárdenas de Baños L. Intrahospital transportation of the seriously ill patient. The need for an action guideline. Enferm Intensiva. 2011;22(2):74-7.

Nuno M, Patil CG, Lyden P, Drazin D. The effect of transfer and hospital volume in subarachnoid hemorrhage patients. Neurocrit Care. 2012;17(3):312-23.

Olson CM, Jastremski MS, Vilogi JP, Madden CM, Beney KM. Stabilization of patients prior to interhospital transport. Am J Emerg Med. 1987;5:33-9.

Orf J, Thomas S, Stephen H, Wedel SK. Aeromedical transport of critically ill patients: rise in apache scores over a six-year period. Chest. 2000;118(5):180.

Patel AB, Waters NM, Blanchard IE, Doig CJ, Ghali WA. A validation of ground ambulance pre-hospital times modeled using geographic information systems. Int J Health Geogr. 2012;11:42.

Rodriguez AE, Artacho R, Ayuso F, Gardcia JAM, Salguero M. Transporte terrestre de pacientes com ventilação não invasiva: indicações, metodologia e recomendações: Revista Iberoamericana de Ventilação Mecânica não Invasiva, 2003

Smith I, Fleming S, Cernaiana A. Mishaps during transport from the intensive care unit. Crit Care Med. 1990;18:278-81.

Szem JW, Hydo LJ, Fischer E, Kapur S, Klemper J, Barie P. High-risk intrahospital transport of critically ill patients: safety and outcome of the necessary "road trip". Crit Care Med. 1995; 23(10):1660-6.

Taylor JO, Chulay J, Lauders C, Hood W Jr, Abelman WH. Monitoring high risk cardiac patients during transportation in hospital. Lancet. 1970;2(7685):1205-8.

Waddell G. Movement of critically ill patients within hospital. BMJ. 1975;2:417-9.

Wallace P, Ridley S. ABC of intensive care: transport of critically ill patients. BMJ. 1999;319(7206):368-71.

Wallen E, Ventkataraman ST, Grosso M, Kiene K, ORR R. Intrahospital transport of critically ill pediatric patients. Crit Care Med. 1995;23(9):1588-95.

Warren J, Fromm RE, Orr RA, Rorello LC, Horst HM. Guidelines for the inter and intrahospital transport of critically ill patients. Crit Care Med. 2004;32(1):256-62.

Waydas C. Intrahospital transport of critically ill patients. Crit Care. 1999;3:83-9.

Weg JG, Haas CF. Safe intrahospital transport of critically ill ventilator dependent patients. Ches. 1989;96:631-5.

6 OXIGENOTERAPIA

Carolina Trevizan

INTRODUÇÃO

O oxigênio tem sido uma terapêutica largamente utilizada e indispensável desde o início do século XIX, uma vez que é o principal "combustível" das células do corpo humano.

Esse precioso gás terapêutico deve ser considerado um medicamento, podendo ter sua dose controlada, assim como seus efeitos adversos. A principal indicação para o seu uso é a correção da hipoxemia, que se caracteriza pela baixa concentração de oxigênio no sangue arterial.

OXIGENOTERAPIA

A oxigenoterapia consiste na administração de oxigênio em concentrações maiores do que aquelas encontradas no ar ambiente com a intenção de tratar ou prevenir sinais e sintomas da hipoxemia.

Com isso sua principal aplicação é na hipoxemia, que é definida como a pressão arterial de oxigênio (PaO_2) < 60 mmHg ou a saturação periférica de oxigênio (SpO_2) < 90% em pacientes respirando em ar ambiente. Esses parâmetros podem não ser válidos em todas as situações (p. ex., pacientes com doença pulmonar obstrutiva crônica [DPOC]).

Há também situações específicas, em que a hipoxemia é suspeitada, e a suplementação de oxigênio é usada rotineiramente, são elas:

> Traumas graves.
> Infarto agudo do miocárdio (IAM).
> Acidente vascular encefálico (AVE).
> Terapia de curto período ou intervenção cirúrgica.
> Choque.

Não existem contraindicações para a utilização da oxigenoterapia, desde que haja indicações para tal, e que tenham sido bem avaliadas.

Isso não significa que não existam riscos no uso, podendo ocasionar:

> Toxicidade.
> Depressão do drive respiratório.
> Atelectasia de absorção.
> Contaminação bacteriana.

Hipoxemia

A hipoxemia é caracterizada pela $PaO_2 < 60$ mmHg e/ou a $SpO_2 < 90\%$ e pode ocorrer por diversos mecanismos. O mais comum é quando há oxigênio e hemoglobina suficiente para carrear oxigênio, mas o oxigênio absorvido nos pulmões é insuficiente. Isso pode ser o resultado de áreas pulmonares pouco aeradas em razão de anormalidades na troca gasosa, como em um caso de pneumonia, por exemplo. Esse tipo de hipoxemia é a mais fácil de ser tratada com oxigenoterapia. A oxigenoterapia é menos efetiva em outras causas de hipoxemia, incluindo quando há anemia, em que a capacidade de carrear oxigênio está diminuída.

A baixa concentração de oxigênio no sangue acarreta muitos prejuízos, quando os valores desse gás caem a níveis extremamente baixos ($SpO_2 < 80\%$), mesmo que por poucos minutos (como em uma parada cardiorrespiratória [PCR]), ocorre morte celular e hipóxia tissular por todo o corpo, especialmente no cérebro. Esse parece ser o órgão mais vulnerável durante a hipoxemia, por isso, alguns dos sintomas da hipoxemia são o rebaixamento do nível de consciência (RNC) e a confusão mental.

Quando a oxigenoterapia é aplicada com o objetivo de reverter a hipoxemia, ela aumenta os níveis de oxigênio alveolar e sanguíneo. O oxigênio também pode ser utilizado em pacientes com hipoxemia crônica, pois diminui a sensação de dispneia e pode também melhorar a função mental desses indivíduos.

O sistema cardiopulmonar compensa o baixo nível de oxigênio no sangue pelo aumento da ventilação e do débito cardíaco. Isso leva ao aumento da carga de trabalho respiratório e cardíaco, quando o oxigênio é suplementado não é necessário que haja estresse desses sistemas. É importante lembrar que a hipoxemia causa vasoconstrição pulmonar e, consequentemente, hipertensão pulmonar, aumentando a carga de trabalho do lado direito do coração. Essa carga aumentada em pacientes com hipoxemia crônica pode levar a uma doença chamada *cor pulmonale*.

Todo o texto, até este ponto, ilustrou a importância da aplicação do oxigênio com o objetivo de reverter a hipoxemia. Mostra também que algumas situações encontradas na emergência são potencialmente reversíveis com a oxigenoterapia, como o RNC ou o aumento do trabalho respiratório e cardíaco.

Métodos de administração de oxigênio

A suplementação de oxigênio pode ser fornecida por meio de dois sistemas: baixo e alto fluxos (ou de desempenho variável ou fixo, respectivamente) (Figura 1).

Os sistemas de baixo fluxo (Figura 1) são caracterizados por fornecer um fluxo de oxigênio menor que o volume minuto do paciente, como resultado há uma diluição do oxigênio em ar ambiente, que é aumentada quanto maior for o fluxo inspiratório.

Na triagem e na sala de emergência, o sistema de baixo fluxo mais utilizado é a cânula nasal (mais conhecido como cateter nasal).

A cânula nasal (Figura 2) é um dispositivo plástico descartável composto por duas pontas, com aproximadamente um centímetro de comprimento cada, conectada por um tubo fino e longo que é conectado em uma extensão (Figura 3), um pouco mais calibrosa, podendo ser ligada diretamente ao fluxômetro (Figura 4) ou a um umidificador de bolhas (Figura 5), ligado a um fluxômetro.

O fluxo da cânula nasal varia de 0,5 a 8 L/min, mas o limite superior tolerado com conforto pelo paciente é de 4 L/min. Um fluxo de 1 a 4 L/min equivale a uma fração inspirada de oxigênio (FiO_2) de 24 a 40%, lembrando que não é um valor fixo, podendo variar de acordo com as características de cada paciente.

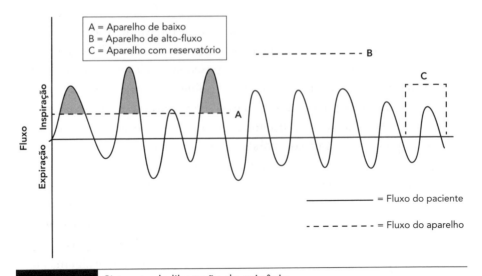

FIGURA 1 Sistemas de liberação de oxigênio.
Adaptada de Luciana CF et al., 2012.

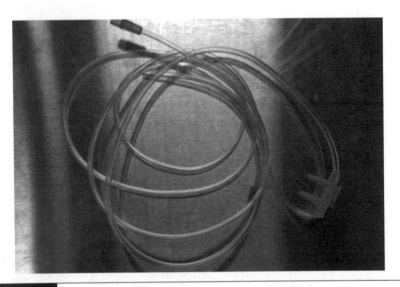

FIGURA 2 Cânula nasal.

6 OXIGENOTERAPIA

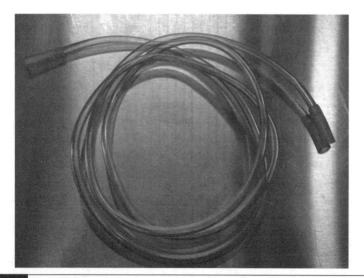

FIGURA 3 Extensão utilizada para interligar o dispositivo de oxigenoterapia com a fonte de oxigênio.

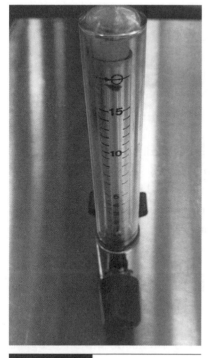

FIGURA 4 Fluxômetro.

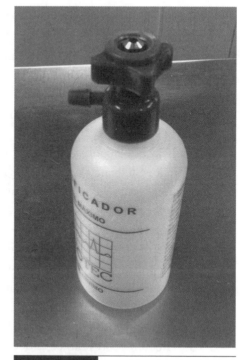

FIGURA 5 Umidificador de bolhas.

A utilização de água destilada no umidificador de bolhas, com o intuito de promover umidade extra, tem o uso controverso. Há recomendações para o uso quando o fluxo da cânula nasal exceder 4 L/min, ou quando o paciente relatar desconforto ou secura nasal. Porém, não existem evidências de que haja benefícios com esse tipo de umidificação. Alguns autores acreditam que a umidificação efetiva não pode ser proporcionada pela cânula nasal, por seu tubo ser de calibre estreito. Mas há o risco de infecção com esse tipo de dispositivo. *A priori*, a cânula nasal é usada sem umidificação extra, caso haja necessidade de umidificação, o dispositivo deve ser trocado por uma máscara de nebulização.

As principais vantagens da cânula nasal são: a facilidade do uso e de manter a posição; o baixo custo; a conveniência; ser descartável e bem tolerada pelos pacientes.

As desvantagens são: a FiO_2 ser desconhecida, não pode ser usada por pacientes com problemas nos condutos nasais; os altos fluxos podem ser desconfortáveis; pode causar secura e sangramento nasal; e uma das principais desvantagens é quando o paciente respira pela boca, podendo reduzir ainda mais a FiO_2.

Os sistemas de alto fluxo (Figura 1) têm como característica o fornecimento de dada concentração de oxigênio a fluxo igual ou que exceda o fluxo inspiratório de pico do paciente, eles funcionam com fluxos acima de 60 L/min, com dispositivos que misturam o ar ambiente com oxigênio para determinar a concentração necessária, mediante sistemas de arrastamento de ar ou de misturadores. Faz parte desse sistema: a máscara de nebulização, máscara de Venturi e a unidade bolsa-válvula.

A máscara de nebulização tem como principal diferencial a liberação de oxigênio em forma de névoa úmida. Os nebulizadores são constituídos por uma máscara, uma "traqueia" e um reservatório de água destilada (Figura 6) que é ligado a um fluxômetro. Esse dispositivo funciona com fluxos de 5 a 15 L/min e pode oferecer FiO_2 de 28 a 100%. Geralmente, esse é o dispositivo mais usado para fornecer altas concentrações de oxigênio nas salas de emergência.

Esses nebulizadores com incorporação de ar são os aparelhos escolhidos para pacientes com vias aéreas traqueais artificiais. Nesse caso, em vez do oxigênio ser liberado por uma máscara "facial", é colocado uma máscara traqueal (Figura 7) ou um tubo em forma de T (Figura 8).

Esses nebulizadores são considerados como sistema de alto fluxo apenas quando a corrente de saída atinge ou excede a demanda inspiratória do paciente.

6 OXIGENOTERAPIA

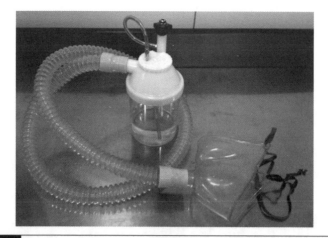

FIGURA 6 Material necessário para utilização da máscara de nebulização.

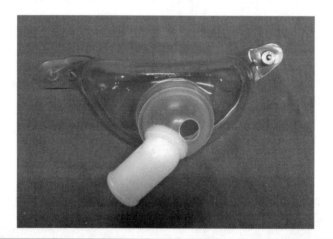

FIGURA 7 Máscara traqueal.

Para garantir que ocorra, pode-se fazer uma simples inspeção visual, que consiste em observar a névoa escapando da máscara durante toda a fase expiratória, quando isso ocorre garante-se que o fluxo está adequado às necessidades do paciente. Se não ocorrer, considera-se a nebulização como um sistema de baixo fluxo, com FiO_2 variável.

Esse dispositivo tem como vantagem a umidificação e como desvantagem o fato da $FiO_2 < 28\%$ e $> 40\%$ não serem asseguradas e o alto risco de infecção.

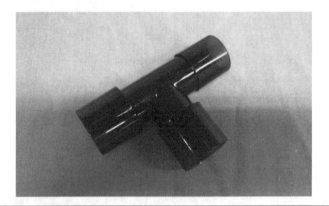

FIGURA 8 Tubo em forma de "T".

A máscara de Venturi é um sistema de arrastamento de ar, composto por uma máscara com orifícios de saída para o ar expirado com uma pequena "traqueia", na qual se acopla um adaptador (válvula) que é ligado ao fluxômetro por uma extensão, em torno da válvula pode-se posicionar uma peça para a incorporação de aerossóis (Figura 9).

Esse aparelho fornece uma concentração de oxigênio fixa e controlável. Campbell, no início dos anos 1960, começou a enriquecer com oxigênio o ar inspirado, mediante o princípio de Venturi, que é uma aplicação prática do teorema de Bernoulli, pelo qual um fluxo de oxigênio é conduzido por um canal

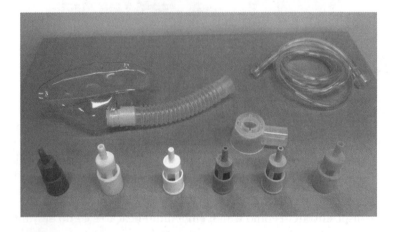

FIGURA 9 *Kit* para máscara de Venturi.

que apresenta um estreitamento, criando na saída uma pressão subatmosférica que produz uma sucção de ar ambiente pelas entradas laterais do sistema. Em razão da variação do estreitamento do canal condutor e do tamanho das entradas laterais, podem-se conseguir diferentes concentrações de oxigênio. Essa é uma descrição de como funcionam as válvulas que compõe o sistema da máscara de Venturi.

Os adaptadores são diferenciados por cores, que podem variar de fabricante para fabricante, mas a FiO_2 e o fluxo de oxigênio mínimo para alcançá-las vem marcado em cada válvula. Leia-se fluxo mínimo, pois mesmo que esse fluxo seja aumentado a FiO_2 permanecerá a mesma. As válvulas são projetadas para fornecer concentrações de 24, 28, 31, 35, 40 e 50%.

A máscara de Venturi tem como principal vantagem fornecer uma FiO_2 estável e precisa. O aparelho pode ser desconfortável e ruidoso, deve ser removido para a alimentação e a $FiO_2 > 40\%$ não é assegurada, essas são suas desvantagens.

A unidade bolsa-válvula, conhecida como bolsa ressuscitatória (Figura 10), é composta por um orifício de entrada para o oxigênio ligado a uma extensão do umidificador de bolhas, e este ao fluxômetro, além de uma bolsa autoinflante (reservatório de oxigênio) com um mecanismo de válvula sem sistema de circulação de oxigênio (*non-rebreathing*). Esse conjunto pode ser usado com uma máscara facial, um tubo orotraqueal ou outro tipo de via aérea avançada.

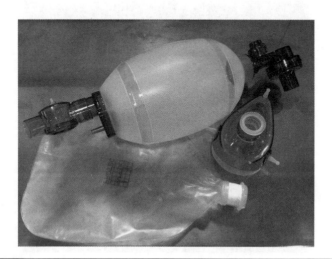

FIGURA 10 Unidade bolsa-válvula.

O ressuscitador respiratório, teoricamente, fornece 100% de FiO_2. Para alcançar esse objetivo é necessário estar atento a alguns itens:

> Usar um reservatório de oxigênio de tamanho adequado.
> Ajustar o fluxo de oxigênio de 10 a 15 L/min.
> Liberar um volume corrente apropriado.
> Garantir o maior tempo possível de preenchimento da bolsa.

Esse dispositivo é utilizado para fornecer oxigênio durante uma PCR, situação comumente encontrada em pronto-socorros. Durante o procedimento de reanimação cardiopulmonar (RCP), o baixo débito cardíaco, o *shunt* intrapulmonar com anormalidades da relação ventilação/perfusão (V/Q) e a possibilidade de doença pulmonar prévia acabam por gerar hipóxia tecidual importante, levando ao metabolismo anaeróbio e à acidose metabólica. Por isso, durante a RCP, recomenda-se usar a concentração de oxigênio de 100%.

Outra categoria de dispositivos para oxigenoterapia são aqueles com reservatório (Figura 1). Este capítulo vai se ater às máscaras com reservatório que podem ser de reinalação parcial ou de não reinalação de dióxido de carbono (CO_2) (Figura 11). Infelizmente, não é um recurso amplamente acessível na maioria dos serviços.

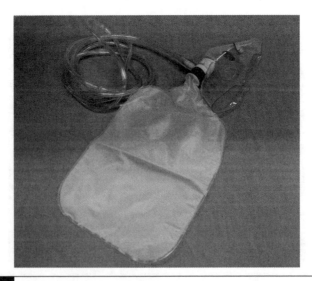

FIGURA 11   Máscara com reservatório.

Essas máscaras são compostas por uma bolsa reservatório flexível de 1 L, um orifício para a conexão do oxigênio ao umidificar de bolhas e uma máscara. A de reinalação parcial permite que o oxigênio flua para o interior durante a inspiração, mas também permite a entrada de gás carbônico na bolsa durante a expiração (aproximadamente o primeiro terço), como advém do espaço morto anatômico contém pouco CO_2. A medida que a bolsa é novamente preenchida com oxigênio e gás do espaço morto, não há espaço para o restante do volume expiratório que escapa através das aberturas na máscara.

Já a de não reinalação contém uma válvula unidirecional localizada na parte superior da bolsa, que impede que o CO_2 retorne, ao passo que na máscara também se localizam válvulas que direcionam o ar expirado para o ambiente.

Nos dois tipos de máscara, é necessário o fluxo mínimo de 10 L/min de oxigênio para que não haja o colapso da bolsa, podendo chegar até 15 L/min para que possa oferecer uma FiO_2 de aproximadamente 100%.

Monitoração da oxigenoterapia

Todos os dispositivos de oxigenoterapia são utilizados para se atingir uma SpO_2 maior do que 90%, de preferência com a saturação de 94 a 98%, a não ser que o paciente tenha um risco conhecido de reter CO_2, então sua saturação ideal seria de 88 a 92%. Para monitorar tais objetivos é necessária a medida da SpO_2 por meio de um oxímetro de pulso.

Quando é necessário o acompanhamento da PaO_2, que deve ser $\geq$ 60 mmHg, uma gasometria arterial deve ser pedida à equipe médica responsável pelo paciente. Com esse exame é possível também acompanhar a pressão arterial de gás carbônico ($PaCO_2$), o pH e outras variáveis.

A terapia com oxigênio também pode ser monitorada pela melhora das manifestações clínicas. Todas as alternativas devem ser analisadas conjuntamente para se definir o rumo da terapia.

Efeitos adversos

A terapia com oxigênio tem seus efeitos deletérios. Quando aplicado em excesso, o oxigênio pode acarretar um quadro de hiperóxia, caracterizado pela $PaO_2 > 100$ mmHg. Essa condição pode levar à vasoconstrição sistêmica, à vasodilatação pulmonar e à supressão da eritropoiese. Também pode levar ao aumento dos radicais livres, que podem causar danos a vários tecidos.

Um paciente exposto a hiperóxia por período prolongado tem sinais similares àqueles da broncopneumonia, que são caracterizados por infiltrados em manchas na radiografia de tórax e, geralmente, mais proeminentes nos campos inferiores.

O excesso de oxigênio pode causar ou piorar uma lesão pulmonar já existente, causando assim um ciclo vicioso, uma vez que com a piora da lesão pulmonar a oxigenação no sangue se deteriora, necessitando, assim, de uma FiO_2 mais alta, o que leva a nova piora da lesão pulmonar.

Alguns pacientes com hipercapnia crônica podem apresentar depressão ventilatória quando expostos a altas concentrações de oxigênio. Nesse grupo específico, a resposta ventilatória causada pelo aumento da $PaCO_2$ é praticamente ausente, então o seu estímulo para respirar é proveniente dos quimiorreceptores periféricos que detectam a diminuição na PaO_2.

Quando esses pacientes são expostos à hiperóxia seu estímulo respiratório é suprimido, levando ao aumento da concentração de CO_2 no sangue. Esse aumento leva à diminuição do pH, e, na tentativa de levar os índices de volta à normalidade, há uma tendência à hiperventilação. Tais resultados podem levar alguns pacientes a desenvolver fadiga dos músculos respiratórios e consequente insuficiência respiratória.

Altos níveis de oxigênio no sangue podem levar ao desequilíbrio da relação V/Q. Áreas pulmonares menos ventiladas também são menos perfundidas, tal fenômeno é chamado vasoconstrição hipóxica. A partir do momento em que se aumenta a concentração de oxigênio algumas áreas do pulmão podem passar a ser ventiladas, porém não perfundidas, aumentando assim o volume do espaço morto.

Uma FiO_2 maior do que 50% representa um risco significativo de atelectasia de absorção, além de deprimir a função mucociliar e leucocitária. A atelectasia de absorção ocorre, pois a exposição à alta concentração de oxigênio esgota rapidamente o nitrogênio do corpo, sendo que esse gás é o mais abundante tanto nos alvéolos quanto no sangue. À medida que o nitrogênio diminui no sangue, a pressão total dos gases no sangue venoso também diminui. Com isso, os gases presentes nas cavidades corporais são rapidamente difundidos para o sangue venoso.

Quando, por algum motivo, um alvéolo é obstruído ou um paciente respira um baixo volume corrente (em razão de dor, sedação ou RNC), o oxigênio não pode ser reposto no alvéolo e se difunde rapidamente para o sangue venoso e a unidade respiratória colaba, podendo ocorrer um colapso total. Isso aumenta o *shunt* fisiológico e deteriora ainda mais a oxigenação do sangue.

Sabe-se que o oxigênio é transportado no sangue de duas formas, dissolvido no plasma e combinado com a hemoglobina (essa é a forma preferencial de carreamento do oxigênio). A curva de dissociação de oxigênio (Figura 12) mostra qual é a porcentagem de saturação da hemoglobina sob determinada PaO_2. Em virtude da forma aplainada no final da curva de dissociação, pode-se concluir que a quantidade de oxigênio transportado pela hemoglobina sobe rapidamente até a PaO_2 de cerca de 50 mmHg e depois disso a curva torna-se achatada. Após a PaO_2 de 80 mmHg já quase não se nota um incremento na saturação da hemoglobina.

Na anemia, quando há pouca hemoglobina para carrear o oxigênio, a oxigenoterapia pode incrementar a quantidade de oxigênio dissolvido no plasma, contribuindo assim para o aumento da SpO_2.

Após a descrição de todos os efeitos deletérios da hiperóxia e o detalhamento da curva de dissociação de oxigênio, fica claro que não há necessidade de níveis de oxigênio tão elevados no sangue, sendo assim, a PaO_2 aceitável varia de 60 a 100 mmHg. Esse objetivo deve ser alcançado com a menor FiO_2 possível.

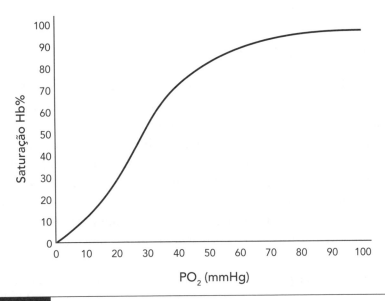

FIGURA 12   Curva de dissociação de oxigênio.

OXIGENOTERAPIA EM SITUAÇÕES DE EMERGÊNCIA

Doença pulmonar obstrutiva crônica

Pacientes com DPOC exacerbado são comumente encontrados nas salas de emergência clínica e, geralmente, chegam com dispneia, febre e tosse produtiva. Alguns procuram o atendimento de emergência em franca insuficiência respiratória. O estado em que se encontra o paciente definirá a terapêutica mais adequada.

Hipóxia significativa por mais de quatro ou seis minutos pode causar PCR súbita e danos irreversíveis ao cérebro e outros órgão vitais. A PaO_2 abaixo de 45 mmHg resulta em dificuldades mentais e perda de memória, quando há perda de consciência o nível da PaO_2 encontra-se em aproximadamente 30 mmHg.

Pacientes com DPOC podem adaptar-se a certo nível de hipoxemia. Muitos desses pacientes durante a exacerbação da doença podem chegar a PaO_2 entre 20 e 40 mmHg sem sofrer os efeitos nocivos que ela causa. Uma concentração de oxigênio no sangue de 50 mmHg pode prevenir a morte imediata causada pela hipóxia. A oxigenoterapia tem esse valor como objetivo, mesmo em pacientes DPOC.

Sabe-se que SpO_2 maior que 92% não é benéfica para esse tipo de paciente, por isso recomenda-se que a SpO_2 esteja entre 88 e 92%. O principal efeito adverso da hiperoxigenação (supressão do drive respiratório) em pacientes DPOC foi discutido anteriormente neste capítulo.

Infarto agudo do miocárdio

O IAM também é uma condição clínica amplamente suspeitada e muitas vezes confirmada nos prontos-socorros. Essa patologia é caracterizada pela isquemia de uma das áreas do músculo cardíaco.

O manejo contemporâneo do infarto inclui a terapia de reperfusão, ácido acetilsalicílico, nitratos, morfina e oxigênio. Esse último é administrado na intenção de melhorar a oxigenação do tecido miocárdico isquemiado.

Essa conduta tem sido muito questionada, alguns estudos apontam que o oxigênio suplementar ofertado a pacientes que sofreram IAM, mas que não cursam com hipoxemia associada, pode em vez de diminuir a área isquemiada aumentá-la.

As justificativas para esse efeito maléfico incluem o fato de o oxigênio reduzir o fluxo sanguíneo coronariano e aumentar a resistência vascular coronariana, reduzindo assim o volume de ejeção e o débito cardíaco. Há também outras consequências hemodinâmicas adversas, como o aumento da resistência vascular pela hiperóxia e a lesão de reperfusão causada pelo aumento dos radicais livres de oxigênio.

A hiperóxia é um potente vasoconstritor cardíaco, desempenhando esse papel ao nível da microcirculação. Acredita-se também que o aumento excessivo da concentração de oxigênio no sangue leve à redução no consumo do mesmo pelo miocárdio, em razão tanto da redução no fornecimento quanto da demanda desse gás pelo miocárdio, esses fatores se mostraram associados com a redução da contratilidade miocárdica.

Em pacientes críticos, um alto fluxo de oxigênio causa má distribuição do fluxo sanguíneo, com aumento do *shunt* e redução no consumo de oxigênio. Atualmente, a recomendação para o uso da oxigenoterapia no IAM se restringe àqueles pacientes que apresentam hipoxemia.

Acidente vascular encefálico

Trata-se de uma lesão isquêmica de uma determinada área cerebral. Por esse motivo, costuma-se ofertar oxigênio suplementar para esse tipo de paciente a fim de incrementar a oxigenação cerebral. Essa também é uma condição frequentemente encontrada nos atendimentos de emergência.

Como no IAM, o oxigênio teria por objetivo reduzir a área isquemiada, mas não é isso que ocorre, podendo haver aumento da área isquemiada no cérebro em razão do potente efeito vasoconstritor da hiperóxia e, também, por aumentar a quantidade de radicais livres de oxigênio.

Portanto, a recomendação do uso da oxigenoterapia em pacientes que sofreram AVE é a de manter a SpO_2 entre 94 e 98%, a não ser que o paciente tenha associada a DPOC, então esse valor é ajustado para 88 a 92%, ou seja, somente recomendada para pacientes com hipoxemia concomitantemente ao quadro de AVE.

Emergências obstétricas

Muitas unidades de atendimento a emergências têm como característica serem unidades de "portas abertas", ou seja, podem receber qualquer tipo de paciente que necessite de atendimento emergencial. Entre esses podem haver gestantes.

O uso da terapia com oxigênio em gestantes segue os mesmos princípios básicos do uso desse gás para outros tipos de pacientes hipoxêmicos (salvo aqueles que apresentam DPOC). Mulheres que sofrem traumas, quadros de sepse ou complicações advindas da gravidez que cursam com hipoxemia tem que manter a SpO_2 acima de 90%, sendo indicado, se necessário, o uso da oxigenoterapia.

Todas as mulheres com suspeita de hipoxemia, que estejam grávidas de mais de 20 semanas, devem ser atendidas em decúbito lateral esquerdo. Pois essa posição melhora o débito cardíaco e pode também facilitar a mecânica respiratória dessas pacientes.

O oxigênio muitas vezes é ofertado para as gestantes durante o trabalho de parto quando o comprometimento fetal é suspeitado, na esperança de incrementar o oxigênio entregue ao feto. Se não for por essa razão, oxigênio extra não deve ser ofertado, pois a hiperóxia pode causar efeitos indesejados ao feto.

Oxigenoterapia pós-parada cardiorrespiratória

Durante a RCP, é comum usar a FiO_2 de 100% para ventilar o paciente. Essa prática é recomendada e amplamente utilizada, pois acredita-se que a exposição por curto período à concentração de 100% o oxigênio não acarreta prejuízos. Após a reversão da PCR, quando a circulação sanguínea é restaurada, também é uma prática clínica comum continuar ventilando o paciente com a FiO_2 de 100%.

Essa prática tem sido discutida nos últimos anos e alguns estudos têm demonstrado que a hiperóxia pós-RCP aumenta o estresse oxidativo, induzindo mudanças histopatológicas mais graves e piora da lesão neuronal.

É amplamente reconhecido que o fator primário que contribui para o óbito e a inabilidade em pacientes ressuscitados é a lesão causada pela anóxia cerebral. No entanto, como já discutido neste capítulo, a hiperóxia leva ao aumento dos radicais livres de oxigênio e subsequente à lesão no momento da reperfusão.

Estudos têm chamado a atenção para a hiperóxia como um fator independente para o aumento da mortalidade intra-hospitalar no caso de PCR, maior, inclusive, que a mortalidade por hipoxemia. A alta concentração de oxigênio no sangue também tem sido associada com a menor possibilidade de um *status* funcional independente para aqueles pacientes que sobrevivem e tem alta hospitalar.

Um trabalho infere que um pequeno aumento na PaO$_2$ de 25 mmHg está associado com aumento de 6% no risco relativo de morte desses pacientes e o aumento de 100 mmHg está associado ao aumento de 24%. Concluindo que o aumento do risco de morte pelo aumento da PaO$_2$ é dose-dependente.

Ainda há muita discussão em torno desse assunto, e não existem evidências suficientes para se desencorajar o uso de 100% de FiO$_2$ pós-PCR. Entretanto, pode-se recomendar que assim que a circulação seja restaurada, e o sinal do oxímetro seja restabelecido, a FiO$_2$ seja titulada de acordo com a SpO$_2$, sendo mantida entre 94 e 96% e na gasometria arterial e a PaO$_2$ entre 60 e 80 mmHg.

BIBLIOGRAFIA RECOMENDADA

Akbar F, Campbell IA. Oxygen therapy in hospitalized patients: the impact of local guidelines. J Eval Clin Practice. 2006;(12):1:31-6.

Albert JH, Craig LS. Terapia com gases medicinais. In: Robert LW, James KS, Robert MK, editors. Fundamentos da terapiarespiratória de Egan. 9. ed. São Paulo: Elsevier, 2009. p.867-901.

American Association for Respiratory Care (AARC). Clinical practice guideline: oxygen therapy in the acute care facility. RespirCare. 1991;36:1410-3.

Arthur CG, Hall JE. Tratado de fisiologia médica. 11. ed. Rio de Janeiro: Guanabara Koogan, 2011, p.509-13.

Bellomo R, Bailey M, Eastwood GM, Nichol A, Pilcher D, Hart GK, et al. Arterial Hyperoxia and in-hospital mortality after resuscitation from cardiac arrest. Crit Care. 2011;15(2):R90.

Burls A, Cabello JB, Emparanza JI, Bayliss S, Quinn T. Oxygen therapy for acute myocardial infarction: a systematic review and meta-analysis. Emerg Med J. 2011;(28):917-23.

Gómez Seco J, Rodríguez Nieto MJ, Heili S, Sabillón O, Fernández I, Ortega A, et al. Fiabilidad de los sistemas de Venturi enlaoxigenoterapia. Arch Bronconeumol. 2003;39:256-60.

Jennifer AP, Barbara AW, et al. Técnicas fisioterápicas. In: Jennifer AP, Barbara AW, editores. Fisioterapia para problemas respiratórios e cardíacos. 2. ed. Rio de Janeiro: Guanabara Koogan, 2010. p.97-150.

Kilgannon JH, Jones AE, Parrillo JE, Dellinger RP, Milcarek B, Hunter K, et al. Emergency Medicine Shock Research Network (EMShockNet) Investigators. Relationship between supranormal oxygen tension and outcome after resuscitation from cardiac arrest. Circulation. 2011;123(23)2717-22.

Kuisma M, Boyd J, Voipio V, Alaspää A, Roine RO, Rosenberg P. Comparision of 30 and the 100% inspired oxygen concentrations during early post-resuscitation period: a randomized controlled pilot study. Resuscitation. 2006;69(2):199-206.

Ligia NL, Marisa de MR, Denis CTC, Hélio PG. Guia de urgência e emergência para fisioterapia. São Paulo: Atheneu, 2012. p.47-55.

Luciana CF, Cristina AVG, Carolina K, Andreia LC. Oxigenoterapia. In: Joaquim MV, Alexandre L, George JVS, Luiz Fernando de OM, editores. Tratado de Fisioterapia hospitalar: assistência integral ao paciente. São Paulo: Atheneu, 2012. p. 181-9.

Luciana CF, Cristina AVG, Carolina K, Andreia LC. Oxigenoterapia. In: Vega JM, Luque A, Sarmento GJV, Moderno LFO. Tratado de Fisioterapia hospitalar: assistência integral ao paciente. São Paulo: Atheneu, 2012. p.181-9.

Murphy R, Driscoll P, O'Driscoll R. Emergency oxygen therapy for the COPD patient. Emerg Med J. 2001;18:333-9.

Murphy R, Mackway-Jones K, Sammy I, Driscoll P, Gray A, O'Driscoll R, et al. Emergency oxygen therapy for the breathless patient. Guidelines prepared by North West Oxygen Group. Emerg Med J. 2001;18:421-3.

O'Driscoll BR, Howard LS, Davison AG; British Thoracic Society. BTS guideline for emergency oxygen use in adult patients. Thorax. 2008;63(Suppl. 6):1-68.

Waldau T, Larsen VH, Bonde J. Evaluation of five oxygen delivery devices in spontaneously breathing subjects by oxygraph. Anaesthesia. 1998;53:256-63.

West JB. Transporte gasoso pelo sangue. In: West JB, editor. Fisiologia respiratória moderna. 6. ed. Barueri: Manole, 2002. p.71-87.

7 VENTILAÇÃO MECÂNICA EM EMERGÊNCIA

Viviani Aparecida Lara Suassuna
Renata Henn Moura
Rosana Claudia Possetti

A ventilação mecânica faz parte da rotina de todos os fisioterapeutas que trabalham em um hospital. No entanto, para aqueles que trabalham em um setor de emergência e urgência, essa realidade requer conhecimento das particularidades do cenário do pronto-atendimento. Este capítulo tratará da atuação do fisioterapeuta na ventilação mecânica.

A indicação de suporte ventilatório é aplicada quando o indivíduo for incapaz de manter valores adequados de O_2 e CO_2 em razão de uma situação clínica de insuficiência respiratória. Com o suporte ventilatório, haverá uma melhor relação ventilação/perfusão capilar, com uma melhora da PaO_2; melhor ventilação alveolar, com melhora do pH e $PaCO_2$; incremento do volume corrente com redução do trabalho muscular, diminuição do consumo de oxigênio sistêmico e do miocárdio, com redução da pressão intracraniana e estabilização da parede torácica.

VENTILAÇÃO MECÂNICA NÃO INVASIVA

A indicação da ventilação mecânica não invasiva (VMNI) em pronto-socorro deve ser feita com base no exame clínico do doente já que, em muitos casos, não há tempo hábil para a coleta e para a realização de exames complementares.

O fisioterapeuta que atua na sala de emergência é acionado, inúmeras vezes, para realizar uma VMNI em um paciente, porém é indiscutível a necessidade de realizar sua própria avaliação, podendo, também, fazer a indicação de suporte ventilatório ou não. Portanto, a indicação de suporte ventilatório deve ser um consenso da equipe que realiza o atendimento de emergência, levando-se em conta a história clínica, o quadro clínico e exames complementares (se possível), sempre com base na literatura científica.

A Tabela 1 mostra quando deve haver a indicação de VMNI.

TABELA 1 Indicações de ventilação mecânica não invasiva

Incapacidade de manter a ventilação espontânea
Volume/min > 4 lpm
$PaCO_2$ < 50 mmHg
pH > 7,25

lpm: inspiração por minuto; $PaCO_2$: pressão arterial de gás carbônico.
Adaptada das Diretrizes Brasileiras de Ventilação Mecânica, 2013.

A VMNI exige que haja um profissional da equipe acompanhando o doente durante a sua administração, em um setor de emergência isso não é diferente. Por melhor adaptado e calmo que o paciente estiver é possível que o mesmo evolua com agitação psicomotora, náuseas, sonolência, entre outros.

Por muitas vezes o paciente chegar ao serviço de emergência em grande desconforto respiratório com uso da musculatura acessória, sudorese intensa, dessaturação e agitação, a instalação da interface com o fixador cefálico nem sempre é possível. Por isso, sugerimos que seja feita uma adaptação à máscara e se inicie a VMNI com respiração com pressão positiva intermitente (RPPI) com baixas pressões. O paciente deve ser comunicado sobre todo o procedimento e as pressões a serem utilizadas devem ser ajustadas de acordo com a capacidade de adaptação apresentada.

Como dito anteriormente, a indicação da VMNI deve ser realizada com base nos critérios exaustivamente discutidos na literatura, porém mais do que as indicações, as contraindicações devem ser criteriosamente avaliadas, pois se houver uma indicação de VMNI equivocada ou um retardo na realização de uma IOT-VMI, o paciente estará em risco.

TABELA 2	Contraindicações de ventilação mecânica não invasiva
Absolutas	
IOT de emergência	
PCR	
Relativas	
Rebaixamento do nível de consciência	
Alto risco de aspiração	
Obstrução das vias aéreas superiores	
Arritmias malignas	
Encefalopatias	
Hemorragias digestivas com instabilidade hemodinâmica	
Trauma ou queimadura facial (realizar com bucal)	
Não adaptação	

IOT: intubação orotraqueal; PCR: parada cardiorrespiratória.
Adaptada das Diretrizes Brasileiras de Ventilação Mecânica, 2013.

Na VMNI, podem ser utilizados os modos CPAP, volume controlado, pressão controlada, pressão de suporte e ventilação assistida proporcional. Como a adaptação do paciente ao modo ventilatório e às pressões é fator determinante para o sucesso da VMNI, deve ser utilizado o modo e as pressões aos quais o paciente melhor se adaptar. Porém, há uma recomendação com base na maioria dos estudos, de que seja utilizado para o paciente com doença pulmonar obstrutiva crônica (DPOC) agudizado PS + PEEP (PS suficiente para gerar um VC de 6 a 8 mL/kg e uma frequência respiratória < 30 rpm e uma PEEP inicial de 6 cmH$_2$O). Enquanto para pacientes com edema agudo de pulmão (EAP) deve-se utilizar CPAP, inicialmente, com uma pressão de 10 cmH$_2$O.

A avaliação contínua durante a VMNI deve ser realizada com o intuito de se verificar a efetividade da mesma. A primeira avaliação, com a retirada da interface, deve ser realizada após 30 minutos da instalação. Se o paciente apresentar desconforto extremo, náuseas ou vômitos, queda no nível de consciência, inadaptação ou se ao término de 2 horas não houver uma melhora significativa do quadro inicial a equipe deve discutir sobre a necessidade da instalação de uma ventilação mecânica invasiva (VMI).

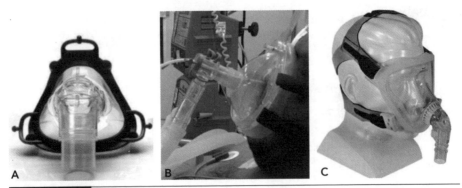

FIGURA 1 Interfaces de ventilação mecânica não invasiva: (A) máscara nasal; (B) máscara facial; (C) máscara facial total.

INSTALAÇÃO DE VIA AÉREA DEFINITIVA

A necessidade de intubação dos pacientes em um setor de emergência é um evento comum, porém nem por isso menos estressante para a equipe. Todo procedimento que ocorre em uma situação de emergência necessita de prática, habilidade e tranquilidade do profissional que o executa. Sendo a intubação orotraqueal um procedimento médico, cabe à equipe dar o suporte necessário para o sucesso desse procedimento tão importante para a manutenção da vida.

Em intubações de emergência, deve ser utilizada a sequência rápida de intubação com o objetivo de se reduzir a broncoaspiração; é necessário também que o fisioterapeuta tenha o conhecimento da manobra Sellick com o mesmo objetivo.

As indicações para intubação orotraqueal (IOT) são:

- Proteção de vias aéreas.
- Desobstrução das vias aéreas.
- Facilitação do acesso às vias aéreas.
- Insuficiência respiratória.

A indicação de IOT ou nasotraqueal irá fatalmente encontrar na sua origem uma das duas necessidades, ou por insuficiência respiratória ou por comprometimento neurológico para se manter a ventilação adequada. Sendo assim,

TABELA 3 Intubação de sequência rápida

Preparar equipamento*
Assegurar a permeabilidade dos acessos venosos
Pré-oxigenação a 100% por 3 a 4 minutos*
Instalar monitorização cardíaca e oximetria de pulso*
Administrar sedativo, caso seja necessário
Na suspeita ou confirmação de LTC, administrar lidocaína
Administrar agente paralisante endovenoso de curta duração
Introduzir o tubo traqueal
Caso haja necessidade de novas tentativas, utilizar pré-oxigenação
Confirmar localização do tubo*
Se as tentativas sucessivas de IOT não tiverem sucesso, considerar vias alternativas ou cirúrgicas
Usar doses de agentes paralisantes de longa duração

* Pode ser realizado pelo fisioterapeuta (NE). IOT: intubação orotraqueal.
Adaptada de Prehospital Trauma Life Support.

se não houver o suporte imediato para a ventilação artificial do indivíduo, ele estará em risco de morte.

Como em qualquer procedimento, podem ocorrer complicações. No caso da IOT, são elas:

- Hipoxemia pelas tentativas prolongadas de intubação.
- Trauma de vias aéreas com hemorragia.
- Intubação seletiva.
- Vômito que leva à aspiração.
- Dentes soltos ou em pedaços.
- Lesões nas cordas vocais.
- Lesões na traqueia.

Cabe ao fisioterapeuta auxiliar o médico na avaliação do tubo endotraqueal, primeiramente com a escolha do tamanho de cânula ideal para o paciente (entre 7,5 e 8,0 para o gênero feminino; entre 8,0 e 8,5 para o gênero masculino), verificação da integridade do balonete do tubo endotraqueal utilizando uma seringa de 20 mL e passagem do fio-guia, caso o médico o solicite.

A aspiração orotraqueal pode ser necessária durante o procedimento de IOT em razão da presença de líquido na cavidade oral, que pode impedir e/ou

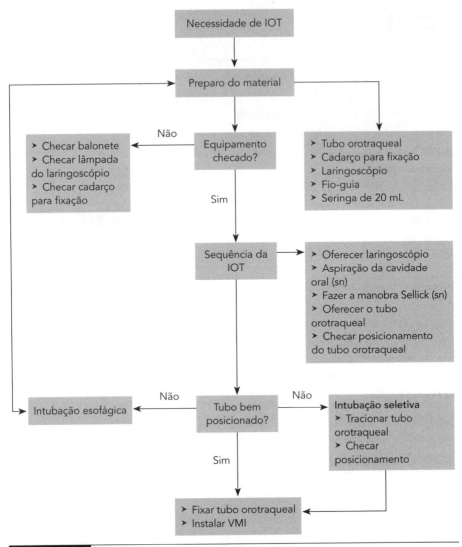

FIGURA 2 Algoritmo para intubação orotraqueal.

dificultar a passagem da COT, além do risco iminente de broncoaspiração. É importante ter um cuidado extra durante a aspiração quando ela for prolongada, pois pode levar a hipoxemia, arritmias cardíacas e estimulação vagal. Deve-se, ainda, ter um cuidado maior com os pacientes que apresentarem sinais de fratura de base de crânio.

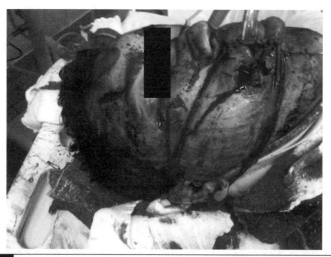

| FIGURA 3 | Traumatismo cranioencefálico. |

Por ser um setor de pronto-atendimento e o procedimento de instalação de via aérea definitiva não ser eletivo e sim de emergência, é necessário também que o fisioterapeuta emergencista tenha conhecimento das técnicas de via aérea difícil, para auxílio dos profissionais quando esta se fizer necessário. A via aérea difícil é definida como a situação clínica na qual o médico tem dificuldade de ventilar com máscara, dificuldade com intubação orotraqueal ou ambas. É uma interação complexa entre fatores do paciente, o quadro clínico e a habilidade e experiência do médico.

TABELA 4	Técnicas de intubação para via aérea difícil
Técnicas de intubação difícil	Técnicas de ventilação difícil
Laringoscópios alternativos	Combitube
Intubação acordado	Punção transtraqueal
Intubação às cegas	Máscara laríngea
Fibroscopia	Broncoscópio rígido
Máscara laríngea	Acesso invasivo
Estilete luminoso	Máscara facial
Intubação retrógrada	
Cricotomia	

Adaptada de American Society of Anesthesiologists Task Force on Management of the Difficult Airway, 2003.

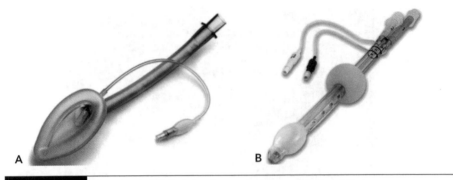

FIGURA 4 Via aérea difícil: (A) máscara laríngea; (B) Combitube.

VENTILAÇÃO MECÂNICA INVASIVA NO PÓS-PARADA CARDIORRESPIRATÓRIA IMEDIATA

Nenhuma emergência clínica supera a parada cardiorrespiratória (PCR) e muitos são os avanços desde o período das primeiras descrições até os dias atuais para que esse evento seja tratado de maneira rápida e eficiente. Porém, algumas questões merecem nossa atenção relativas à ventilação mecânica nesse paciente, em especial. O que acontece com o sistema cardiopulmonar nos primeiros instantes pós-ressuscitação cardiopulmonar cerebral? E como os pulmões respondem às pressões que lhe serão aplicadas após um período de hipoventilação e o possível colapso de algumas unidades alveolares? O processo de difusão é recompensado imediatamente? E a grande pergunta: há uma maneira especial de se ventilar esses pacientes após obter sucesso na ressuscitação?

Como será discutido no Capítulo 20, "Parada cardiorrespiratória", o paciente será ventilado com máscara e bolsa ressuscitatória e, posteriormente, com IOT via tubo. A frequência respiratória será de duas ventilações para 15 compressões torácicas e, após a IOT, uma ventilação a cada 6 ou 8 segundos. Sendo assim, para que haja uma diminuição da auto-PEEP e as suas consequências hemodinâmicas, o paciente será hipoventilado.

Durante a PCR, a ausência de circulação provoca hipoperfusão cerebral, principalmente em áreas subcorticais e os territórios de fronteira entre as diferentes artérias cerebrais, já que por terem menor perfusão estão mais sujeitos a isquemia. Após a RCP, a reperfusão contribui igualmente para a isquemia e edema cerebral, ativando a migração de cálcio intracelular, produção de radicais livres e aminoácidos. Há também a produção de lactato e a trombose da microcirculação, que aumentam o risco de isquemia. Há relatos na literatura que esse fenômeno pode durar entre 48 e 72 horas após o restabelecimento do ritmo cardíaco.

Por isso, há uma grande preocupação em encontrar novas abordagens para atenuar a lesão cerebral após retorno da circulação espontânea (RCE). A American Heart Association preconiza um volume corrente (VC) de 6 a 8 mL/kg corrigido e uma $PaCO_2$ entre 40 e 45 mmHg em pacientes pós PCR-RCP. Porém, ainda são escassos os trabalhos que estudam o comportamento dos sistemas cardiopulmonar e cerebral com a ventilação mecânica nos primeiros momentos pós PCR-RCP, mas em razão do conhecido efeito do CO_2 sobre o tecido cerebral, o controle da $PaCO_2$ deve ser uma preocupação do fisioterapeuta.

De acordo com as Diretrizes da AMIB – SBPT, de 2013, deve-se iniciar a Ventilação Mecânica seguindo as recomendações expostas na Tabela 5.

TABELA 5 Parâmetros iniciais de ventilação mecânica invasiva*

Modo: PCV ou VCV
FiO_2: necessária para manter a SpO_2 entre 93 e 97%
VC: 6 mL/kg corrigido
f: 12 a 16 rpm
PEEP: 5 cmH_2O (salvo em SDRA e estratégia protetora)
Alarme de pressão máxima em 40 cmH_2O
Pressão alveolar máxima de 30 cmH_2O

PCV: ventilação por pressão controlada; VC: volume corrente; VCV: ventilação por volume controlado.
* Solicitar gasometria em 30 minutos para readequação dos parâmetros iniciais. Observar curvas de VC, fluxo e pressão para possíveis ajustes imediatos.
Adaptada das Diretrizes Brasileiras de Ventilação Mecânica, 2013.

AVALIAÇÃO DA MECÂNICA VENTILATÓRIA NA EMERGÊNCIA

Com o avanço dos ventiladores e a obtenção de gráficos de volume, fluxo e pressão pulmonares, pode-se monitorizar melhor a performance pulmonar do paciente e, desse modo, torna-se possível verificar a mecânica ventilatória.

Sabe-se que a complacência é o parâmetro que avalia a elasticidade do sistema respiratório e é calculada pela relação entre a variação de volume (ΔV) em relação à variação de pressão (ΔP). Durante o suporte ventilatório, a complacência estática (Cst) do sistema respiratório corresponde à relação entre o VC e a diferença entre a pressão alveolar ao final da inspiração medida em fluxo zero e que os valores normais são de 50-60 a 80 mL/cmH$_2$O. Já a resistência leva em conta as pressões necessárias para que o ar flua através do tubo endotraqueal e da via aérea. Os valores normais são de 4 a 8 cmH$_2$O/L/s.

Na sala de emergência, bem como em qualquer outro setor onde o paciente estiver, esses dados são de grande importância para adequação dos parâmetros ventilatórios. Porém, se tratando do setor de emergência, em que muitas vezes não há histórico e/ou hipótese diagnóstica nos primeiros momentos da entrada do doente, a verificação da mecânica ventilatória nos propicia uma maior segurança para se ventilar o paciente.

As emergências respiratórias mais comuns são a crise asmática e a exacerbação da DPOC. Em ambas, o barotrauma é um risco durante a ventilação mecânica. Por causa disso, a maior preocupação não será em normalizar os níveis de PaCO$_2$, mas sim em ventilar o paciente de maneira segura e eficaz.

A Figura 5 demonstra exatamente uma dessas situações em que há um aumento da resistência com queda da complacência e o fisioterapeuta sabendo identificar por meio da leitura correta do gráfico poderá intervir segura e rapidamente.

Auto-PEEP também pode ser observado na leitura gráfica e significa a persistência de uma pressão alveolar positiva ao final da expiração em razão da pre-

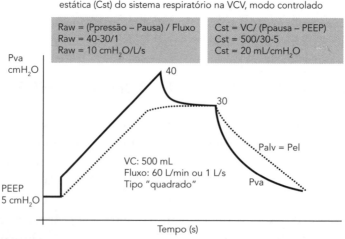

FIGURA 5 Gráfico de avaliação da complacência estática (Cst) e da Raw.

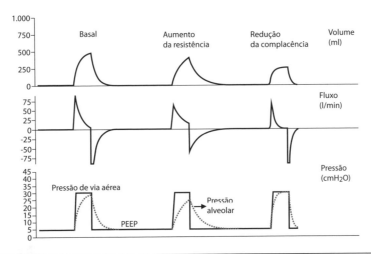

FIGURA 6 Efeitos de variações da Raw e na Cst em um paciente em VPC, ciclos controlados. Tanto o aumento da Raw quanto a redução da Cst reduzem de forma marcante o VC e modificam o padrão de desaceleração do fluxo inspiratório.
Adaptada do simulador XLung (disponível em www.xlung.net).

sença de um volume pulmonar expiratório final maior do que a capacidade residual previamente determinada. Ele aumenta desnecessariamente o trabalho mecânico ventilatório. Um dos efeitos mais graves da auto-PEEP é o barotrauma.

Existe a diminuição da complacência pulmonar e da ventilação alveolar pelo aumento do espaço morto e, além disso, há a repercussão hemodinâmica em que o retorno venoso ao coração direito cai, enquanto o aporte sanguíneo ao coração esquerdo igualmente diminui. Com isso, há menor pré-carga e maior pós-carga. Como resultado, a resistência vascular pulmonar aumenta bem como a pressão na artéria pulmonar, ocasionando queda do débito cardíaco, o que pode aumentar a pressão intracraniana e comprometer a função renal e levar ao choque.

A auto-PEEP pode ser originada pela hiperinsuflação dinâmica, atividade dos músculos respiratórios ou ambos.

Outro importante meio de avaliação é pela gasometria arterial, que deve ser solicitada após 20 minutos dos ajustes realizados no ventilador mecânico e diariamente para acompanhamento do desmame ventilatório. Deve-se registrar os parâmetros ventilatórios no momento da coleta para se realizar os cálculos necessários para a readequação ventilatória.

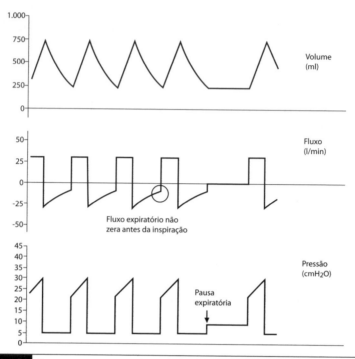

FIGURA 7 Demonstração gráfica de presença de auto-PEEP.

Adaptada do simulador XLung (disponível em www.xlung.net).

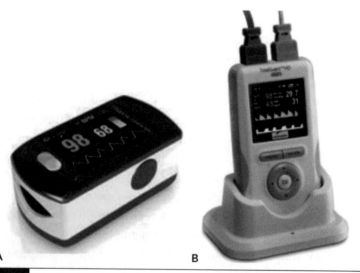

FIGURA 8 Monitorização não invasiva: (A) oxímetro de dedo; (B) capnógrafo.

Há, também, a oximetria de pulso e a capnografia, métodos não invasivos bastante necessários para o acompanhamento à beira do leito do doente, sendo este último imprescindível para os pacientes com hipertensão craniana e terapias trombolíticas no tromboembolismo pulmonar (TEP).

OTIMIZAÇÃO DA VENTILAÇÃO MECÂNICA EM CASOS ESPECIAIS NA EMERGÊNCIA

O tempo máximo indicado para se manter um paciente intubado sob ventilação mecânica invasiva é de, no máximo, 8 horas no pronto socorro, porém a realidade dos hospitais públicos brasileiros aumenta, e muito, a permanência de pacientes graves na sala de emergência.

Muitos pacientes chegam ao serviço de emergência em sepse e até mesmo com SDRA, porém as estratégias ventilatórias parecem ainda não ser uma realidade nesses departamentos. Muito se deve a não existência ou permanência do profissional fisioterapeuta nesse setor. Em um estudo publicado, em 2013, pelo European Respiratory Journal, destaca que em torno de 54% dos pacientes com sepse e 34% dos pacientes com lesão pulmonar aguda foram diagnosticados no pronto-socorro.

Um estudo, publicado em 2013 pelo Jornal Acadêmico de Medicina de Emergência, ressalta que a ventilação protetora é incomum no setor de emergência, independentemente da lesão pulmonar que o indivíduo apresente ao chegar nesse serviço, ficando a cargo da equipe de terapia intensiva recuperar o tempo perdido no tocante à ventilação mecânica.

Caso esses pacientes respondam a níveis relativamente baixos de pressão de suporte e PEEP, com a eliminação da necessidade de IOT nos casos de SDRA induzida por sepse, a VMNI pode propiciar a adequação da ventilação pulmonar e, ainda assim, melhorar a comunicação, diminuir os índices de infecção e sedação. Mas, naqueles casos em que não se observa tal melhora, há a necessidade de se evoluir para a VMI e sua otimização.

Entendemos por otimização da ventilação mecânica nos pacientes com SDRA a introdução de uma estratégia protetora em que haverá a necessidade de VC baixo (6 mL/kg peso corporal previsto), pressão de platô máxima de 30 cmH$_2$O e recrutamento alveolar com estabelecimento de PEEP ideal. A utilização da PEEP em níveis mais altos é indicada para evitar o colapso alveolar, segundo as recomendações da Surviving Sepsis Compain, de 2012.

Uma das mais comuns emergências respiratórias é a crise asmática e a exacerbação da DPOC, em que a fadiga muscular pode estar diretamente relacionada ao quadro e é um dos principais motivos da necessidade de intervenção ventilatória. Apesar de a $PaCO_2$ não ser a maior preocupação na ventilação do paciente asmático/DPOC, há a necessidade de se acompanhar a gasometria e se avaliar o pH, grau de hipoxemia e os níveis de CO_2 (Tabela 6).

TABELA 6 Avaliação gasométrica

pH > 7,35 indica quadro crônico compensado
pH < 7,5 indica quadro agudo descompensado
$PaCO_2$ > 45 mmHg pode indicar descompensação respiratória aguda
BE negativo pode indicar acidose metabólica aguda
$PaCO_2$ > 45 com pH < 7,2 indica descompensação aguda
$PaCO_2$ > 45 mmHg com pH > 7,3 indica quadro crônico compensado
PaO_2 deve ser mantida acima de 60 mmHg
Manter SpO_2 acima de 92%

$PaCO_2$: pressão arterial de gás carbônico; PaO_2: pressão arterial de oxigênio; SpO_2: saturação periférica de oxigênio.

Os pacientes com DPOC estão normalmente em hipercapnia crônica e retenção compensatóra de HCO_3 (bicarbonato), por esse motivo, deve-se evitar a queda abrupta de CO_2 durante a VM, pois normalmente haverá uma alcalose grave.

Também comum no setor de emergência, o trauma torácico evolui em muitos casos para a necessidade de VM. Esse tipo de trauma resulta em movimentação paradoxal de um segmento da caixa torácica (Figura 6), e é chamado de tórax flácido ou tórax instável, uma vez que, durante a inspiração, em razão da descontinuidade do restante da caixa torácica, ele se afunda. E durante a expiração, a caixa torácica volta passivamente à sua posição de repouso e a pressão intrapleural torna-se menos negativa. Com isso, o segmento instável se movimenta para fora. No entanto, a indicação de VMI deve ser a hipoxemia e a ventilação não requer um tratamento especial, porém é fato que variações de pressão de grande proporção gerarão uma maior movimentação torácica e evidência do tórax flácido com uma possível alteração no tempo de consolidação óssea.

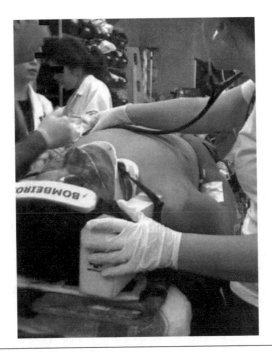

FIGURA 9 Avaliação do trauma de tórax.

Dois outros cuidados associados à ventilação mecânica são a fixação do tubo orotraqueal e a aferição da pressão do balonete. A fixação deve ser realizada com base na ausculta inicial e verificação posterior da radiografia de tórax sobre o posicionamento a 2 cm acima da carina. Já a pressão do balonete deve estar entre 20 e 25 cmH_2O para que não haja compressão das estruturas adjacentes e futuras complicações como traqueomalácia e estenose de traqueia.

Ventilar um paciente é uma técnica que requer tempo, dedicação e estudos contínuos. A prática nos faz melhores avaliadores e observadores, nos levando ao conhecimento prático, impossível de se aprender exclusivamente nos livros. Um não se faz sem o outro.

BIBLIOGRAFIA RECOMENDADA

Agarwal R, Reddy C, Gupta D. Noninvasive ventilation in acute neuromuscular respiratory failure due to myasthenic crisis: case report and review of literature. Emerg Med J. 2004;23:6-7.

American Society of Anesthesiologists Task Force on Management of the Difficult Airway. Practice guidelines for management of the difficult airway: an updated report by the American Society of Anesthesiologists Task Force on Management of the Difficult Airway. Anesthesiology. 2003;98(5):1269-77.

Beretta L, Rocchetti S, Braga M. What's new in emergencies, trauma, and shock? Nitrogen balance in critical patients on enteral nutrition. J Emerg Trauma Shock. 2010;3(2):105-8.

Carvalho CRR, Toufen CJ, Franca S A. III Congresso de ventilação mecânica. J Bras Pneum. 2007;33(Supl 2):54-70.

Carvalho CRR. Ventilação mecânica avançada. v.8. São Paulo: Atheneu, 2000.

Carvalho CRR. Ventilação mecânica básica. v.9. São Paulo: Atheneu, 2000.

Dellinger RP, Levy MM, Rhodes A. Campanha de sobrevivência à sepse: diretrizes internacionais para tratamento da sepse grave e choque Séptico. C C M Journal. 2013;41(2).

Diretrizes Brasileiras de Ventilação Mecânica − 2013. Vesão eletrônica AMIB E SBPT. Disponível em: http://www.sbpt.org.br/downloads (Acessado em 15 de junho de 2014).

Ferrari R, Chili E, Giostra F, Zanello M, Cavazza M. Predicting the outcome from noninvasive ventilation for acute exacerbation of chronic obstructive pulmonary disease in the emergency department. Eur Respir J. 2011;38(S5).

Fu C, Caruso P, Lucatto JJ, de Paula Schettino GP, de Souza R, Carvalho CR. Comparison of two flow generators with a noninvasive ventilator to deliver continuous positive airway pressure: a test lung study. Intensive Care Med. 2005;31(11):1587-91.

Fuller BM, Mohr NM, Dettmer M. Mechanical ventilation and acute lung injury in emergency deparment with severe sepsis and septic shock. Academic Emergency Medicine. 2013;20(7).

Gattinoni L, Caironi P, Cressoni M. Lung recruitment in patients with the acute respiratory distress syndrome. N Engl J Med. 2006;354:1775-86.

Guyton A, Hall J. Tratado de Fisiologia Médica.12. ed. São Paulo: Elsevier, 2011.

Lara V, Alonso A, Gomes L. Protocolo de ventilação mecânica imediata para pacientes pós-parada cardiorrespiatória. Apresentado no III Congresso Brasileiro de Medicina de Emergência 2011. Disponível em: http://www.fisioterapiamergencia.com.br.

MacIntyre N. Patient-Ventilator Interactions: Optimizing Conventional Ventilation Modes. Respiratory Care. 2011;56(1):73-84.

Manthous C. Avoiding circulatory complications during endotracheal intubation and initiation of positive pressure ventilation. J Emerg Med. 2010;38(5):622-31.

Martin-Loeches I, Haro C, Dellinger RP. Effectiveness of an inspiratory pressure-limited approach to mechanical ventilation in septic patients. European Respiratory Journal. 2013;41:157-64.

Martins HS, Brandão RA, Scalabrini A, Velasco IT. Emergências clínicas − abordagem prática. 9. ed. Barueri: Manole, 2014.

McConville JF, Kress JP. Weaning Patients from the Ventilator. N Engl J Med. 2012;367:2233-9.

NAEMT. Atendimento pré-hospitalar ao traumatizado − PHTLS. Rio de Janeiro: Elsevier, 2012.

Nouira S, Boukef R, Bouida W. Non-invasive presssure support ventilation and CPAP in cardiogenic pulmonary edema: a multicenter randomized study in the emergency department. Intensive Care Medicine. 2011;37(2):249-56.

Pereira JCRG. Abordagem do paciente reanimado pós- parada cardiorrespiratória. Revista Brasileira de Terapia Intensiva. 2008;20(2):190-6.

Quintana JM, Steban C, Uzurrunzaga A, Garcia-Gutierrez S, Gonzalez N, Barrio I, et al. Predictive socre for mortality in patients with COPD exacerbations attending hospital emergency departments. BMC Med. 2014,12:66.

Roberts BW, Kilgannon JH, Chansky ME, Trzeciak S. Association between initial prescribed minute ventilation and post-ressuscitation partial pressure of arterial carbon dioxide in patients with post-cardiac arrest syndrome. Ann Intensive Care. 2014;4(1):9.

Rodrigues AM, Consentini R, Papadakos PJ. Mechanical ventilation in emergency departments: Non invasive or invasive mechanical ventilation. Where is the answer? Scand J Trauma Resusc Emerg Med. 2012;20:40.

Rose L, Gray S, Burns K. Emergency department length of stay for patients requiring mechanical ventilation: a prospective observational study. Scand J Trauma Resusc Emerg Med. 2012,20:30.

Sarmento, GJ, Silva TJ, Beraldo M. Fisioterapia no paciente sob ventilação mecânica. Jornal Brasileiro de Pneumologia. 2007;33(2).

Schettino GPP. Ventilação mecânica não invasiva com pressão positiva. Jornal Brasileiro de Pneumologia. 2007;30(2).

Seiberlich E, Santana J A, Chaves RA, Seiberlich R. Ventilação mecânica protetora, por que utilizar? Revista Brasileira de Anestesiologia. 2011;61(5).

Serpa A N, Cardoso SO, Manetta J A. Aassociation between use of lung-protective ventilation with lower tidal volumes and clinical outcomes among patients without acute respiratory distress syndrome. JAMA. 2012;308(16).

Shirakabe A, Hata N, Yokoyama S. Predicting the success of noinvasive positive pressure ventilation in emergency room for patients with acute heart failure. J Cardiol. 2011;57(1):107-14.

Tallo FS, Vendrame LS, Lopes RD, Lopes AC. Ventilação mecânica invasiva na sala de emergência: uma revisão para o clínico. Revista Brasileira de Clínica Médica. 2013;11(1):48-54.

Weingart SD, Menaker J, Truong H, Bochicchio K, Scalea TM. Trauma patients can be safely extubated in the emergency department. J Emerg Med. 2011;40(2):235-9.

SEÇÃO 2
EMERGÊNCIAS PULMONARES

EDEMA AGUDO DE PULMÃO   8

Thiago Fernandes Pinto
Osmar Theodoro Junior

INTRODUÇÃO

O termo edema significa aumento da quantidade de líquidos nos espaços intersticiais.

O edema pulmonar é uma síndrome clínica caracterizada por acúmulo anormal de fluidos no compartimento extravascular dos pulmões, que resulta em hipoxemia, diminuição da complacência pulmonar, aumento do trabalho respiratório e alteração da relação ventilação-perfusão.

De maneira geral, o movimento do líquido entre os espaços vascular e intersticial é governado, principalmente, pelos efeitos opostos da pressão hidrostática vascular e da pressão coloidosmótica plasmática. Sendo assim, a pressão capilar aumentada ou a pressão coloidosmótica do plasma diminuída podem resultar em aumento do líquido intersticial.

ETIOLOGIA

São inúmeras as circunstâncias que desencadeiam o edema agudo de pulmão (EAP) e a Tabela 1 demonstra essas causas, sendo os fatores etiológicos relacionados a problemas cardíacos os mais frequentes. Adicionalmente, o acúmulo de líquido intersticial também pode ocorrer em virtude do aumento da permeabilidade da membrana alveolocapilar, insuficiência linfática e quaisquer alterações no equilíbrio das forças de Starling (p. ex., a hipoalbuminemia).

TABELA 1 Classificação etiológica do edema agudo de pulmão

Desequilíbrio nas forças de Starling	Aumento na pressão hidrostática do capilar pulmonar	Sem comprometimento ventricular esquerdo (estenose mitral)
	Diminuição da pressão oncótica do capilar pulmonar	Com diminuição da função ventricular esquerda e queda da fração de ejeção (infarto agudo do miocárdio, insuficiência cardíaca congestiva)
	Aumento da negatividade da pressão intersticial	Hiperidratação, como na uremia (sobrecarga de volume)
		Hipoalbuminemia (insuficiência hepática e síndrome nefrótica)
		Drenagem rápida de pneumotórax, com aplicação de pressão negativa
Aumento na permeabilidade da membrana alvéolo-capilar	Infecções pulmonares, broncoaspiração Inalação de substâncias tóxicas, como fumaça de incêndio Pneumonite aguda por radiação Pancreatite aguda Sepse, com intensa atividade de mediadores inflamatórios	
Insuficiência linfática	Pós-transplante pulmonar Linfangite carcinomatosa Linfangite fibrosante (p. ex., em pneumoconioses)	
Etiologia desconhecida	Edema pulmonar neurogênico Edema pulmonar devido a altas altitudes Pós-superdosagem de narcóticos, pós-cardioversão	

FISIOPATOLOGIA

O EAP é iniciado quando o movimento de líquidos do sangue para o espaço intersticial, e em algumas situações, para os alvéolos, excede o retorno de líquidos para o sangue e sua drenagem através dos capilares linfáticos.

O raciocínio clínico e fisiológico sobre as trocas de fluidos nos compartimentos pulmonares está condicionado pela equação de Starling, como demonstrado no Quadro 1.

QUADRO 1 Equação de Starling

$$TF = KF (PHC - PHI) - KP (PCC - PCI)$$

KF: coeficiente de transporte de água; KP: coeficiente de transporte de proteínas; PCC: pressão coloidosmótica capilar; PCI: pressão coloidosmótica intersticial; PHC: pressão hidrostática capilar; PHI: pressão hidrostática intersticial; TF: taxa de filtração de fluidos.

Assim, a taxa de filtração de fluidos depende dos coeficientes de transporte de água e proteínas, o que indica que quanto maior a pressão hidrostática do capilar pulmonar, e maior a pressão coloidosmótica intersticial, mais elevada estará a taxa de filtração, indicando que essas variáveis são diretamente proporcionais ao extravasamento de líquidos para o interstício. Em contrapartida, as pressões hidrostática intersticial e coloidosmótica capilar são inversamente proporcionais à filtração, funcionando como forças de oposição ao extravasamento de fluidos do capilar ao interstício pulmonar.

Normalmente, o equilíbrio final entre essas forças leva à discreta transudação de líquidos dos capilares para o interstício, continuamente filtrada pelo sistema linfático local. Os vasos linfáticos estão organizados em extensa rede, que começa com finos capilares nas proximidades dos bronquíolos terminais e se arboriza através dos pulmões, esvaziando-se nas veias extratorácicas sistêmicas. Esses vasos servem para remover solutos, coloides e líquidos derivados dos vasos sanguíneos.

De acordo com a etiologia e a classificação do edema pulmonar, a razão pelo extravasamento de líquidos pode ou não estar relacionada com o desequilíbrio da equação de Starling. Em geral, o EAP cardiogênico ocorre por aumento da pressão hidrostática do capilar pulmonar, resultante da elevação da pressão atrial esquerda e é baseado nessa equação. Em oposição, o EAP não cardiogênico é decorrente do aumento da permeabilidade da membrana alvéolo-capilar, com incremento do fluxo de proteínas e fluidos do capilar para o espaço intersticial ou alvéolo.

CLASSIFICAÇÃO

Como citado, de acordo com o fator etiológico e o mecanismo fisiopatológico envolvido o EAP pode ser classificado em cardiogênico e não cardiogênico.

Edema agudo de pulmão cardiogênico (hemodinâmico)

O mecanismo hemodinâmico mais comum nesse tipo de edema pulmonar é atribuível ao aumento da pressão hidrostática, conforme observado na insuficiência cardíaca congestiva (ICC) esquerda. O desequilíbrio das forças de Starling desencadeia o extravasamento dos líquidos e, a princípio, o líquido tende a acumular-se em regiões basais dos lobos inferiores, em decorrência da pressão hidrostática mais elevada nessas regiões.

Edema agudo de pulmão não cardiogênico (lesão de membrana)

Esse segundo tipo de edema pulmonar é resultante da lesão dos capilares e dos septos alveolares. Embora a pressão hidrostática capilar pareça normal, a lesão das células endoteliais dos capilares sanguíneos e/ou das células epiteliais dos alvéolos permitem que líquidos e proteínas invadam espaços intersticiais e, em casos mais graves, o interior dos alvéolos. A sequência fisiopatológica nessa situação pode evoluir de maneira difusa nos pulmões podendo desencadear a síndrome do desconforto respiratório agudo (SDRA).

DIAGNÓSTICO E QUADRO CLÍNICO

O diagnóstico do EAP baseia-se fundamentalmente na história, que em geral se inicia com taquipneia e taquicardia e progride com dispneia; importante lembrar que a clínica é sempre soberana.

Exame físico

- Uso de musculatura acessória.
- Tiragens esternal, intercostal e diafragmática.
- Retração de fúrcula.

- Tosse com expectoração rósea e espumosa.
- Ausculta pulmonar com estertores creptantes em ambos hemitórax.

Sinais e sintomas

- Taquipneia – cianose.
- Taquicardia – dispneia.
- Hipertensão ou hipotensão – padrão respiratório superficial.
- Palidez – ortopneia.
- Sudorese – queda de $SpO_2 < 88\%$.

EXAMES COMPLEMENTARES

Os exames complementares no EAP são utilizados para sustentar o diagnóstico que é basicamente clínico e para isso são usados principalmente a radiografia de tórax, o eletrocardiograma (ECG), a gasometria arterial para avaliação dos gases sanguíneos, as enzimas cardíacas em casos de suspeita de infarto agudo do miocárdio (IAM) e o ecocardiograma, sendo que em uma sala de emergência os mais usuais são a radiografia de tórax, o ECG e a gasometria arterial.

No EAP, esses exames têm características básicas que auxiliam na confirmação do diagnóstico. De acordo com Cardinale et al. (2012), a possibilidade de diagnóstico correto é proporcional à gravidade e à duração da congestão pulmonar e, por esse motivo, não é simples, visto que esse edema pode ser decorrente de uma lesão pulmonar e não pelo aumento da pressão hidrostática do capilar pulmonar que ocorre no EAP. Além disso, a radiografia de tórax é útil na diferenciação do EAP cardiogênico e não cardiogênico, para esses fins os achados radiológicos principais são: o padrão de perfusão e distribuição espacial do edema pulmonar, a área cardíaca, edema pulmonar intersticial e derrame pleural. De forma didática, os sinais radiológicos de EAP podem ser divididos em três fases, conforme Tabela 2.

Já em relação ao ECG, deve ser prontamente solicitado pelo médico e pode ser útil no diagnóstico de possível síndrome coronariana aguda (SCA) ou alterações cardíacas prévias. O ECG no EAP também pode evidenciar sobrecargas ventriculares, que se apresentam com aumentos discretos na duração do complexo QRS e alterações de repolarização ventricular.

TABELA 2	Estágios da insuficiência cardíaca congestiva	
Estágio 1	Redistribuição PCP 13-18 mmHg	Redistribuição dos vasos pulmonares Cardiomegalia Alargamento do pedículo vascular
Estágio 2	Edema intersticial PCP 19-25 mmHg	Linhas de Kerley Edema peri-hilar Edema subpleural
Estágio 3	Edema alveolar PCP 19-25 mmHg	Consolidação Aparência de asa de borboleta peri-hilar Aparência algodonosa intersticial

PCP: pressão de capilar pulmonar.
Adaptada de Cardinale et al., 2012.

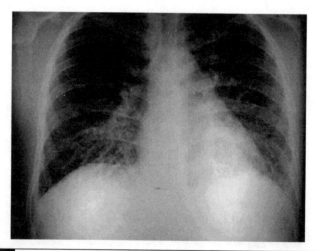

FIGURA 1 Aumento das câmaras esquerdas do coração, com redistribuição da circulação pulmonar de base para ápice, o que sugere edema pulmonar em paciente com insuficiência cardíaca congestiva descompensada.

Por fim, a gasometria arterial, que na maioria dos casos se apresenta com hipoxemia (PaO_2 < 60 mmHg). Porém nos casos de maior gravidade o paciente pode cursar, além da hipoxemia, com acidose respiratória (pH < 7,35 e $PaCO_2$ > 50 mmHg), o que auxilia na condução e na definição no tratamento escolhido.

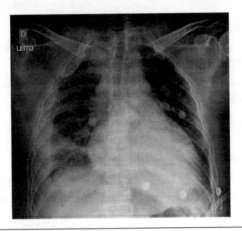

FIGURA 2 Paciente com edema pulmonar intersticial. Nota-se aumento da área cardíaca, aumento dos infiltrados peri-hilares, pequeno derrame pleural e linhas de Kerley.

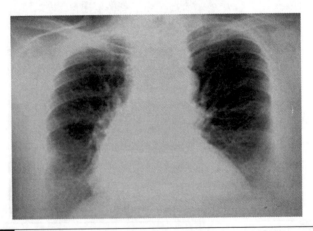

FIGURA 3 Paciente com edema alveolar. Nota-se que as estruturas não são definidas em razão dos infiltrados e das consolidações pulmonares com derrame pleural grande e aumento da área cardíaca.

TRATAMENTO

É claro na literatura que o tratamento estratificado do EAP é o melhor caminho na reversão do quadro inicial (Figura 4), reduzindo assim o índice de intubação e mortalidade hospitalar, que pode atingir de 20 a 40% em 30 dias. Di-

8 EDEMA AGUDO DE PULMÃO

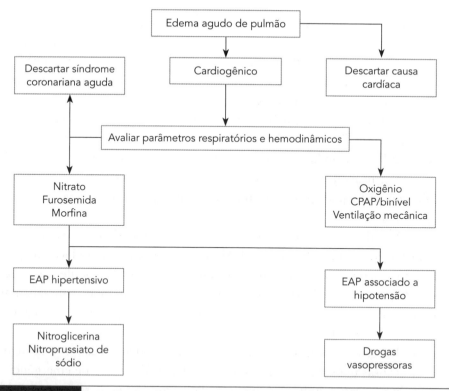

FIGURA 4 Abordagem terapêutica no edema agudo de pulmão cardiogênico.
CPAP: pressão positiva contínua nas vias aéreas; EAP: edema agudo de pulmão.
Adaptada de Knobel, 2008.

daticamente para facilitar o entendimento foi dividido em suporte hemodinâmico e suporte ventilatório.

O suporte hemodinâmico consiste, basicamente, em aumentar a taxa de diurese quando possível, melhorar a função cardíaca, se necessário, e diminuir a resistência vascular periférica, com intuito de diminuir a pré e pós-cargas do ventrículo esquerdo (VE), o que diminuirá também a sobrecarga cardíaca. Entre as terapias existentes, as mais efetivas são:

1. Diurético: a furosemida tem sido considerada peça fundamental na terapêutica do edema pulmonar, por aumentar a capacitação venosa nos primeiros minutos, seguido de diurese com pico em 30 e 60 min. Vale ressaltar, que a resposta terapêutica será ditada pelo grau de retenção volêmica observada e pela

função renal. Um ponto importante é que nos casos de falência ventricular esquerda aguda, não se observa hipovolemia o que se faz priorizar vasodilatação e otimização da função cardíaca com consequente redução da pré-carga de VE.

2. Opiáceos: a morfina tem se mostrado extremamente útil e bem tolerada na terapêutica desses pacientes, além de sua ação venodilatadora, é eficiente na redução do esforço respiratório e da ansiedade provocada pelo quadro clínico. É importante dizer que a morfina tem leve ação sedativa e, por esse motivo, deve ser utilizada com bastante cautela em pacientes com rebaixamento do nível de consciência ou evidências clínicas de retenção de CO_2 pela gasometria arterial. Além disso, pode provocar broncoconstrição pela liberação de histamina e hipoventilação.

3. Vasodilatadores: nesse caso, a nitroglicerina tem sido a droga utilizada com melhor resposta no manejo do EAP, a venodilatação com redução da pré-carga do VE, bem como a diminuição da resistência vascular periférica e a redução da pós-carga do VE são a base da sua utilização. É importante salientar que a mesma não deverá ser utilizada em casos de pressão arterial sistêmica menor do que 100 mmHg.

4. Drogas vasopressoras: o EAP seguido do choque circulatório são algumas das causas mais graves com as quais se deparam na sala de emergência. Nesses casos, a recomendação é que o médico, baseado na pressão arterial sistêmica, utilize drogas como a dobutamina, dopamina e, até mesmo, noradrenalina, com o intuito de melhorar a função cardíaca e manter uma pressão arterial sistêmica aceitável.

Já o suporte ventilatório tem se mostrado peça fundamental na terapêutica desses pacientes. Nas últimas duas décadas, o uso da ventilação mecânica não invasiva (VMNI) tem crescido consideravelmente e vários estudos têm mostrado a efetividade desse suporte na melhora mais rápida das variáveis fisiológicas de pacientes com diminuição da taxa de intubação e mortalidade como descrito por Peter et al. (2006), III Consenso Brasileiro de Ventilação Mecânica (2007) e nas Diretrizes Brasileiras de Ventilação Mecânica (2013).

Porém, antes de discutir de fato o uso da VMNI na sala de emergência, é necessário ressaltar que antes de qualquer terapêutica proposta é de extrema importância o posicionamento adequado, na verdade, na maioria das vezes o próprio paciente tende adotar a posição sentada, frequentemente com os braços apoiados na beira do leito, para otimizar a função da musculatura respiratória, aumentando a capacidade residual funcional. O decúbito horizontal sem elevação da cabeceira é mal tolerado e por isso não é recomendado para esses pacientes.

Outro ponto a ser discutido é o uso de manobras de higiene brônquica. Apesar de não existirem trabalhos que sustentem de forma significativa e não ser prática comum nos casos de EAP, pode ser útil o uso na sala de emergência nos casos em que for notório o acúmulo de secreção pulmonar em vias aéreas.

O uso da oxigenoterapia no EAP na sala de emergência não vem sendo utilizado como tratamento inicial, visto que nos últimos anos alguns trabalhos têm mostrado a superioridade no uso da VMNI (Figura 5) (CPAP ou binível) em relação à oxigenoterapia. De acordo com Park et al. (2004), além da melhora clínica e dos sinais vitais nos grupos CPAP e binível, houve melhora nitidamente superior em relação ao grupo tratado com oxigenoterapia (a taxa de intubação diminuiu de 42% no grupo tratado com oxigenoterapia e para 7% em ambos os grupos que utilizaram a VMNI), além da redução na mortalidade. Já na metanálise publicada por Potts (2009), observou-se benefício significativo na mortalidade dos pacientes que utilizaram a VMNI, o que sustenta a opção de não se utilizar apenas a oxigenoterapia sem o uso da pressão positiva nos pacientes com EAP na sala de emergência.

De encontro aos estudos citados, o uso da pressão positiva é considerado essencial no manejo do EAP na sala de emergência, definida como uma técni-

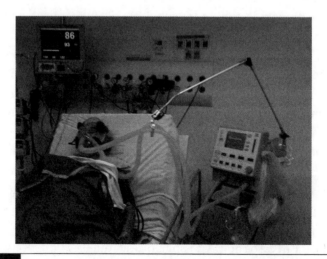

FIGURA 5   Paciente em uso de ventilação mecânica não invasiva (binível).

ca de ventilação artificial na qual não é empregado qualquer tipo de prótese traqueal, sendo a conexão entre o ventilador e o paciente feita pelo uso de uma máscara nasal, facial ou facial total. Dessa forma, diversas modalidades ventilatórias podem ser aplicadas, sendo a CPAP ou o binível as modalidades mais utilizadas. Conforme descrito no III Consenso de Ventilação Mecânica (2007), o uso da CPAP é seguro e diminui a necessidade de intubação para pacientes com EAP, e deve ser aplicado precocemente e em conjunto com a terapia medicamentosa, classificado assim como grau de recomendação A. Já o binível é recomendado para pacientes com hipercapnia associada à hipoxemia, também em conjunto com a terapia medicamentosa, com grau de recomendação B.

Em 2013, com a publicação das Diretrizes Brasileiras de Ventilação Mecânica, deve-se usar VNI (BIPAP com EPAP 5-10 e IPAP até 15 cmH_2O) e/ou CPAP de 5 a 10 cmH_2O nos pacientes com edema agudo de pulmão de origem cardiogênica e, assim, diminuir a necessidade de intubação endotraqueal e reduzir a mortalidade, corroborando com os dados descritos por Masip et al. em 2005, mostrando os mesmo benefícios por meio de uma revisão sistemática com meta-análise.

Para tanto, é essencial a atuação de um fisioterapeuta na unidade por se tratar de um profissional capacitado para avaliação, instalação, escolha da interface e modo ventilatório, adequação e acompanhamento do paciente durante o uso da VMNI, fazendo toda diferença em um desfecho positivo.

Além disso, vale salientar que os profissionais atuantes nessas unidades devem estar bem preparados para o trabalho com doentes críticos, para assim proporcionar uma terapia eficaz, segura e com evidência científica para pacientes de alto risco. É necessário ainda, que o fisioterapeuta se mantenha atualizado, pois há muito o que descrever sobre os recursos fisioterapêuticos e seus resultados nas urgências e emergências, além de buscar sempre seu aperfeiçoamento para o crescimento profissional garantindo uma maior segurança na assistência do paciente.

Os principais objetivos para o uso da pressão positiva são: manutenção das trocas gasosas pulmonares (correção da hipoxemia e garantia da ventilação alveolar para eliminação do CO_2), diminuição do trabalho respiratório (prevenção ou tratamento da causa da falência respiratória), manutenção dos volumes pulmonares (prevenção ou correção do colapso alveolar) e diminuição da dispneia (conforto). Em casos de EAP, isso não é diferente.

Efeitos fisiológicos da pressão positiva

Desde 1930, a pressão positiva já era utilizada com intuito de melhorar a oxigenação e aumentar volumes pulmonares e já em 1936, foi empregada para tratar de edema pulmonar cardiogênico.

Segundo Vieira et al. *apud* Publio et al. (2004), o uso terapêutico da PEEP vem se ampliando desde que as pesquisas iniciais demonstraram seus efeitos benéficos, os quais incluem: aumento da oxigenação arterial, redução do *shunt* e melhora da capacidade residual funcional (CRF).

Como benefício tem-se a pressão positiva, a redistribuição da água extravascular comum e característica no EAP, em que a pressão positiva facilita a movimentação de líquidos do espaço intersticial em direção ao espaço peribrônquico e áreas hilares. Com isso, há a melhora na capacidade de difusão do oxigênio por meio da membrana alvéolo-capilar, pois a pressão positiva atua diminuindo o espaço entre o alvéolo e o capilar.

Segundo Kaufmann et al. *apud* Publio et al. (2004), pelo uso da PEEP estar diretamente relacionada com a redistribuição da água extravascular, pacientes com congestão pulmonar por insuficiência cardíaca, complacência reduzida e lesão difusa são beneficiados porque a remoção do líquido do alvéolo para o interstício minimiza o efeito deletério nas trocas gasosas.

A terapia com PEEP tem, ainda, como benefício transformar uma unidade de *shunt* em uma unidade normal. Sua ação ocorre de modo que ao final da expiração exista uma pressão positiva, aumentando assim a pressão intra-alveolar, além de promover aumento da CRF. Com a utilização da PEEP, há diminuição do espaço morto fisiológico pois com o recrutamento alveolar que ocorre diminui-se a quantidade de gás que não participa das trocas gasosas resultando, assim, em redistribuição da perfusão pulmonar.

Além dos efeitos ventilatórios, observam-se ainda os efeitos hemodinâmicos, entre eles os principais são a diminuição da pré e da pós-carga do VE. Em relação a pré-carga do VE, durante a pressão positiva alguns efeitos são observados, entre eles:

1. O aumento da pressão intratorácica diminui o retorno venoso (RV) e a pré-carga do ventrículo direito (VD), com isso ocorre também queda na pré-carga do VE.

2. Ocorre o aumento do volume diastólico final do VD com aumento da pós-carga do VD e o deslocamento do septo interventricular para a esquerda, levando à diminuição da pré-carga do VE.

3. Aumento da pressão pleural induzida pela expansão pulmonar, o que leva à diminuição da pré-carga do VE.

Já na pós-carga do VE, observa-se a diminuição da pressão transmural (PTM), que se dá pela fórmula demonstrada no Quadro 2.

QUADRO 2 Fórmula da pressão transmural do ventrículo esquerdo

$$PTM = PVE - PPL$$

PPL: pressão pleural; PTE: pressão transmural; PVE: pressão de ventrículo esquerdo.

Além disso, ocorre diminuição do volume diastólico final do VE, levando à diminuição da sobrecarga sobre o VE, o que facilita o desempenho melhorando assim a fração de ejeção do VE e por consequência o débito cardíaco. Conforme relatado no estudo de Grace et al. (1982), o uso da PEEP em pacientes com insuficiência cardíaca com pressão de capilar pulmonar > 18 mmHg aumenta o débito cardíaco.

Todos esses efeitos favorecem a interrupção do ciclo fisiopatológico conforme descrito anteriormente e levam, assim, à estabilização e à reversão do quadro inicial, evitando assim intubação orotraqueal, o que acarretar menor tempo de internação, menor mortalidade e custos hospitalares.

Recentemente, vários estudos surgiram na literatura para comprovação da utilização da pressão positiva como terapia ventilatória de primeira escolha no EAP. Metha et al. (1997) publicaram uma revisão com o total de 21 estudos, em que avaliaram o uso da CPAP, o binível e a comparação entre os dois suportes ventilatórios no EAP, concluindo que tanto a CPAP quanto o binível são terapias seguras e eficientes na melhora das variáveis hemodinâmicas e ventilatórias, além da redução na taxa de intubação, sem diferença significativa entre o uso da CPAP e binível. Peter et al. (2006), publicaram em uma metanálise com 23 estudos que o uso da VMNI com binível ou CPAP foi eficiente na redução da ventilação mecânica invasiva (VMI), além da CPAP se mostrar eficiente na redução da mortalidade. Nouira et al. (2011) mostraram em seu estudo multicêntrico randomizado, realizado na sala de emergência com 200 pacientes, que o uso da pressão positiva foi extremamente benéfica, com taxa de intubação de 6% para o grupo CPAP e de 4% para o grupo binível, o que corrobora com as evidências apresentadas no III Consenso de Ventilação Mecânica e nas Diretrizes Brasileiras de Ventilação Mecânica e dá embasamento técnico-científico para o uso dessa terapêutica pelo fisioterapeuta na sala de emergência.

BIBLIOGRAFIA RECOMENDADA

Acosta B, DiBenedetto R, Rahimi A, Acosta MF, Cuadra O, Van Nguyen A, et al. Hemodynamic effects of noninvasive bilevel positive airway pressure on patients with chronic congestive heart failure with systolic dysfunction. Chest. 2000;118:104-9.

Barbas CSV, et al. Diretrizes Brasileiras de Ventilação Mecânica: indicação de suporte ventilatório não invasivo (VNI) e invasivo (VMI). AMIB e SBPT, 2013. p.8.

Baruzzi ACA, Knobel M. Edema agudo de pulmão. In: Ferreira C, Póvoa R, editors. Cardiologia para o clínico geral. São Paulo: Atheneu, 1999. p.445-9.

Boldrini R, Fasano L, Nava S. Non invasive mechanic alventilation. Critical Care. 2012;18:48-53.

Braunwald E, Colucci WS, Grossman W. Edema pulmonary. In: Braunwald E, editor. Tratado de medicina cardiovascular. 5. ed. São Paulo: Roca, 1999. p.492-7.

Cardinale L, Volpicelli G, Lamorte A, Martino J, Veltri A. Revisiting signs, strengths and weaknesses of standard chest radiography in patients of acute dyspnea in the emergency department. J Thorac Dis. 2012;4(4):398-407.

Carlucci A, Richard JC, Wysocki M, Lepage E, Brochard L; SRLF Collaborative Group on Mechanical Ventilation. Noninvasive versus conventional mechanical ventilation: anepidemiologic survey. Am J Resp Crit Care Med. 2001;163(4):874-80.

Carvalho CRR, et al. III Consenso Brasileiro de Ventilação Mecânica: Ventilação Mecânica não invasiva com pressão positiva. Jornal Brasileiro de Pneumologia. 2007;33(Supl2):S92-S105.

Chadda K, Annane D, Hart N, Gajdos P, Raphael JC, Lofaso F. Cardiac and respiratory effects of continuous positive airway pressure and noninvasive ventilation in acute cardiac pulmonary edema. Critical Care Med. 2002;30(11):2457-61.

Crane SD, Elliot MW, Gilligan P, Richards K, Gray AJ. Randomised controlled comparison of continuous positive airways pressure, bilevel non-invasive ventilation, and standard treatment in emergency department patients with acute cardiogenic pulmonary edema. Emerg Med J. 2004;21(2):155-61.

Ferrari G, Olliveri F, De Fillipi F, Milan A, Àpra F, Boccuzzi A, et al. Noninvasive positive airway pressure and risk of myocardial infarction in acute cardiogenic pulmonary edema: continuous positive airway pressure vs noninvasive positive pressure ventilation. Chest. 2007;132:1804-9.

Gentilini R, Gayer R, Domenighetti G. Noninvasive pressure suport ventilation in non-copd patients acute cardiogenic pulmonary edema and severe community-acquired pneumonia: acute effects and outcome. Intensive Care Med. 2002;28:1226-32.

Hess DR. Noninvasive ventilation for acute respiratory failure. Respir Care. 2013;58(6):950-72.

Hess DR. The evidence for noninvasive positive-pressure ventilation in the care of patients in acute respiratory failure: a systematic review of the literature. Respiratory Care. 2004;49(7):810-29.

Ho KM, Wong K. A comparison of continuous and bi-level positive airway pressure non-invasive ventilation in patients with acute cardiogenic pulmonary edema: a meta-analysis. Critical Care Med. 2006;10(2):1-8.

Hoffman B, Welte T. The use of noninvasive pressure support ventilation due to pulmonary edema. Intensive Care Med. 1999;25:15-20.

Knobel E. Condutas em terapia intensiva cardiológica. São Paulo: Atheneu, 2008.

L'Her M, Duquesne F, Girou E, de Rosiere XD, Le Conte P, Renault S, et al. Noninvasive continuous positive airway pressure in elderly cardiogenic pulmonary edema patients. Intensive Care Med. 2004;30(5):882-8.

Masip J, Roque M, Sanchez B, Fernandez R, Subirana M, Exposito JA. Noninvasive ventilation in acute cardiogenic pulmonary edema: systematic review and meta-analysis. JAMA. 2005;294(24):3124-30.

Mehta S, Al-Hashim AH, Keenan SP. Noninvasive ventilation in patients with acute cardiogenic pulmonary edema. Respiratory Care. 2009;54(2):186-95.

Mehta S, Hill NS. Noinvasive ventilation. Am J Resp Crit Care Med. 2001;163:540-77.

Meyer EC, Filho GL, Schettino GPP, Carvalho RR. Ventilação não invasiva no cardiopata grave. Rev Soc Cardiol Est SP. 1998;8(3):420-7.

Nava S, Carbone G, DiBattista N, Bellone A, Baiardi P, Cosentini R, et al. Noninvasive Ventilation in cardiogenic pulmonary edema: a multicenter randomized trial. Am J Respir Crit Care Med. 2003;168:1432-7.

Nouira S, Boukef R, Bouida W, Kerkeni W, Beltaief K, Boubaker H, et al. Noninvasive pressure support ventilation and CPAP in cardiogenic pulmonary edema: a multicenter randomized study in the emergency departament. Intensive Care Med. 2011;37:49-56.

Park M, Lorenzi-Filho G. Noninvasive mechanical ventilation in the treatment of acute cardiogenic edema. Clinics. 2006;61(3):247-252.

Park M, Sangean MC, Volpe Mde S, Feltrim MI, Nozawa E, Leite PF, et al. Randomized, prospective trial of oxygen, continuous positive airway pressure and bilevel positive airway pressure by face mask in acute cardiogenic pulmonary edema. Crit Care Med. 2004;32(12):2407-15.

Peter JV, Moran JL, Phillips-Hughes J, Graham P, Bersten AD. Effect of non-invasive positive pressure ventilation (nippv) on mortality in patients with acute cardiogenic pulmonary edema: a meta-analysis. Lancet. 2006;367:1155-63.

Potts JM. Noninvasive positive pressure ventilation - effect on mortality in acute cardiogenic pulmonary edema: a pragmatic meta-analysis. Pol Arch Med Wewn. 2009;119(6):349-53.

Rasanen J, Heikkila J, Downs J, Nikki P, Vaisanen I, Viitanen A. Continuous positive airway pressure by face mask in acute cardiogenic pulmonary edema. Am J Cardiol. 1985;55(4):296-300.

Seapaul RA. Should I consider treating patients with acute cardiogenic pulmonary edema with noninvasive positive-pressure ventilation? Ann Emerg Med. 2010;55:299-300.

Vital FM, Saconato H, Ladeira MT, Sen A, Hawkes CA, Soares B, et al. Non-invasive positive pressure ventilation (CPAP or bilevel NPPV) for cardiogenic pulmonary edema. Cochrane Database Syst Rev. 2008(3):CD005351.

Yeow M, Santanilla J. Noninvasive positive pressure ventilation in the emergency department. Emerg Med Clin N Am. 2008;26:835-47.

9 TROMBOEMBOLISMO PULMONAR

Mariana Gobbi
Carolina Garone de Lucca

CONCEITO

O tromboembolismo pulmonar (TEP) é caracterizado pela obstrução aguda da circulação arterial pulmonar, decorrente da instalação de coágulos sanguíneos que impactam dentro de um ou mais ramos da artéria pulmonar, resultando na redução ou na cessação do fluxo sanguíneo para a área afetada.

Trata-se de uma doença que aparece não apenas no consultório do cardiologista ou em salas de emergência, mas que surge como uma condição primária ou como uma complicação em qualquer área da medicina.

Tornou-se hoje em dia, ainda mais comum, uma vez que o número de doentes graves submetidos a procedimentos invasivos de longa duração e que requerem repouso prolongado no leito é cada vez mais frequente, sendo dois de alguns dos fatores desencadeantes para essa condição.

O TEP é alvo de interesse em diferentes especialidades médicas e possui um quadro clínico muito variável, podendo ser assintomático ou apresentar-se como quadro de morte súbita e tendo seu diagnóstico é feito apenas pela necropsia.

INCIDÊNCIA

Trata-se de uma doença frequente, porém pouco diagnosticada. Os sintomas, sinais e dados laboratoriais do TEP não são específicos e mimetizam várias doenças, consequentemente, essa enfermidade é pouco reconhecida pelos médicos em geral, o que acaba dificultando o seu diagnóstico.

Ainda é uma das principais causas diretas de óbito de indivíduos hospitalizados e é a mais frequente complicação pulmonar aguda nesse grupo de pacientes.

No Brasil, não existem dados concretos sobre a sua real incidência, mas nos Estados Unidos e na Europa estima-se que entre 200 mil a 300 mil pessoas morrem todos os anos devido ao TEP. Em nosso meio, a maior incidência é aos 30 anos, enquanto nos Estados Unidos e na Europa é aos 40 anos, mas são na sexta e sétima décadas que se encontram a maior incidência da doença.

A mortalidade ocorre, predominantemente, nas primeiras horas de instalação dos sintomas. Em pacientes hospitalizados, a mortalidade varia entre 6 e 15%. Para pacientes que se apresentam com instabilidade hemodinâmica ou que apresentem comorbidades associadas, a mortalidade aumenta para 20 a 30%. Segundo Dalen (2002), mais de 90% das mortes por TEP ocorrem em pacientes que não foram tratados porque o diagnóstico não foi estabelecido.

O diagnóstico correto e a instituição precoce do tratamento diminuem a mortalidade e o risco de recorrência do fenômeno tromboembólico.

ETIOLOGIA E PATOGÊNESE

A literatura reconhece o TEP e a trombose venosa profunda (TVP) como sendo entidades dinâmicas. O TEP não ocorre sem que haja a formação e a propagação de trombos, estando, portanto, diretamente relacionada com a TVP.

Um passo essencial para a compreensão da TVP e do TEP foi dado por Virchow, na segunda metade do século XIX, ao propor em sua obra *Thrombose und Embolie* a famosa tríade de fatores fisiopatológicos predisponentes – chamada mais tarde de tríade de Virchow, caracterizada por estase sanguínea, lesão da camada íntima da parede dos vasos e alterações do sistema de coagulação – identificando os principais fatores predisponentes da trombose venosa.

Estima-se que quase 90% de todas as repercussões clínicas de TEP originem-se em regiões de fluxo sanguíneo lento, junto ao aparelho valvular e bifurcações no sistema venoso profundo dos membros inferiores, sobretudo região iliofemoral e, mais raramente, em trombos localizados nas vascularizações pélvicas, renal, membros superiores e cavidades cardíacas direitas.

A TVP propicia a formação de trombos, que ocorrem mais comumente ao nível do sistema venoso profundo distal dos membros inferiores, podendo, contudo, propagar-se ao sistema proximal (veias poplíteas, femorais e ilíacas). Quando um fragmento desse trombo ou êmbolo solta-se e desloca-se pelo sistema vascular, ficando retido na vascularização pulmonar, caracteriza-se o fenômeno de TEP. Os êmbolos maiores podem ficar retidos na altura da bifurcação das artérias pulmonares (trombo em sela), enquanto os de menores dimensões acabam por atingir os capilares pulmonares.

O primeiro caso clínico conhecido de trombose venosa encontra-se documentado em um manuscrito do século XIII. No entanto, apenas no século XIX foi feita a associação da trombose venosa com a doença neoplásica e com patologias crônicas associadas à imobilização prolongada. A relação entre a TVP e o ato cirúrgico foi reconhecida em 1866 por Wells e, mais tarde, Bauer chamou a atenção para o aumento do número de casos em pacientes com fraturas ósseas de membros inferiores.

A TVP é a principal causa de tromboembolismo e, por isso, é de extrema importância a realização da profilaxia para TVP.

Outros fatores, além de trombos, podem gerar um quadro de embolia pulmonar, como óleo, líquido amniótico, gás, fragmentos de projétil de arma de fogo, células gordurosas, talco, entre outros.

Em 2008, foi publicado o guideline da European Society of Cardiology (ESC) que divide os fatores de risco para TEP/TVP, separando-os de acordo com o grau de predisposição de risco e com o fato de estarem relacionados à situação clínica ou ao paciente propriamente dito (Tabela 1).

As principais condições que, sabidamente, aumentam o risco de TEP/TVP são: imobilização no leito, pós-operatórios, varizes, episódio anterior de TVP, neoplasias, traumatismos, idade avançada, puerpério, insuficiência cardíaca, arritmias cardíacas, obesidade, desidratação e tipagem sanguínea tipo O.

Previamente, o tabagismo era considerado como fator de risco para TEP, o que, atualmente, não tem sido confirmado. Ainda assim, o risco de TEP durante a gravidez aumenta por causa do hábito de fumar.

Independentemente da causa, essa obstrução circulatória determina sinais e sintomas relacionados com os sistemas respiratório e cardiovascular, com ele-

TABELA 1 Fatores de risco para tromboembolia venosa

Fatores maiores de risco (risco relativo 5 a 20)	Cirurgia Cirurgia abdominal ou pélvica Prótese de joelho ou quadril Necessidade pós-operatória de UTI Obstétricos Gravidez tardia Parto cesárea, pré-eclâmpsia, multiparidade Puerpério Membros inferiores Fratura Varizes Neoplasias malignas Abdominal ou pélvica Avançada ou metastática Diminuição da mobilidade Hospitalização Institucionalização Outro Episódio prévio de TEV
Fatores menores de risco (risco relativo 2 a 4)	Cardiovascular Insuficiência cardíaca congestiva Doenças cardíacas congênitas Hipertensão arterial sistêmica Trombose venosa superficial Cateter venoso central Estrógenos Contraceptivo oral Terapia de reposição hormonal Outros DPOC Incapacidades de origem neurológica Tumores ocultos Doenças trombóticas Viagens de longa distância Obesidade Doença intestinal inflamatória Síndrome nefrótica Diálise Doenças mieloproliferativas Hemoglobinúria paroxística noturna Doença de Behçet

DPOC: doença pulmonar obstrutiva crônica; TEV: tromboembolia venosa; UTI: unidade de terapia intensiva.
Adaptada de Alvares et al., 2003.

vada taxa de morbimortalidade e elevado potencial de recorrência e, por isso, merece atenção especial por parte de todos os profissionais envolvidos no atendimento de pacientes – médicos, fisioterapeutas e equipe de enfermagem – uma vez que o TEP é uma das principais causas diretas de óbito em indivíduos hospitalizados, além de ser a mais frequente complicação pulmonar aguda nesse grupo.

As consequências respiratórias promovem alteração no processo de difusão, na dinâmica e na mecânica respiratória, além de alterar a relação ventilação/perfusão. Já as consequências hemodinâmicas resultam da obstrução vascular provocada pelos êmbolos e da liberação de agentes neuro-hormonais, gerando aumento da resistência vascular pulmonar e da tensão da parede do ventrículo direito (VD), podendo levar à isquemia do miocárdio, eventual infarto do VD (em razão da compressão da artéria coronária direita), dilatação do VD (com consequente disfunção ventricular e insuficiência cardíaca congestiva [ICC]) e diminuição do débito cardíaco.

Evolução do quadro respiratório

Com a obstrução da artéria pulmonar ocorre a diminuição ou a interrupção do fluxo sanguíneo distal, promovendo aumento do espaço morto alveolar, liberação de mediadores químicos e edema (intersticial e alveolar), resultando em vasoconstrição, pneumoconstrição, aumento da resistência vascular e pulmonar, levando para um quadro de distúrbio de difusão, o que resulta em dispneia e hipoxemia.

Posteriormente, em decorrência dessas alterações, ocorrem a diminuição na produção de surfactante alveolar, a acentuação do distúrbio de difusão resultando em colapso alveolar e o edema alveolar, piorando o quadro de dispneia e hipoxemia.

Concomitantemente, o sistema cardíaco sofre consequências.

Evolução do quadro cardiocirculatório

Com o aumento da resistência vascular, ocorre aumento na pressão da artéria pulmonar, promovendo aumento da pós-carga de VD (podendo ocasionar sua falência e *cor pulmonale*), queda do volume-minuto circulatório, taquicardia, diminuição da perfusão coronariana, isquemia miocárdica, com consequente prejuízo do enchimento de ventrículo esquerdo, levando à disfunção e até a um quadro de choque circulatório.

Manifestações clínicas

A dispneia e a dor torácica são os sintomas mais frequentes do TEP, mas o mesmo pode apresentar-se clinicamente na forma de *cor pulmonale* agudo, choque cardiogênico e morte súbita.

A dor torácica tipo pleurítica no geral está relacionada com a presença de êmbolos na periferia dos pulmões, levando ao quadro de infarto ou de hemorragia pulmonar e, nesses casos, o paciente pode apresentar quadro de hemoptise. Já a dor torácica com característica de angina é observada nos casos mais graves, que geram sobrecarga aguda do VD podendo provocar uma isquemia miocárdica secundária, podendo vir associada a um quadro de hipotensão, taquicardia, *cor pulmonale* e síncope (em razão do baixo fluxo cerebral).

TABELA 2 Sinais e sintomas em pacientes com tromboembolismo pulmonar confirmado por arteriografia

Dispneia
Dor pleurítica
Tosse
Dor nos membros inferiores
Hemoptise
Frequência respiratória > 20 rpm
Estertores crepitantes
Frequência cardíaca > 100 bpm
Hiperfonese de P2
Atrito pleural

bpm: batimentos por minuto; P2: componente pulmonar da B2; rpm: respirações por minuto.
Adaptada de Diretrizes da Embolia Pulmonar, 2004.

CLASSIFICAÇÃO

Em relação ao período de evolução, o TEP designa-se agudo ou crônico. O primeiro classifica-se ainda em maciço, submaciço ou não maciço.

O TEP maciço ocorre quando a pressão arterial sistólica é inferior a 90 mmHg ou quando existe um decréscimo desse valor maior ou igual a 40 mmHg quando comparado ao valor basal, por um período superior a 15 minutos, desde que essas alterações não sejam secundárias a hipovolemia, sepse ou arritmia. As primeiras duas horas são críticas, resultando, muitas vezes, em insuficiência ventricular direita aguda e morte.

No TEP submaciço, ocorre sobrecarga do VD, mas sem compromisso hemodinâmico, enquanto o não maciço cursa com estabilidade hemodinâmica e ausência de comprometimento ventricular direito.

O infarto pulmonar é relativamente raro, já que a perfusão mantém-se por meio das artérias brônquicas, ocorrendo mais frequentemente em doentes com ICC ou doença pulmonar prévia.

DIAGNÓSTICO

A investigação diagnóstica de pacientes que apresentam sinais e sintomas de TEP é uma tarefa complexa e desafiante nas salas de emergência dos hospitais, uma vez que o TEP não é uma condição de diagnóstico clínico, e acaba exigindo outros métodos confirmatórios com recursos nem sempre disponíveis nos lugares em que ocorrem.

O conhecimento dos fatores predisponentes presentes é importante, no entanto, segundo Torbicki et al. (2008), em até 30% dos casos de TEP, nenhum deles é encontrado. Segundo Poulsen (2001), a maioria dos pacientes com suspeita clínica de TEP aguda não tem a hipótese confirmada.

Nos casos em que há presença de fatores de risco para TVP, a suspeita clínica deve ser elevada para TEP e, nessa população, a profilaxia deve ser ainda mais rigorosa.

Os escores clínicos para determinar a probabilidade de TEP são muito valiosos. Um escore que defina TEP como improvável associado a um D-dímero normal pode excluir o diagnóstico de TEP, sem que haja a necessidade de exames de imagem, como a tomografia computadorizada (TC).

A apresentação clínica do TEP, como dito anteriormente, é geralmente inespecífica, dificultando o diagnóstico. Os sinais e sintomas dependem da localização, do tamanho do trombo e do estado cardiorrespiratório prévio do paciente, porém, frequentemente, pode apresentar-se de forma silenciosa.

Segundo o estudo realizado por Volschan et al. (2009), que avaliou 727 pacientes com diagnóstico de TEP confirmado, as manifestações clínicas mais comuns observadas foram respectivamente: dispneia, (78,4%), taquipneia (65,3%), taquicardia (44%), dor torácica (42,6%) e tosse (21,3%). E de acordo com o *Pros-*

pective Investigation of Pulmonary Embolism Diagnosis II (PIOPED II) os sintomas mais encontrados são: dispneia súbita, dor pleurítica, tosse, ortopneia, dor ou edema em membros inferiores, sibilos, distensão venosa jugular e, mais raramente, hemoptises ou palpitações.

Por tratar-se de sinais inespecíficos, torna-se necessária uma investigação diagnóstica complementar. Sendo assim, podem ser utilizados inúmeros métodos de diagnóstico (Quadro 1).

QUADRO 1 Métodos diagnósticos para tromboembolismo pulmonar

Avaliação clínica (sinais e sintomas e presença de fatores de risco)
Radiografia de tórax
Gasometria arterial
D-dímeros
Eletrocardiograma e ecocardiograma
Cintilografia VA/Q
Tomografia computadorizada helicoidal (angiotomografia)
Arteriografia pulmonar
Avaliação de membros inferiores (flebografia/*duplex-scan*/flebotomografia)

VA/Q: relação ventilação/perfusão.

O eletrocardiograma (ECG) no TEP não é específico nem sensível, mas as alterações mais comuns são a inversão de onda T nas derivações precordiais (23%) e o padrão S1Q3T3 (19%).

As alterações radiológicas mais comuns no TEP são atelectasia e consolidação do parênquima pulmonar (69 e 58%, respectivamente), além de sinais de hipoperfusão pulmonar, sendo que a elevação unilateral do diafragma está presente em 43% dos casos, mas ainda assim, a radiografia de tórax pode apresentar-se sem alteração em 16 a 24% dos pacientes.

Entre os exames laboratoriais, a gasometria tem baixa especificidade para o diagnóstico de TEP, mas deve orientar a necessidade de oxigenoterapia suplementar e de ventilação mecânica em pacientes instáveis.

Nos últimos anos, a descoberta de diferentes biomarcadores possibilitou aos laboratórios clínicos a avaliação eficiente do processo da coagulação *in vivo*. Entre os biomarcadores, a pesquisa sorológica de D-dímeros tem papel de destaque.

O D-dímero-plasmático é um produto de degradação, que tem reação cruzada com a fibrina, além de alta sensibilidade (acima de 99%) em casos de TEP. Em estudo realizado por De Piano (2007), a dosagem de D-dímero-plasmático permitiu a exclusão de TEP com sensibilidade de 100% na amostra estudada.

Ainda assim, existem outras situações clínicas em que os valores de D-dímero-plasmático podem estar aumentados, (inflamação, tumores malignos, infecções, septicemia, pré-eclampsia, doença hepática e leucocitose), dessa forma, essas situações podem contribuir para obtenção de resultados falso-positivos. Nesses casos, é prudente prosseguir a investigação com outros métodos, como ultrassonografia com Doppler para TVP e/ou angiotomografia pulmonar, arteriografia ou estudo inalação/perfusão cintilográfico para TEP.

A cintilografia apresenta alta especificidade nos pacientes considerados de alta probabilidade (97%), enquanto, naqueles com baixa probabilidade clínica e cintilografia pulmonar normal, esse diagnóstico é excluído.

Em suma, com uma suspeita baseada em sinais e sintomas, presença de fatores de risco e exclusão de outros diagnósticos, é possível estabelecer a probabilidade de TEP (p. ex., passando de suspeito a provável), o que otimiza a abordagem inicial desse paciente na emergência.

TRATAMENTO

Uma vez diagnosticado, o tratamento deve ser iniciado imediatamente, pois quando logo instituído, é altamente eficaz, reduzindo o risco de mortalidade. Pode ser realizado por meio de fármacos ou de maneira cirúrgica. E sempre que possível a profilaxia deve ser indicada.

A chave para que o tratamento do TEP seja bem-sucedido é a estratificação de risco. Pacientes com TEP não maciço, de baixo risco, têm um prognóstico excelente com o uso de anticoagulantes, enquanto aqueles que apresentam quadro hipotensão ou choque e TEP maciço podem ser beneficiados com o uso de trombolíticos ou de embolectomia associado a anticoagulação intensiva.

O tratamento farmacológico é realizado principalmente pelo uso de anticoagulantes e trombolíticos.

O tratamento com anticoagulante tem como objetivo interromper a propagação do trombo e prevenir recorrências, reduzindo a mortalidade. Os anticoagulantes mais utilizados são a heparina não fracionada (HNF) e a heparina de baixo peso molecular (HBPM).

Já os trombolíticos proporcionam resolução mais rápida da obstrução embólica pulmonar, melhorando a perfusão pulmonar, a hemodinâmica e as trocas gasosas. Seu uso, entretanto, deve ser criterioso e individualizado, tendo em vista o risco de sangramento intracraniano, fato relatado em publicações prévias.

Esses são os medicamentos de escolha para o tratamento do TEP maciço, ou seja, quando há associação a choque ou hipotensão grave. A exceção fica por conta das contraindicações absolutas (sangramento interno ativo ou sangramento intracraniano recente). Na metanálise de 11 estudos randomizados publicada por Wan et al. (2004), o uso de trombolíticos reduziu significativamente a recorrência de TEP ou morte, apenas no subgrupo de pacientes com instabilidade hemodinâmica.

No Brasil, estão disponíveis os trombolíticos alteplase e estreptoquinase. O primeiro é preferível, em razão do seu efeito mais rápido e ao curto período de infusão em que é administrado. O uso concomitante da heparina é opcional com a alteplase e deve ser evitado quando se usa a estreptoquinase.

O tratamento cirúrgico, chamado tromboembolectomia, por tratar-se de um método invasivo e por não estar facilmente disponível, no geral é utilizado como última opção. Estando indicado nos casos de TEP maciço com instabilidade hemodinâmica e sem resposta ou com contraindicação ao uso de trombolítico. E como se trata de uma cirurgia de urgência, em pacientes em estado extremamente grave, o índice de mortalidade pode chegar até 70% dos casos.

O tratamento de manutenção visa prevenir a recorrência do TEP e é usualmente feito por via oral. Para a definição do tempo de tratamento, deve-se levar em consideração o risco de recorrência de TEP se o tratamento for suspenso e de sangramento se o tratamento for mantido.

Dada a grande associação entre os casos de TEV e a imobilização em razão da hospitalização, principalmente nos casos de cirurgia, o tratamento profilático deve ser adotado. E em se tratando de TEP, o tratamento profilático talvez seja o aspecto mais importante.

A profilaxia da TVP, e consequentemente do TEP, pode ser feita de duas formas: pela utilização de métodos farmacológicos ou físicos, com finalidade de impedir ou minimizar a chance de um paciente desenvolver trombose ou embolia pulmonar.

A terapia farmacológica é preferencial, enquanto o uso dos dispositivos mecânicos é mais indicado para situações em que haja contraindicação ao uso de heparina.

A prevenção do TEP que, na verdade, é a prevenção da TVP, inclui, basicamente, cuidados fisioterapêuticos e esses cuidados devem ser mantidos durante toda a internação e/ou enquanto o paciente mantiver a imobilidade.

FISIOTERAPIA

A fisioterapia atua por meio de técnicas que aumentam o retorno venoso, e age no combate ao principal fator da tríade de Virchow (estase sanguínea). Também está indicada em todas as estratificações de risco e em casos de predisposição à hemorragia pela profilaxia farmacológica.

Todos os pacientes com risco para TVP e TEP têm indicação de fisioterapia, atuando desde a prevenção, pela cinesioterapia para membros inferiores, deambulação precoce, compressão pneumática intermitente, elevação de membros inferiores, uso de bandagens e meias elásticas (Tabela 3).

Apesar de a profilaxia ser uma estratégia bem estabelecida e comprovadamente eficaz, além da existência de diferentes protocolos para os pacientes hospitalizados, ainda não é realizada com a frequência necessária frente ao elevado número de pacientes com risco para o desenvolvimento de TVP e TEP.

Estudo observacional multinacional (Cohen, 2008) mostrou que apenas metade dos 68.183 pacientes avaliados receberam métodos profiláticos recomendados pelo American College of Chest Physicians (ACCP). Entre os pacientes cirúrgicos e clínicos com risco para TVP, 10% foram classificados como sendo de alto risco para sangramento, portanto, poderiam ser beneficiados com o tratamento profilático da fisioterapia.

Segundo estudo publicado por Geerts et al., na revista Chest (2004), sem profilaxia, a incidência de TVP intra-hospitalar objetivamente confirmada em pacientes clínicos ou de cirurgia geral foi de aproximadamente 10 a 40%, enquanto naqueles submetidos a grandes cirurgias ortopédicas girou em torno de 40 a 70%.

A cultura da importância da profilaxia para TVP é essencial para a mudança dessa realidade. Toda a equipe deve conhecer os métodos e sua importância, para que haja melhor adesão ao tratamento e otimização do processo educacional do paciente.

Além do tratamento profilático, a fisioterapia atua também nas consequências respiratórias decorrentes do TEP. A administração de oxigenoterapia e a

TABELA 3 — Tratamento fisioterapêutico

Cinesioterapia	Realização de exercícios que pela mobilização articular de MMII ativam a bomba muscular do tríceps sural, promovendo a compressão das veias diminuindo a estase venosa
Deambulação	Promoção da estimulação eficiente da bomba muscular do tríceps sural, pela marcha, potencializando o retorno venoso
Compressão pneumática intermitente	Compressão intermitente realizada por botas infladas de maneira cíclica e sequencial com ar aumentando o fluxo venoso
Elevação de membros inferiores	É um método profilático simples e de baixo custo, que junto com a força da gravidade favorece o retorno venoso pela drenagem passiva do líquido acumulado nos MMII
Bandagens e meias elásticas	Atuam como compressão externa sobre os músculos e consequentemente sobre os vasos, auxiliando a dinâmica do fluxo de forma centrípeta, contrabalançando a insuficiência das válvulas e diminuindo a estase venosa

necessidade de ventilação mecânica fazem com que esses profissionais tenham papel importante também na recuperação do quadro.

Diante da hipoxemia desenvolvida nesses pacientes, deve ser introduzida oxigenoterapia para elevar-se o PO_2 acima de 80 mmHg, principalmente quando houver hipotensão e diminuição da perfusão tecidual.

A ventilação assistida está indicada nos casos que desenvolverem insuficiência respiratória franca, sem resposta às medidas iniciais, e o paciente apresentar $PaO_2 < 50$ mmHg (com $FiO_2 = 0,21$), frequência respiratória > 40 rpm e $PCO_2 > 55$ mmHg. Nesses casos, o paciente deverá ser convenientemente sedado e colocado no ventilador, para manutenção da oxigenação adequada aos tecidos e órgãos. E a partir disso, a fisioterapia deve manter os cuidados normais para um paciente sob ventilação mecânica, devendo sempre manter os cuidados com a imobilização.

CONSIDERAÇÕES FINAIS

Apesar dos avanços propedêuticos, a doença continua atualmente subdiagnosticada e sua morbimortalidade permanece alta.

O TEP apresenta dificuldades, não apenas no diagnóstico, como também no tratamento. Pela alta possibilidade de deixar sequelas e por ser potencialmente fatal, é de extrema importância que a profilaxia seja realizada, uma vez que tem se mostrado realmente efetiva. Portanto, cabe à equipe de fisioterapia e enfermagem a organização de protocolos de atendimento para a melhor atenção aos pacientes com risco para o desenvolvimento da doença. E a equipe médica envolvida, deve sempre estar atenta a possibilidade de ocorrência do TEP, uma vez que a suspeita clínica é o primeiro passo para o diagnóstico.

BIBLIOGRAFIA RECOMENDADA

Academia Brasileira de Neurologia, Associação de Medicina Intensiva Brasileira, Federação Brasileira das Associações de Ginecologia e Obstetrícia, Sociedade Brasileira de Angiologia e Cirurgia Vascular, Sociedade Brasileira de Cardiologia, Sociedade Brasileira de Clínica Médica, et al. Tromboembolismo venoso: profilaxia em pacientes clínicos – parte I. Rev Assoc Med Bras. 2009;55(2)2:102-5.

Ageno W, Becattini C, Brighton T, Selby R, Kamphuisen PW. Cardiovascular risk factors and venous thromboembolism: a meta-analysis. Circulation. 2008;117:93-102.

Belenkie L, Dani R, Smith ER, Tyberg JV. Ventricular interaction during experimental acute pulmonary embolism. Circulation. 1998;78:761-8.

Buller HR, Agnelli G, Hull RD, Hyers TM, Prins MH, Raskob GE. Antithrombotic therapy for venous thromboembolic disease: the Seventh ACCP Conference on Antithrombotic and Thrombolytic Therapy. Chest. 2004;126(Suppl):401S-28S.

Cohen AT, Tapson VF, Bergmann JF, Goldhaber SZ, Kakkar AK, Deslandes B, et al.; ENDORSE Investigators. Venous thromboembolism risk and prophylaxis in the acute hospital care setting (ENDORSEstudy): a multinational cross-sectional study. Lancet. 2008;371:387-94.

Dalen JE. Pulmonary embolism: what have we learned since Virchow? Chest. 2002;122:1440-56.

De Piano L. Valor da dosagem do Dímero-D plasmático no diagnóstico do tromboembolismo venoso agudo [tese]. São Paulo: Universidade de São Paulo, Faculdade de Medicina, 2007.

Douketis JD, Kearon C, Bates S, Duku EK, Ginsberg JS. Risk of fatal pulmonary embolism in patients with treated venous thromboembolism. JAMA. 1998;279:458-62.

Engelhorn ALV, Garcia ACF, Cassou AF, Birckholz L, Engelhorn CA. Profilaxia da trombose venosa profunda – estudo epidemiológico em um hospital escola. J Vasc Bras. 2002;1:91-102.

Garcia ACF, Souza BV, Volpato DE, Deboni LM, Souza MV, Martinelli R, Gechele S. Realidade do uso da profilaxia para trombose venosa profunda: da teoria à prática. J Vasc Bras. 2005;4:35-41.

Geerts WH, Pineo GF, Heit JA, Bergqvist D, Lassen MR, Colwell CW, et al. Prevention of thromboembolism. Chest. 2004;127:338S-400S.

Goldhaber S. Pulmonary embolism. Lancet. 2004;363:1295-305.

Guidelines on diagnosis and management of acute pulmonary embolism. Task Force on Pulmonary Embolism, European Society of Cardiology. Eur Heart J. 2000;201:1301-36.

Hyers TM, Agnelli G, Hull RD, Morris TA, Samama M, Tapson V, et al. Antithrombotic therapy for venous thromboembolic disease. Chest. 2001;119:176S-93S.

Kucher N, Goldhaber SZ. Management of massive pulmonary embolism. Circulation. 2005;112:e28-32.

Maffei FHA, Caiafa JS, Ramacciotti E, Castro AA; Grupo de Elaboração de Normas de Orientação Clínica em Trombose Venosa Profunda da SBACV. Normas de orientação clínica para prevenção, diagnóstico e tratamento da trombose venosa profunda (revisão 2005). Salvador: SBACV, 2005. Disponível em: http://www.sbacv-nac.org.br

Maffei FHA, Rollo HA. Doenças vasculares periféricas. profunda dos membros inferiores: incidência, patologia, patogenia, fisiopatologia e diagnóstico. In: Maffei FHA, Lastódia S, Yoshida WB, Rollo HA, editors. Doenças vasculares periféricas. 3. ed. Rio de Janeiro: Medsi, 2002. p.1363-70.

Maffei FHA, Sato AC, Torggler Filho F, Silva SC, Atallah A. Efeito da implementação de diretrizes para profilaxia de tromboembolismo venoso em um hospital privado terciário. J Vasc Bras. 2007;6:105.

Marchi C, Schlup IB, Lima CA, Schlup HA. Avaliação da profilaxia da trombose venosa profunda em um hospital geral. J Vasc Brasil. 2005;4:171-5.

Miniat M, Prediletto R, Formichi B, Marini C, Di Ricco G, Tornelli L, et al. Accuracy of clinical assesment in the diagnosis of pulmonary embolism. Am J Respir Crit Care Med. 1999;159:864-71.

Minichielli T, Fogarty PF. Diagnosis and management of venous thormboembolism. Med Clin N Am. 2008;92(2):443-65.

Pitta GBB, Leite TL, Silva MDC, Melo CFL, Calheiros GA. Avaliação da utilização de profilaxia da trombose venosa profunda em um hospital escola. J Vasc Bras. 2007;6:344-51.

Poulsen SH, Noer I, Moller JE, Knudsen TE, Fradsen JL. Clinical outcome of patients with suspected pulmonary embolism. A follow-up study of 588 consecutive patients. J Int Med Babol. 2001;250(2):137-43.

Quinn DA, Fogel RB, Smith CD, Laposata M, Thompson TB, Johnson SM, et al. D-dimers in the diagnosis of pulmonary embolism. Am J Respir Crit Care Med. 1999;159(5 Pt 1):1445-9.

Silva MC. Epidemiologia do tromboembolismo venoso [editorial]. J Vasc Bras. 2002;1:83-4.

Suemitsu HEM. Medicina de urgência. In: Lopes AC, José FF, Lopes RD, editors. Clínica médica: guia de medicina ambulatorial e hospitalar. Barueri: Manole, 2004. p.682.

Volschan A, Albuquerque DC, Tura BR, Knibel MF, Souza PCPS, Toscano ML, et al. Embolia pulmonar: registro multicêntrico da prática clínica em hospitais terciários. Rev Bras Terapia Intensiva. 2009;21:237-46.

Wan S, Quinlan DJ, Agnelli G, Eikelboom JW. Thrombolysis compared with heparin for the initial treatment of pulmonary embolism. A meta-analysis of the randomized controlled trials. Circulation. 2004;110:744-9.

Weinman EE, Salzman EW. Deep vein thrombosis. N Engl J Med. 1994;331:1630-41.

10
ATUAÇÃO FISIOTERAPÊUTICA NA ASMA GRAVE NA UNIDADE DE EMERGÊNCIA

Viviani Aparecida Lara Suassuna
Tathiane Tardivel
Priscila Andrioli de Araújo

INTRODUÇÃO

A asma aguda é um problema de saúde pública relevante e está entre as doenças relacionadas frequentemente com atendimentos em emergências e hospitalizações, sendo responsável pela utilização significativa de recursos.

Os pacientes com asma aguda, em geral, só são hospitalizados após um tratamento inicial na sala de emergência, em que a ausência de controle adequado da doença resulta em exacerbações e hospitalizações por asma, com consequente aumento nas taxas de morbimortalidade.

A identificação precoce dos pacientes que necessitam de internação hospitalar é fundamental para melhor qualidade do atendimento na crise asmática e otimização dos recursos de saúde.

DEFINIÇÃO

A asma é uma doença inflamatória crônica das vias aéreas que se manifesta clinicamente por episódios recorrentes de dispneia, opressão torácica e sibilância. É caracterizada por hiper-responsividade brônquica e obstrução variável do fluxo aéreo, reversível espontaneamente ou com tratamento.

Todos os pacientes com asma estão sob risco de apresentar a exacerbação da doença. A crise asmática é caracterizada por aumento progressivo na dispneia, tosse, sibilância ou constrição torácica, acompanhada de diminuição do fluxo expiratório, quantificada por medidas funcionais pulmonares, como o pico de fluxo expiratório (PFE) ou o volume expiratório forçado no primeiro segundo (VEF_1). A gravidade da crise pode variar de um quadro leve até um gravíssimo com risco de morte; a deterioração pode progredir ao longo de horas, dias ou até semanas. Menos frequentemente, a crise progride de forma rápida, em minutos, colocando em risco a vida do paciente.

Os casos com evolução precária necessitam de manejo no pronto-socorro. Consequentemente, um grande número de pacientes permanece em atendimento em uma sala de emergência, na maioria das vezes lotada, até que a decisão de internação ou alta seja tomada, ou a possibilidade de transferência para outro setor do hospital.

O manejo eficiente da crise asmática pode alterar favoravelmente o desfecho dessa situação clínica, de forma a se fazer necessário a abordagem globalizada e diferenciada pelos serviços de emergência.

EPIDEMIOLOGIA

A asma é uma doença comum e com distribuição universal entre as diferentes regiões do mundo. Estimam-se 300 milhões de pessoas acometidas pela doença, no entanto, apesar de universal, a ocorrência de asma não é uniforme, com prevalências que variam de 1 a 18% da população em diferentes países.

Embora existam indícios de que a prevalência da asma esteja aumentando em todo o mundo, no Brasil ela parece estar estável. Um estudo multicêntrico (International Study for Asthma and Allergies in Childhood – ISAAC) apontou a prevalência média mundial de asma, sendo 11,6% entre escolares (6 e 7 anos de idade), oscilando entre 2,4 e 37,6%. Entre os adolescentes (13 e 14 anos) a prevalência mundial média foi de 13,7% e oscilou entre 1,5 e 32,6%. No Brasil, os índices ainda permanecem elevados e ao redor de 20% para as duas faixas etárias.

Anualmente, ocorrem cerca de 350 mil internações por asma no Brasil, constituindo a quarta causa de hospitalizações pelo Sistema Único de Saúde (SUS) (2,3% do total) e sendo a terceira causa entre crianças e adultos jovens. Dados de 2005 mostram que as hospitalizações por asma corresponderam a 18,7% daquelas por causas respiratórias e a 2,6% de todas as internações no período, também com algum decréscimo em relação às décadas anteriores.

A mortalidade por asma ainda é baixa, mas apresenta magnitude crescente em diversos países e regiões. Nos países em desenvolvimento, a mortalidade vem aumentando nos últimos dez anos, correspondendo entre 5 e 10% das mortes por causa respiratória, com elevada proporção de óbitos domiciliares. No Brasil, em 2000, a taxa de mortalidade por asma como causa básica ou associada foi de 2,29/100.000 habitantes e a mortalidade proporcional foi de 0,41%, predominando no adulto jovem e em ambiente hospitalar.

A necessidade de internação em unidade de terapia intensiva (UTI) tem sido reduzida nos últimos anos, com relatos entre 4 e 7% de pacientes com agudização tendo sido internados em UTI. Em muitas dessas ocasiões, os pacientes foram internados para prevenir piora do quadro ou para complementar o tratamento iniciado na emergência sob monitoração mais adequada.

Estima-se que, aproximadamente, 60% dos casos de asma sejam intermitentes ou persistentes leves, 25 a 30% sejam moderados, enquanto 5 a 10% são graves, sendo estes últimos os responsáveis pela maior parte da mortalidade associada à asma. Relatos mais recentes sugerem aumento no número de mortes por asma, bem como maior gravidade das crises.

Em relação a custos, nos Estados Unidos, os dados apontam em torno de 6 bilhões de dólares anuais para cuidados diretos e indiretos com asma, com valor em torno de U$ 600 por ano, enquanto para o paciente que tem um episódio anual de exacerbação gasta-se, em média, U$ 170 por ano.

Apenas 20% do total dos pacientes asmáticos internam em emergências ou são hospitalizados e, no entanto, são responsáveis por 80% do custo total do manejo da asma, com estimativas em torno de U$ 2.500 por ano para cada paciente grave, enquanto, para os demais, são estimados U$ 140 por ano.

FISIOPATOLOGIA

A crise de asma é causada por diferentes gatilhos que induzem a inflamação nas vias aéreas e provocam broncoespasmos. Esses desencadeantes variam de pessoa para pessoa e de momento para momento na história da doença. Os principais desencadeantes da crise asmática, identificados na prática clínica, são: alérgenos inalatórios, infecção viral das vias aéreas, poluentes atmosféricos, exercício físico, mudanças climáticas, alimentos, aditivos, drogas e estresse emocional. Menos frequentemente, outros fatores também podem contribuir como desencadeante: rinite alérgica, sinusite bacteriana, polipose nasal, menstruação, refluxo gastroesofágico e gestação.

O mecanismo pelo qual a limitação aguda do fluxo aéreo é estimulada varia de acordo com o fator desencadeante. A broncoconstrição induzida pelos alérgenos resulta da produção de mediadores inflamatórios dependentes da liberação de imunoglobulina e dos mastócitos. Entretanto, a broncoconstrição aguda pode, também, ocorrer em razão da hiper-responsividade das vias aéreas a uma variedade de estímulos não alérgicos. Nessa situação, os mecanismos envolvidos na broncoconstrição aguda são, além dos mediadores inflamatórios, os reflexos neurais desencadeados por estimulação central e local. Qualquer que seja o fator desencadeante, a via final comum desse processo resulta em contração da musculatura lisa das vias aéreas, aumento na permeabilidade capilar, extravasamento capilar, edema e espessamento da mucosa brônquica.

O estreitamento variável das vias aéreas, em decorrência da inflamação brônquica e do aumento do tônus brônquico, é característica da crise asmática e responsável pelo aumento da resistência ao fluxo aéreo, hiperinsuflação pulmonar e alteração na ventilação/perfusão. Com a progressão da obstrução ao fluxo aéreo na crise asmática grave, a insuficiência respiratória é consequência do aumento do trabalho respiratório, da troca gasosa ineficaz e da exaustão dos músculos respiratórios.

O MANEJO DA ASMA NO PRONTO-SOCORRO

A entrada do paciente em crise asmática no pronto-socorro inspira atenção multidisciplinar e o fisioterapeuta, em especial, deve ter em mente que o aumento do tônus dos músculos lisos brônquicos e a piora do processo inflamatório contribuem para o aumento da resistência ao fluxo aéreo, hiperinsuflação pulmonar e declínio na relação ventilação perfusão (V/Q). Se não houver a resolução desse quadro, poderá ocorrer progressivamente a falência respiratória em razão do aumento do trabalho da musculatura respiratória.

A história clínica pode sugerir alguns achados que indiquem maior risco de evolução desfavorável, como: história de intubação ou de necessidade de UTI; história de exacerbação grave, cujo aparecimento é súbito; paciente com má percepção dos sintomas; rápida piora clínica; uso de mais de dois frascos de beta2--agonista ao mês; acompanhamento ambulatorial inadequado; presença de comorbidades; hospitalização ou visita ao departamento de emergência há pelo menos um mês; duas ou mais internações hospitalares em período menor que um ano; três ou mais visitas ao pronto-socorro em período inferior a um ano.

A avaliação da gravidade da crise asmática é um processo difícil, porém de fundamental importância no manejo dessa situação na sala de emergência, uma vez que visa identificar o paciente de maior risco, que requer monitoração e tratamento mais agressivo, para evitar a insuficiência respiratória (Tabela 1).

AVALIAÇÃO FISIOTERAPÊUTICA

A inspeção geral deve ser feita cuidadosamente, observando a expressão de desconforto, a necessidade de manter-se sentado, o uso de músculos acessórios, o esforço expiratório, a presença de tiragem intercostal e fúrcula, pois esses constituirão os sinais de obstrução grave. O padrão respiratório associado à redução do nível de consciência pode ser considerado um sinal de fadiga muscular e indicação de ventilação mecânica.

Em seguida, é de grande valia identificar os seguintes sinais, pois denotam a gravidade da limitação do fluxo aéreo: frequência cardíaca maior que 120 bpm, frequência respiratória maior que 30 movimentos/min, pulso paradoxal maior que 12 mmHg, sudorese, tórax silencioso, cianose e alteração do nível de consciência. O achado clássico da sibilância associa-se pouco com o grau de limitação do fluxo aéreo.

A gravidade da crise está relacionada com a gravidade da limitação do fluxo aéreo, que pode ser avaliada objetivamente pela espirometria ou pela medida do PFE. Esses testes de função pulmonar constituem o padrão-ouro de avaliação do fluxo aéreo e são passíveis de uso em todos os pacientes com idade maior do que 6 anos de idade, entretanto, tais equipamentos não estão disponíveis na maioria dos serviços de emergência do Brasil.

A saturação de oxigênio, medida pela oximetria de pulso, possui duas utilidades na asma aguda: indicar quais pacientes estão em risco de desenvolver insuficiência respiratória e monitorar a oxigenoterapia ao longo do tratamento. Na avaliação inicial da asma aguda grave, a saturação de oxigênio ≥ 92% em ar ambiente sugere que a evolução para insuficiência respiratória é improvável e que a realização de gasometria arterial é desnecessária. Ao longo do tratamento, a oximetria servirá como guia para oxigenoterapia, quando a saturação deve ser mantida acima de 90%, nível que geralmente corresponde à pressão arterial

TABELA 1 Classificação da intensidade da crise de asma em adultos e crianças

Achado	Muito grave	Grave	Moderada/leve
Gerais	Cianose, sudorese, exaustão	Sem alterações	Sem alterações
Estado mental	Agitação, confusão, sonolência	Normal	Normal
Fala	Frases curtas Lactente: maior dificuldade para alimentar	Frases incompletas Lactente: choro curto, dificuldade para alimentar	Frases completas
Musculatura acessória	Retrações acentuadas ou em declínio	Retrações subcostais e/ou esternocleido-mastóideos acentuados	Retração intercostal leve ou ausente
Sibilos	Ausentes com murmúrio diminuído/ localizados ou difusos	Localizados ou difusos	Ausentes com murmúrio normal/ localizados ou difusos
Frequência respiratória (irpm)	Aumentada	Aumentada	Normal ou aumentada
Frequência cardíaca (bpm)	> 140 ou bradicardia	> 110	< 110
Pico de fluxo expiratório (% melhor ou previsto)	< 30%	30-50%	> 50%
SaO_2 (ar ambiente)	< 90%	91-95%	> 95%
PaO_2 (ar ambiente)	< 60 mmHg	Ao redor de 60 mmHg	Normal
$PaCO_2$ (ar ambiente)	> 45 mmHg	< 40 mmHg	< 40 mmHg

Fonte: III Consenso Brasileiro no Manejo da Asma, 2002.

de O_2 (PaO_2) > 60 mmHg. Entretanto, a oximetria não fornece informação sobre a ventilação alveolar ou sobre o valor da pressão parcial de dióxido de carbono no sangue arterial ($PaCO_2$), variáveis de importância crítica nos casos muito graves.

Avaliação de dados objetivos

Gasometria arterial

A gasometria arterial estará indicada quando a saturação de O_2 for < 92% na avaliação inicial em ar ambiente, quando houver deterioração clínica a despeito do tratamento broncodilatador pleno ou na iminência de intubação e ventilação mecânica. Os estágios clínicos da asma de acordo com a gasometria arterial são descritos na Tabela 2 e variam de 1 a 4, conforme a progressão da obstrução do fluxo aéreo.

TABELA 2 Estágios clínicos da asma aguda de acordo com a gasometria arterial

Estágio clínico	Estado ventilatório	PaO_2 (mmHg)	$PaCO_2$ (mmHg)	SaO_2 (%)	pH
1	Hiperventilação precoce	> 80	< 35	> 94	> 7,45
2	Hiperventilação tardia	60-80	< 35	85-94	> 7,45
3	Normoventilação	< 60	35-40	< 85	< 7,45
4	Hipoventilação	< 60	> 45	< 85	< 7,45

Adaptada de Dalcin et al., 2000.

Nos estágios iniciais, a PaO_2 é mantida pela hiperventilação, enquanto a $PaCO_2$ está reduzida. Com a piora da obstrução do fluxo aéreo, surge a hipoxemia progressiva e a $PaCO_2$ eleva-se inicialmente a valores normais, passando à hipercapnia acompanhada de acidose mista.

O estágio 4, com PaO_2 < 60 mmHg, $PaCO_2$ > 45 mmHg e pH < 7,35 indica situação de falência respiratória iminente. Entretanto, para decisões terapêuticas, os parâmetros da gasometria arterial só devem ser interpretados à luz do quadro clínico. A análise evolutiva das alterações gasométricas, frente ao tratamento pleno da crise asmática, possibilita avaliar se a situação está melhorando ou piorando e contribui para a decisão de intubação endotraqueal e ventilação mecânica.

Hemograma

Pode ser necessário em pacientes febris e com expectoração purulenta.

Eletrólitos

São indicados para pacientes com necessidade de internação, podendo auxiliar na monitoração das complicações terapêuticas, como a hipocalemia que pode ocorrer em pacientes em uso frequente de beta2-agonistas e altas doses de corticosteróides.

Avaliação da função pulmonar

O diagnóstico de asma é confirmado pela limitação variável ao fluxo de ar e fundamentado pela presença de sintomas característicos. As medidas da função pulmonar fornecem uma avaliação da gravidade da limitação ao fluxo aéreo, sua reversibilidade e variabilidade.[32]

Pico de fluxo expiratório

A medida do PFE, depois de completada a terapia com broncodilatador, é o melhor método para estimar a evolução da crise de asma. As medidas de PFE são funcionais à beira leito, estão indicadas na avaliação da gravidade, monitoração e controle do tratamento em asmáticos graves em curto e longo prazos.

A monitoração do PFE pode ser feita por medidor portátil, sendo que ao menos três medidas devem ser registradas. A manobra deve ser repetida até que três leituras estejam dentro de 20 L/min uma da outra, anotando o maior valor entre as três leituras. Em geral, o PFE é alcançado dentro do primeiro décimo de segundo do esforço expiratório.

Na asma, há a variabilidade de 20 a 50% entre o PFE mais elevado e o mais baixo, que é proporcional ao descontrole inflamatório e ao grau de hiper-responsividade brônquica. Em asmáticos, existe correlação razoável entre as medidas do PFE e o VEF_1, mas, em média, o PFE situa-se em valores 10% acima, quando esses parâmetros são expressos em porcentagem. A asma grave é caracterizada por PFE menor do que 50% do previsto; valores menores do que 30% do previsto (PFE < 100 L/min) caracterizam sinais de alerta para gravidade e iminente exaustão.

Para a realização da medida do PFE, o paciente deve ser orientado a conseguir inspiração máxima, acoplar o bocal entre os lábios e a obter sopro máximo e curto, sem ruído de tosse.

A realização do teste é segura para a maioria dos pacientes, entretanto pode gerar desconforto para os extremamente dispnéicos, pois podem piorar o broncoespasmo, sendo válido desconsiderar o teste nessa situação.

O PFE poderá ser avaliado pelo fisioterapeuta antes e depois de cada etapa do tratamento.

TRATAMENTO FISIOTERAPÊUTICO

Os pontos principais no manejo da asma grave podem ser resumidos em manter a SaO_2 satisfatória (pela suplementação de oxigênio, se necessário), tratar o broncoespasmo com administração de broncodilatadores e reduzir a inflamação nas vias aéreas pela administração de corticosteróides. O fisioterapeuta deve se apressar em trabalhar para auxiliar a reduzir o trabalho respiratório e manter uma ventilação alveolar adequada, isso poderá ser realizado pelo posicionamento adequado, uso da ventilação mecânica não invasiva ou invasiva.

Os objetivos da fisioterapia no paciente em crise asmática incluem: utilizar técnicas fisioterapêuticas adequadas que auxiliem no controle do broncoespasmo, monitorar troca gasosa por meio da SpO_2 e SaO_2, avaliar mecânica pulmonar, posicionar de maneira confortável a fim de reduzir o trabalho respiratório, aplicação de técnicas que ofereçam diminuição da resistência das vias aéreas pelo acumulo de secreção, aplicação da ventilação mecânica não invasiva (VNI) e ajustes de parâmetros adequados, caso seja indicado ventilação mecânica invasiva (VMI), participar e auxiliar no procedimento, acoplar ventilador mecânico e ajustar parâmetros a fim de promover melhor interação do paciente ao ventilador.

Oxigenoterapia

A oxigenoterapia deve ser administrada imediatamente para todos os pacientes com asma aguda que apresentem SpO_2 menor do que 92%, preferencialmente ofertado através do cateter nasal, ajustando o fluxo de oxigênio, este dispositivo fornece maior conforto, já que permite ao paciente alimentar-se e tossir facilmente.

Caso os pacientes necessitem de suporte maior de oxigênio, recomenda-se a adaptação de máscara facial simples ou máscaras de Venturi.

A oxigenoterapia deverá ser monitorada pela oximetria de pulso. Em pacientes com comorbidades como doença cardíaca ou pacientes gestantes, a SpO_2 deve ser mantida acima de 95%.

Há estudos que sugerem o uso de heliox (hélio e oxigênio) como opção para os casos de broncoespasmo grave, uma vez que podem contribuir para a diminuição da resistência das vias aéreas.

Aerossolterapia

A administração inalatória é a via de eleição, pois as respostas são mais rápidas e eficazes.

O tratamento farmacológico inclui medicação de resgate e manutenção. Para o resgate, são utilizados os broncodilatadores de classe dos beta2-agonistas de curta duração (salbutamol, fenoterol, terbutalina). Para manutenção, o tratamento de primeira linha consiste na prescrição de corticosteróide (beclometasona, budesonida, fluticasona, ciclesonida).

Para que possam ser administrados às vias aéreas inferiores, os medicamentos precisam estar sob a forma de aerossol. A via inalatória é a melhor via para administração desses medicamentos, pois geram menores efeitos colaterais e produzem efeitos com pequenas dosagens.

Aerossóis são suspensões de diminutas partículas (líquidas ou sólidas) em um gás ou em uma mistura de gases, como o ar atmosférico. Os aerossóis são gerados por dispositivos, como os inaladores pressurizados, os inaladores de pó e os nebulizadores.

Como as drogas inaladas podem ser absorvidas (pela mucosa brônquica ou pela mucosa digestiva), são esperados efeitos sistêmicos durante a terapia inalatória.

O intervalo de administração dos broncodilatadores beta2-agonistas mediante nebulização para a condução inicial da crise de asma é de três doses a cada 20 minutos. Após esse processo, a dose passa a ocorrer entre 1 e 4 horas, conforme a necessidade do paciente.

Outra maneira de administração de beta2-agonistas é a via parenteral. Há disponíveis dois produtos: a terbutalina e o salbutamol. É válido lembrar que o uso parenteral pode aumentar a incidência de efeitos colaterais, como taquiarritmias e hipocalemia.

Os corticosteroides, assim como os beta2-agonistas, são medicações essenciais no tratamento da crise asmática. O atraso no uso de corticosteroides ou a não administração são citados como fatores de risco para a morte durante a exacerbação da asma. Trata-se da única medicação que evita a recidiva dos sintomas e reduz a taxa de hospitalização, uma vez que sua ação pode demorar de 4 a 8 horas e nenhuma resposta poderá ser observada na primeira hora após administração.

Os anticolinérgicos são broncodilatadores menos potentes e com início de ação mais lento do que os beta2-agonistas e o pico do efeito broncodilatador surge entre 1 e 3 horas após sua administração. O anticolinérgico mais utilizado em pronto-socorro é o brometo de ipratrópio.

As metilxantinas não possuem papel essencial no manejo da asma aguda e vários estudos demonstraram que a medicação não produz broncodilatação significativa, além daquela proporcionada por doses corretas de beta2-agonistas inalatórios. A administração de aminofilina pode aumentar em três vezes a chance de efeitos colaterais, como palpitações, arritmias e vômitos.

Ventilação mecânica não invasiva

Dos pacientes admitidos no serviço de emergência em broncoespasmo resistentes a beta2-agonistas, 20 a 30% revertem o quadro entre 36 e 48 horas. Entretanto, algumas vezes, o paciente não responde a esse regime terapêutico inicial e outras terapias são necessárias, como a VNI.

O sucesso da VNI no tratamento agudo da doença pulmonar obstrutiva crônica (DPOC) fez com que o seu uso fosse também estudado no tratamento da exacerbação da asma. Considerando que a asma grave apresenta sinais parecidos com a exacerbação da DPOC, como aumento do trabalho respiratório, hiperinsuflação dinâmica, presença de persistência da pressão positiva expiratória nas vias aéreas (auto-PEEP) e incremento da resistência de vias aéreas, o fisioterapeuta poderá realizar VNI na crise asmática com o objetivo de controlar a hipercapnia e reduzir o trabalho respiratório do paciente evitando a fadiga muscular.

Quanto antes o profissional detectar a indicação da VNI, mais chances haverá de evitar falência respiratória, entretanto, o sucesso da terapêutica está associado com a colaboração do paciente, que na maioria das vezes apresenta-se angustiado e agitado pela sensação de falta de ar ocasionada pelo broncoespasmo e da escolha da interface adequada, considerando conforto e ajuste correto a fim de não permitir escape após instalada a interface (é necessário verificar a sincronia entre a máquina e o paciente, além disso, o profissional deve observar o volume corrente gerado a partir da pressão inspiratória ajustada).

É recomendado o uso de modos a pressão na VNI, em razão da alta resistência das vias aéreas, o uso de dois níveis de pressão nas vias aéreas parece ser mais interessante do que apenas um, além de proporcionar maior conforto ao paciente e o delta de pressão gerado auxiliará na depuração de secreções brônquicas, sendo de grande valia observar o volume corrente gerado, aproximadamente 7 mL/kg. O sucesso da terapêutica acontece quando o paciente apresenta redução de incursões respiratórias por minuto, diminuição do uso de músculos acessórios, melhora do padrão respiratório, parâmetros gasométricos e, por fim, melhora do relato de desconforto.

A redução na taxa de intubação tem sido relatada pela literatura e em Meduri et al. (1996) o uso da VNI foi descrito em uma série de 17 pacientes com exacerbação aguda de asma e relataram que a intubação foi necessária em apenas três casos.

Soroksky, Stav e Turner (2003) realizaram um estudo randomizado em 30 pacientes com asma grave, que incluía o uso de uma manobra de VNI-placebo no grupo-controle (que consistia na utilização de VNI com pressões inspiratória e expiratória de 1 cmH_2O), para avaliar o benefício da VNI nessa condição. Esses autores demonstraram que os pacientes que receberam VNI por 3 horas consecutivas apresentaram melhora rapidamente dos sintomas, aumento do VEF_1 e diminuição da necessidade de internação em relação ao grupo-controle, em que os valores de pressão utilizados variavam entre $13 \pm 0,45$ cmH_2O de pressão positiva e $4 \pm 0,45$ cmH_2O de pressão negativa.

O uso da nebulização associado à VNI não parece ser interessante, já que poderá interferir no disparo da máquina e, em razão da alteração na sensibilidade, o peso do nebulizador poderá promover escape aéreo, ocasionando redução do volume e das pressões, consequentemente o paciente poderá sentir-se desconfortável e não colaborar com o tratamento.

Há contraindicações para a técnica na asma grave, como diminuição da consciência, instabilidade hemodinâmica e a não colaboração do paciente, caso o mesmo esteja nessas condições, deve-se considerar a intubação orotraqueal.

Ventilação mecânica invasiva

A maioria dos pacientes com asma aguda grave reverte o quadro de desconforto respiratório após estratégias medicamentosas e sessões de fisioterapia, incluindo o manejo da VNI. Entretanto nos casos em que ocorrer o insucesso dessas condutas, ou seja, se o paciente mantiver os sinais de desconforto e evoluir com rebaixamento de nível de consciência, faz-se necessário a intubação orotraqueal.

O fisioterapeuta poderá auxiliar no procedimento, sugerindo o calibre da cânula orotraqueal, de preferência para calibre igual ou maior do que 8 a fim de que diminua a resistência ao fluxo aéreo, demarque a rima para fixação da cânula, ajuste adequadamente a pressão de *cuff*, em seguida, conecte a cânula ao ventilador mecânico e ajuste os parâmetros ventilatórios. Em um segundo momento com a gasometria arterial em mãos, é possível realizar o ajuste fino dos parâmetros.

Deve ser avaliado o uso da sedação, sendo necessário ressaltar que a sedação excessiva pode ocasionar instabilidade hemodinâmica (como hipotensão, p. ex.). O fisioterapeuta precisa estar atento, pois o ajuste da pressão positiva expiratória nas vias aéreas (PEEP) poderá interferir no retorno venoso e, consequentemente, na pressão arterial.

Bloqueadores neuromusculares poderão ser usados caso o paciente apresente assincronia com o ventilador, ou até mesmo no momento da intubação, caso esteja dificultada em razão da broncoconstrição deve-se ter em mente que esses agentes podem diminuir o consumo de oxigênio, a produção de dióxido de carbono e o acúmulo de acido lático. Há relação entre o desenvolvimento de miopatias com essa medicação.

Sugere-se, preferencialmente, o uso do modo limitado à pressão de volumes correntes baixos, entre 5 e 7 mL/kg, uma vez que estudos de observação de resultados terapêuticos concluíram que a utilização de volumes correntes baixos em crises de asma aguda, com consequente hipercapnia permissiva, diminuiu a mortalidade, se comparados com pacientes que foram ventilados com volumes maiores (volume corrente acima de 10 mL/kg), frequência respiratória menor ou igual a 12 incursões respiratórias por minuto, mantendo a pressão de pico inspiratório abaixo de 50 cmH_2O e a pressão de platô abaixo de 35 cmH_2O ou a medida de auto-PEEP < 15 cmH_2O para evitar a hiperinsuflação e ocorrência de barotrauma com suas consequências.

A hiperinsuflação dinâmica, ocasionando auto-PEEP, ocorrerá porque, nos pacientes em crise de asma grave, em razão da grave obstrução brônquica e da limitação ao fluxo aéreo na expiração, os alvéolos não têm tempo suficiente para esvaziar-se plenamente, promovendo aumento da pressão no seu interior, a distensão progressiva dos alvéolos pode aumentar os riscos de hipotensão arterial e pneumotórax.

A mensuração de auto-PEEP poderá ser feita por pausa expiratória e observação do manômetro do ventilador. O paciente deve estar sedado, pois, caso seja capaz de deflagrar o ventilador, a leitura será incorreta. Também é possível a avaliação pelo gráfico fluxo-tempo.

É possível reduzir a auto-PEEP reduzindo a frequência respiratória e aumentando o tempo expiratório para 1:3 ou 1:4. Assim que o paciente conseguir assumir a ventilação, é indicado alterar para o modo pressão de suporte (PSV) ou para o modo ciclado a volume com curva de fluxo desacelerado, utilizando PEEP extrínseca a 85% da auto-PEEP medida.

A fração inspirada de oxigênio (FIO_2) deve ser ajustada com base na gasometria arterial ou na oximetria de pulso, devendo-se usar a menor FIO_2 que mantenha a SaO_2 acima de 95%.

Deve-se manter a $PaCO_2$ entre 40 e 90 mmHg, enquanto o PH deve estar acima de 7,2 e, caso seja necessário, o médico deverá considerar a reposição de bicarbonato.

O fisioterapeuta, assim como a equipe multidisciplinar, deverá se preocupar com o acúmulo de secreção pulmonar, fato que provoca diminuição da luz brônquica, favorecendo o aumento da resistência das vias aéreas e a hiperinsuflação.

BIBLIOGRAFIA RECOMENDADA

Bramam SS, Kaemmerlen JT. Intensive care os status asthmaticus: a 10-year experience. JAMA. 1990;264:366-8.

Carruthers DM, Harrison BDW. Arterial blood gas analysis or oxygen saturation in assessment of acute asthma? Thorax. 1995;50:186-8.

Corbridge TC, Hall JB. The assessment and management of adults with status asthmaticus. Am J Respir Crit Care Med. 1995;151:1296-316.

Cormier Y, Lecour , R, Legris C. Mechanisms of hyperinflation I in asthma. Eur Respir J. 1990;3:619-24.

Cruz AA. Pico de fluxo expiratório. É melhor medir. J Bras Pneumol. 2006;32:1-9.

Dalcin PTR, et al. Asma aguda em adultos na sala de emergência: o manejo clínico na primeira hora. J Pneumologia. 2000;26(6).

Dolovich MB, Ahrens RC, Hess DR, Anderson P, Dhand R, Rau JL, et al.; American College of Chest Physicians; American College of Asthma, Allergy, and Immunology. Device selection andoutcomes of aerosol therapy: evidence-based guidelines. Chest. 2005;127(1):335-71.

FitzGerald JM, Grunfeld A. Acute life-threatening asthma. In: FitzGerald JM, Ernst P, Boulet L, OByne PM, editors. Evidence-based asthma management. London: B.C. Decker, 2001. p.233-44.

Global Initiative for Asthma (GINA). Bethesda: NHLBI/WHO, 2007. Disponível em: http//www.ginasthma.com.

Global Initiative for Asthma. Global strategy for asthma management and prevention. Rev. 2006 ed. Bethesda: National Institutes of Health, National Heart, Lung, and Blood Institute, 2006.

Han P, Cole RP. Evolving differences in the presentation of status asthmaticus requering intensive care unit admission. Chest. 2002;122(Suppl):88S.

Hess DR. The evidence for noninvasive positive-pressure ventilation in the care of patients in acute respiratory failure: a systematic review of the literature. Respir Care. 2004;49(7):810-29.

Higgins BG, Button JR, Chinn S, Lai KK, Burney PG, Tattersfield AE. Factors affecting peak expiratory flow variability and bronchial reactivity in a random population sample. Thorax. 1993;48:899-905.

Hoskins G, McCowan C, Neville RG, Thomas GE, Smith B, Silverman S. Risk factors and costs ssociated with an asthma attack. Thorax. 2000;55:19-24.

III Consenso Brasileiro no Manejo da Asma. J Pneumol. 2002;28(Supl. 1).

Jagoda A, Shepherd SM, Spevitz A, Joseph MM. Refractory asthma, part 2: airways interventions and management. Ann Emerg Med. 1997;29(2):275-81.

Jagoda A, Shepherd SM, Spevitz A, Joseph MM. Refractory asthma, part 1: epidemiology, pathophysiology, pharmacologic interventions. Ann Emerg Med. 1997;29(2):262-74.

Jain P, Kavuru MS, Emerman CL, Ahmad M. Utility of peak expiratory flow monitoring. Chest. 1999;114:861-76.

Lago AP, Rodrigues E, Infantini RM. Fisioterapia respiratória intensiva. São Paulo: CBBE1, 2010.

Leatherman J. Life-threatening asthma. Clin Chest Med. 1994;15(3):453-79.

Leatherman JW, Fluegel WL, David WS, Davies SF, Iber C. Muscle weakness in mechanically ventilated patients with severe asthma. Am J Respir Crit Care Med. 1996;153:1686-90.

Mallol J, Solle D, Asher I, Clayton T, Stein RT, Soto-Quiroz M, et al. Prevalence of asthma symptoms in Latin America. Pediatric Crit Care Med. 2001;30(4):439-44.

Martin JG, Shore SA, Engel LA. Mechanical load and inspiratory muscle action during induced asthma. Am Rev Respir Dis. 1983;128:455-60.

Martins de Araujo MT, Vieira SB, Vasquez EC, Fleury B. Heated humidification or face mask to prevent upper airway dryness during continuous positive airway pressure therapy. Chest. 2000;117(1):142-7.

Martins SH, Neto BAR. Asma na Unidade de Emergência. In: Martins SH, et al. Emergências clínicas: abordagem prática. Barueri: Manole, 2009. p.495-507.

McFadden Jr ER. Acute severe asthma. Am J Respir Crit Care Med. 2003;168(7):740-59.

Meduri GU, Cook TR, Turner RE, Cohen M, Leeper KV. Noninvasive positive pressure airway prestion in status asthmaticus. Chest. 1996;110:767-74.

Mellis CM, Peat JK, Bauman AE, Woolcock AJ. The cost of asthma in New South Wales. Med J Aust. 1991;155:522-8.

Metha S, Hiil N. Noninvasive mechanical ventilation. State of art. Am J Respir Crit Care Med. 2001;163:540-77.

Ministério da Saúde. Secretaria Nacional de Ações Básicas. Estatísticas de saúde e mortalidade. Brasília: Ministério da Saúde, 2005.

Molinari JF, Chatkin JM. Tendência da mortalidade por asma brônquica no Rio Grande do Sul. J Pneumol. 1995;21:103-6.

Nowak RM, Tokarski GF. Adult acute asthma. In: Rosen P, Barkin R, editors. Emergency medicine: concepts and clinical practice. 4. ed. St. Louis: Mosby, 1998. p.1470-94.

Revista do Hospital Universitário Pedro Ernesto, UERJ. 2008:7.

Rodrigo GJ, Rodrigo C, Hall JB. Acute asthma in adults: a review. Chest. 2004;125:1081-102.

Rossi A, Ganassini A, Brusasco V. Airflow obstruction and dynamic pulmonary hyperinflation. In: Hall JB, Corbridge T, Rodrigo C (eds.). Acude asthma: assessment and management. New York: McGraw-Hill, 2000. p. 57-82.

Schumaker GL, Epstein SL. Managing acute respiratory failure during exacerbation of chronic obstrutictive pulmonary disease. Respir Care. 2004;7:766-82.

Sherman S. Acute asthma in adults. In: American College of Emergency Physicians, Tintinalli JE, Ruiz E, Krome RL, editors. Emergency medicine: a comprehensive study guide. 4. ed. New York: McGraw-Hill, 1996. p.430-8.

Shim CS, Williams MH. Relationship of wheezing to the severity of obstruction in asthma. Arch Intern Med. 1983;143:890-2.

Smith DH, Mlone DC, Lawson Ka, Okamoto LJ, Battista C, Saunders WB. A national estimate of the economic costs of asthma. Am J Respir Crit Care Med. 1997;156:787-93.

Sociedade Brasileira de Pneumologia e Tisiologia. IV Diretizes Brasileiras para o Manejo da Asma 2006. J Bras Pneumol. 2006;32(Suppl 7):S447-S474.

Soroksky A, Stav D, Shpirer I. A pilot prospective, randomized, placebo-controlled trial of bilevel positive airway pressure in acute asthmatic attack. Chest. 2003;123(4):1018-25.

Souza LS. Aerosolterapia em crianças asmáticas. J Pediatr (Rio J). 1998;74(3):189-204.

The British Thoracic Society, The National Asthma Campaign, The Royal College of Physicians of London in association with the General Practitioner in Asthma Group, the British Association of Accident and Emergency Medicine, The British Paediatric Respiratory Society and the Royal College of Paediatrics and Child Health. The British Guidelines on asthma management. 1995 review and position statement. Thorax. 1997;52(Suppl 1):S1-21.

Tuxen DV, Lane S. The effects of ventilatory pattern on hyperinflation, airway pressures, and circulation in mechanical ventilation of patients with severe air-flow obstruction. Am Rev Respir Dis. 1987;136(4):872-9.

Vitacca M, Barbano L, D'Anna S, Porta R, Bianchi L, Ambrosino N. Comparison of five bilevel pressure ventilators in patients with chronic ventilatory failure: a physiologic study. Chest. 2002;122(6):2105-14.

Wang CH, Lin HC, Huang TJ, Yang CT, Yu CT, Kuo HP. Differential effects of nasal continuous positive airway pressure on reversible or fixed upper and lower airway obstruction. Eur Respir J. 1996;9:952-9.

Weis KB, Gergen PJ, Hodgson TA. An economic evaluation of asthma in the United States. N Engl J Med. 1992;326:862-8.

Worldwide variation in prevalence of symptoms of asthma, allergic rhinoconjunctivitis, and atopic eczema: ISAAC. The International Study of Asthma and Allergies in Childhood (ISAAC) Steering Committee. Lancet. 1998;351(9111):1225-32.

Worldwide variations in the prevalence of asthma symptoms: the International Study of asthma and Allergies in Childhood (ISAAC). Eur Respir J. 1998;12(2):315-35. Comment in: Eur Respir J. 1998;12(4):1000.

11 DOENÇA PULMONAR OBSTRUTIVA CRÔNICA

Daniela Kuguimoto Andaku

A doença pulmonar obstrutiva crônica (DPOC) foi definida pela Global Initiative for Chronic Obstructive Lung Disease (GOLD, 2013) como "uma doença prevenível e tratável, com alguns efeitos extrapulmonares significativos que podem contribuir para sua gravidade em alguns pacientes. Seu componente pulmonar é caracterizado por limitação ao fluxo aéreo que não é totalmente reversível. Essa limitação ao fluxo aéreo é normalmente progressiva e associada com resposta inflamatória anormal dos pulmões a partículas ou gases nocivos". Os termos enfisema pulmonar e bronquite crônica já não são mais utilizados na definição de DPOC, já que não refletem completamente as alterações fisiopatológicas e clínicas constituintes da doença.

O principal fator de risco continua sendo o tabagismo, mas deve-se considerar também a deficiência genética de alfa-1-antitripsina, a inalação ocupacional prolongada de gases químicos ou poeira e a exposição à poluição atmosférica.

A limitação crônica ao fluxo aéreo é causada pela associação de doença inflamatória das vias aéreas inferiores e destruição do parênquima pulmonar, também de origem inflamatória, sendo que a contribuição de cada um desses fatores no desenvolvimento da DPOC varia de indivíduo para indivíduo.

O diagnóstico clínico de DPOC deve ser considerado em qualquer paciente que apresente dispneia, tosse ou expectoração crônicas, e história de exposição aos fatores de risco para a doença. Uma espirometria após o uso de broncodilator com relação de volume expiratório forçado no primeiro segundo e capacidade vital forçada (VEF_1/CVF) < 0,7 confirma a presença de limitação persistente ao fluxo aéreo e, assim, o diagnóstico de DPOC.

Os dados existentes sobre a prevalência e a morbimortalidade da DPOC são muito variáveis em razão dos diferentes métodos e critérios de pesquisa. A Organização Mundial da Saúde (OMS) estima que 65 milhões de pessoas no mundo sejam portadoras de DPOC moderada a grave. Mais de três milhões de pessoas morreram de DPOC em 2005, o que corresponde a 5% de todas as mortes. Em 2002, foi a quinta maior causa de morte e estima-se que o número total de mortes por DPOC aumente em pelo menos 30% nos próximos dez anos.

No Brasil, o Sistema Único de Saúde (SUS) registrou 126.929 internações hospitalares entre dezembro de 2011 e novembro de 2012, com custo superior a 95 milhões de reais.

A maior parte das internações de portadores de DPOC é causada por episódios de exacerbação da doença, que provocam insuficiência respiratória e conduzem o paciente aos serviços de emergência. Uma exacerbação da DPOC é um evento agudo caracterizado pela piora dos sintomas respiratórios em relação ao seu estado basal estável, especialmente de dispneia, tosse e expectoração, que exija mudanças no tratamento.

A principal alteração fisiopatológica na exacerbação da DPOC é o surgimento ou a piora da hiperinsuflação dinâmica das vias aéreas. Esse fenômeno acontece porque a obstrução ao fluxo de ar e a redução da retração elástica pulmonar levam ao aumento da constante de tempo expiratória, mas a elevada frequência respiratória em razão do aumento da demanda ventilatória faz com que o tempo expiratório diminua, provocando, assim, o aprisionamento de ar, com aumento da persistência da pressão positiva expiratória nas vias aéreas (auto-PEEP) ou da PEEP intrínseca. A hiperinsuflação pulmonar ainda coloca os músculos respiratórios em desvantagem mecânica, por causa do seu encurtamento com retificação das cúpulas diafragmáticas, piorando também o desempenho muscular respiratório.

Os episódios de exacerbação estão associados a processos inflamatórios sistêmicos e de vias aéreas, frequentemente, desencadeados por infecções respiratórias virais e bacterianas. Contudo, também podem ser causados por fatores ambientais.

Algumas condições como pneumonia, embolia pulmonar, insuficiência cardíaca, pneumotórax, derrame pleural e arritmias cardíacas devem ser consideradas no diagnóstico diferencial na admissão do paciente ao serviço de emergência, já que seus sintomas podem se assemelhar à exacerbação da doença. E uma vez constatadas, devem imediatamente ser tratadas, pois também podem desencadear piora no quadro da DPOC.

AVALIAÇÃO

A abordagem inicial do paciente na admissão ao serviço de emergência é de extrema importância, já que direcionará o tratamento subsequente e influenciará no seu prognóstico. Deve ser realizada por toda a equipe multidisciplinar, compreendendo uma boa anamnese, exame físico e laboratorial. As primeiras ações devem ser a administração de oxigenoterapia suplementar e a identificação de risco de morte. Nesse caso, obviamente, devem ser tomadas medidas de urgência, muitas vezes tornando-se secundários a anamnese e os exames laboratoriais.

Ao entrevistar o paciente e/ou seu acompanhante, a equipe deve questionar sobre a gravidade da DPOC, baseada em espirometria prévia se possível, duração e características da piora dos sintomas, número e frequência de exacerbações/internações prévias, presença de comorbidades, tratamento atual, incluindo uso de oxigenoterapia domiciliar, e uso prévio de suporte ventilatório.

Ao exame físico é importante observar: (i) o padrão respiratório do paciente, incluindo a frequência respiratória, sinais de desconforto, como uso de musculatura acessória, batimento de asa de nariz, fala entrecortada e respiração paradoxal; (ii) presença de cianose central; (iii) edema periférico ou hepatomegalia que podem ser sugestivos de hipertensão pulmonar e insuficiência cardíaca direita; (iv) instabilidade hemodinâmica; (v) comprometimento do nível de consciência, que pode variar de confusão mental e agitação à letargia e rebaixamento.

A presença de expectoração purulenta é suficiente para o início de antibioticoterapia empírica, mas se a infecção não responder ao tratamento inicial, está indicada a realização de cultura de secreção e antibiograma.

A gasometria arterial é de grande importância na avaliação da gravidade da exacerbação e deve ser realizada antes de iniciar a terapêutica com assistência ventilatória, sobretudo se a oximetria de pulso for menor do que 90%. A pressão parcial de oxigênio (PaO_2) < 60 mmHg associada ou não à pressão parcial de dióxido de carbono ($PaCO_2$) > 50 mmHg em ar ambiente indica insuficiência respiratória. PaO_2 < 50 mmHg, $PaCO_2$ > 70 mmHg e pH < 7,3 indicam insuficiência respiratória grave, com risco de morte. A oximetria de pulso é útil na avaliação inicial do paciente, quando o resultado da gasometria arterial ainda não está disponível e na indicação e ajuste da oxigenoterapia.

A radiografia de tórax é útil para exclusão de outras doenças que possam agravar o quadro de DPOC, como pneumonia, pneumotórax e derrame pleural, além de evidenciar sinais de hiperinsuflação. Se possível deve ser realizada a comparação com exames anteriores.

A tomografia computadorizada de tórax tem maior sensibilidade e especificidade e é bastante útil no diagnóstico da DPOC, mas durante o episódio de exacerbação da doença é raramente utilizada, a não ser para diagnóstico diferencial de outras doenças.

A espirometria e o pico de fluxo expiratório (*peak flow*) não são recomendados na admissão do paciente à unidade de emergência, já que a performance do paciente na execução dos testes muitas vezes está prejudicada em razão do quadro clínico, diminuindo a acurácia dos resultados.

O eletrocardiograma auxilia no diagnóstico de hipertrofia ventricular direita, arritmias e isquemia cardíaca. O hemograma pode identificar policitemia, anemia ou leucocitose. Outros testes bioquímicos podem evidenciar distúrbio eletrolítico e hiperglicemia, entretanto, essas anormalidades também podem ser devidas à presença de comorbidades.

TRATAMENTO

O tratamento do paciente com DPOC na unidade de emergência pode ser dividido em: terapia farmacológica e suporte ventilatório.

Terapia farmacológica

Há três classes de medicação frequentemente utilizadas no tratamento das exacerbações da DPOC: broncodilatadores, corticosteroides e antibióticos. Nos casos de distúrbios associados (instabilidade hemodinâmica, distúrbio hidroeletrolítico, hiperglicemia etc.) e comorbidades, deve ser administrado o tratamento específico.

Na terapia broncodilatadora, segundo o GOLD (2013) os beta2-agonistas inalatórios de curta duração (p. ex., salbutamol ou fenoterol) frequentemente associados a anticolinérgicos de curta duração (p. ex., brometo de ipratrópio) são preferencialmente utilizados nas exacerbações da DPOC. Quanto à forma de administração, ainda não há um consenso sobre o uso de bomba com espaçador ou inaladores convencionais, entretanto, na prática clínica os inaladores têm sido mais utilizados.

As metilxantinas intravenosas (p. ex., teofilina ou aminofilina), apesar do uso disseminado, são terapias de segunda linha, com significativos efeitos colaterais e não são recomendadas nas exacerbações da DPOC.

O uso de corticosteroide sistêmico (oral ou endovenoso) tem demonstrado consistentes evidências na melhora da função pulmonar, da hipoxemia e do período de permanência no hospital. O corticosteride inalatório também é uma alternativa no tratamento das exacerbações da DPOC, apesar de mais caro do que o oral.

O uso de antibióticos ainda é controverso. De acordo com o GOLD (2013), a administração de antibioticoterapia deve ser iniciada em: (i) pacientes que apresentem os três sintomas cardinais (aumento da dispneia, do volume de expectoração e secreção purulenta); (ii) pacientes com dois dos sintomas cardinais, se secreção purulenta for um dos dois; ou (iii) pacientes que necessitem de ventilação mecânica invasiva ou não invasiva. A duração da antibioticoterapia recomendada é de cinco a dez dias.

Suporte ventilatório

Não há grandes evidências de que as técnicas convencionais de fisioterapia respiratória, tais como as de higiene brônquica e desinsuflação pulmonar, sejam benéficas ao paciente durante o período crítico de exacerbação da doença, sobretudo nas primeiras horas da admissão no setor de emergência. Portanto, neste capítulo é enfatizada a atuação do fisioterapeuta no suporte ventilatório.

O fisioterapeuta da unidade de emergência tem papel importantíssimo na assistência ventilatória do paciente. É ele quem deve identificar a necessidade e discutir sua opinião com o restante da equipe, para que em conjunto, as estratégias de atendimento sejam definidas. Deve-se ressaltar que essas estratégias devem ser revistas periodicamente, de acordo com a evolução clínica do paciente.

O suporte ventilatório pode ser classificado em: oxigenoterapia, ventilação mecânica não invasiva (VNI) e ventilação mecânica invasiva. Os principais objetivos incluem o alívio dos sintomas, além da redução da morbimortalidade em indivíduos portadores de DPOC.

Oxigenoterapia

A administração de oxigênio suplementar deve ser realizada o mais precocemente possível, após a identificação de hipoxemia. Uma vez iniciada a oxigenoterapia, o GOLD (2013) recomenda que sejam realizadas gasometrias arteriais a cada 30 a 60 min no máximo para garantir oxigenação adequada, sem hipercapnia e acidose respiratória.

De fato, especialmente em indivíduos com DPOC grave, com retenção crônica de dióxido de carbono (CO_2), há risco de piora do quadro respiratório em resposta à oxigenoterapia em altas concentrações. Essa constatação faz com que, na prática clínica, muitos fisioterapeutas e médicos relutem em administrar oxigênio suplementar a estes pacientes.

Os possíveis mecanismos pelos quais o oxigênio induz à hipercapnia e à acidose respiratória em pacientes com DPOC incluem:

➤ Depressão do centro respiratório por correção da hipoxemia.
➤ Desequilíbrio da relação ventilação-perfusão pela reversão da vasoconstrição hipóxica local e consequente liberação do CO_2 retido.
➤ Aumento do espaço morto.

Apesar de não haver grandes evidências na literatura a esse respeito, o mais difundido é a depressão do centro respiratório. Independentemente do mecanismo, o fato é que principalmente em pacientes com DPOC grave, a hiperóxia induz à hipercapnia e à acidose respiratória, além de outras complicações.

Austin et al. (2010) realizaram um estudo randomizado e controlado sobre o uso de oxigênio suplementar pré-hospitalar em pacientes com agudização da DPOC. Os pacientes que receberam oxigenoterapia com cateter titulado para manter a saturação de oxigênio entre 88 e 92% associado à inalação com broncodilatador em ar comprimido apresentaram menores índices de mortalidade, hipercapnia e acidose respiratória do que os pacientes que receberam oxigênio em máscara facial sem reinalação a altos fluxos (8 a 10 L/minuto) associado à inalação em oxigênio.

Resumindo, é importante corrigir quadros hipoxêmicos extremos, mas deve-se considerar que os pacientes mais graves são hipoxêmicos crônicos e o uso de oxigênio suplementar deve ser controlado adequadamente para manter a saturação entre 88 e 92%. O GOLD (2013) recomenda ainda o uso de máscaras de Venturi, nas quais a oferta de oxigênio é mais precisa e controlada.

Ventilação mecânica não invasiva

É prática clínica muito comum que apenas os pacientes que não respondem ao tratamento convencional (terapia farmacológica e oxigenoterapia) sejam submetidos à VNI. No entanto, sabe-se que quanto mais rápida a sua introdução, maiores as chances de sucesso no tratamento, reduzindo o risco de intubação orotraqueal e a morbimortalidade.

Nesse recurso terapêutico, a interface utilizada entre o aparelho de ventilação mecânica e o paciente é uma máscara (nasal ou facial), sem a necessidade de intubação orotraqueal ou traqueostomia. Portanto, permite que seu uso seja intermitente, por curtos períodos, muitas vezes suficientes para reverter o quadro de insuficiência respiratória, além de não ser necessária a sedação do paciente, permitindo que se alimente e se comunique. No entanto, de 13 a 29% dos pacientes (Ram et al., 2004) são incapazes de permanecer com a máscara por muito tempo, sendo a tolerância dos pacientes ao tratamento a principal dificuldade na utilização da VNI.

O uso de VNI deve ser considerado precocemente durante o quadro de insuficiência respiratória e antes que uma acidose respiratória grave se estabeleça. As indicações e contraindicações segundo o GOLD (2013) são descritas no Quadro 1. A experiência adquirida com o amplo uso da VNI em pacientes com DPOC tem feito com que muitas dessas contraindicações recomendadas pelo GOLD (2013) sejam tratadas com a VNI nas unidades de emergência com resultados positivos, mas isso deve ser realizado com muita cautela, já que o atraso na decisão pela intubação orotraqueal pode repercutir em pior prognóstico para o paciente.

Em uma meta análise realizada por Ram et al. (2004) sobre o uso de VNI no tratamento da insuficiência respiratória por exacerbação da DPOC, esse recurso terapêutico, associado ao tratamento clínico, reduziu significativamente a necessidade de intubação orotraqueal, as complicações associadas ao tratamento, a mortalidade e o tempo de internação hospitalar, além de ter promovido superiores melhoras no pH, na $PaCO_2$ e na frequência respiratória na primeira hora de tratamento em comparação com o tratamento clínico isolado.

Esse tipo de suporte ventilatório pode ser basicamente realizado em duas modalidades: (i) pressão positiva contínua nas vias aéreas (*continuous positive airway-pressure* [CPAP]); (ii) pressão positiva nas vias aéreas em binível. Na modalidade CPAP, é mantida a pressão constante predeterminada nas vias aéreas em todo o ciclo respiratório, com fluxo e volume variáveis, dependentes do esforço inspiratório e da mecânica respiratória do pulmão e da parede torácica do usuário. Pode ser administrado por meio de gerador de fluxo e válvula de PEEP, por aparelhos de fluxo contínuo, ou ainda por ventiladores mecânicos convencionais. Na modalidade binível, é ofertado o suporte pressórico na inspiração (IPAP) e a pressão expiratória (EPAP), em níveis diferentes. Também pode ser administrado por aparelhos específicos para VNI ou ventiladores mecânicos convencionais.

QUADRO 1 Indicações e contraindicações de ventilação mecânica não invasiva na exacerbação da DPOC

Indicações
> Dispneia moderada a grave com uso de musculatura acessória e movimento abdominal paradoxal > Acidose moderada a grave (pH ≤ 7,35) e/ou hipercapnia ($PaCO_2$ > 45 mmHg) > Taquipneia (frequência respiratória > 25 rpm)
Contraindicações
> Parada respiratória > Instabilidade hemodinâmica (hipotensão, arritmias, infarto do miocárdio) > Rebaixamento do nível de consciência; pacientes não colaborativos > Alto risco de broncoaspiração > Secreção muito espessa e/ou em grande quantidade > Cirurgia facial ou gastroesofágica recente > Trauma craniofacial > Anormalidades nasofaríngeas > Queimaduras > Obesidade extrema

DPOC: doença pulmonar obstrutiva crônica; $PaCO_2$: pressão parcial de dióxido de carbono; rpm: respirações por minuto.
Adaptado de GOLD, 2013.

A maioria dos estudos em exacerbação da DPOC descreve a utilização da modalidade binível, provavelmente por ser mais bem tolerada pelos pacientes e por fornecer maior suporte ventilatório na inspiração. O uso do binível associado à pressão de suporte com volume garantido (VAPS) também tem demonstrado resultados positivos em recentes publicações. Os estudos com CPAP, em grande parte, são realizados nos pacientes com DPOC associada à apneia obstrutiva do sono, já que esta modalidade ventilatória é considerada padrão-ouro para o tratamento desse distúrbio.

Quanto aos parâmetros de IPAP utilizados, preconiza-se iniciar com 10 a 15 cmH_2O (acima da PEEP) e em seguida ajustar de acordo com a tolerância do paciente e/ou até atingir um volume corrente de 6 a 8 mL/kg e a frequência respiratória menor ou igual a 25 respirações por minuto. A EPAP pode ser iniciada em 5 ou 6 cmH$_2$O e ajustada de acordo com a necessidade do paciente, ou seja, tolerância, conforto, saturação de oxigênio e correção da auto-PEEP, se curvas de fluxo e pressão forem disponíveis, como se verá a seguir na seção ventilação mecânica invasiva (VMI).

A duração da utilização de VNI é extremamente variável, dependendo da tolerância do paciente, melhora dos sintomas ou determinação do insucesso do tratamento.

São indiscutíveis os benefícios da VNI nas exacerbações da DPOC, sobretudo na redução de complicações e tempo de internação hospitalar. No entanto, há situações em que há insucesso no tratamento e a intubação orotraqueal e a VMI são necessárias. Para tanto, o fisioterapeuta e a equipe multidisciplinar devem estar atentos para que o uso da VNI não atrase a decisão pela intubação, podendo piorar o quadro e o prognóstico do paciente.

Ventilação mecânica invasiva

Apesar do suporte ventilatório de escolha no atendimento de emergência da exacerbação da DPOC ser a VNI, alguns pacientes possuem quadro mais grave necessitando de intubação orotraqueal com VMI. Muitas vezes, essa intervenção pode salvar a vida do paciente, e como citado anteriormente, não deve ser adiada quando indicada. A indicação pode ser realizada na admissão do paciente na unidade de emergência ou posterior à tentativa com tratamento clínico convencional associado ou não à VNI, de acordo com a condição clínica. É imprescindível que essa decisão seja tomada antes do agravamento do quadro, ou seja, antes que o paciente esteja na eminência de uma parada cardiorrespiratória. As situações com indicação de VMI de acordo com o GOLD (2013) estão no Quadro 2.

Os principais objetivos terapêuticos relacionados à VMI na DPOC são: (i) promover o repouso muscular respiratório; (ii) reduzir a hiperinsuflação pulmonar; (iii) melhorar a troca gasosa.

O repouso muscular respiratório deve ser proporcionado pela utilização do modo assistido-controlado associado à sedação e à analgesia do paciente, suficientes para suprimir ou reduzir substancialmente a atividade muscular respiratória, por período de 24 a 48 horas. Essa estratégia promove a reversão da fadiga muscular, além de possibilitar melhor mensuração da mecânica pulmonar (resistência, complacência e constante de tempo).

QUADRO 2 Indicações de ventilação mecânica invasiva na exacerbação da DPOC

Incapacidade de tolerar a VNI ou insucesso

Dispneia grave com uso de musculatura acessória e movimento abdominal paradoxal

Taquipneia (frequência respiratória > 35 rpm)

Hipoxemia ameaçadora à vida (PaO_2 < 40 mmHg)

Acidose grave (pH ≤ 7,25) e/ou hipercapnia ($PaCO_2$ > 60 mmHg)

Parada respiratória

Sonolência ou confusão mental

Complicações cardiovasculares (instabilidade hemodinâmica)

Outras complicações (anormalidades metabólicas, sepse, pneumonia, embolia pulmonar, barotrauma, derrame pleural extenso)

DPOC: doença pulmonar obstrutiva crônica; $PaCO_2$: pressão parcial de dióxido de carbono; PaO_2: pressão parcial de oxigênio; rpm: respirações por minuto; VNI: ventilação não invasiva.
Adaptado de GOLD, 2013.

Em relação à modalidade ventilatória de escolha, o III Consenso Brasileiro de Ventilação Mecânica recomenda tanto o uso do volume controlado quanto da pressão controlada, devendo-se levar em conta algumas particularidades, discutidas a seguir.

Considerando que a redução do volume-minuto é fator determinante para a diminuição da hiperinsuflação pulmonar, na ventilação com volume controlado, o volume-minuto é determinado diretamente pelos parâmetros ajustados no ventilador (volume corrente, fluxo inspiratório e frequência respiratória). Já na ventilação com pressão controlada, o volume corrente e o fluxo inspiratório ofertados são dependentes da pressão inspiratória e do tempo inspiratório ajustados, e da impedância do sistema respiratório, exigindo a monitoração constante do volume corrente e do volume-minuto. Por outro lado, elevações da resistência das vias aéreas causadas por broncoespasmo, por exemplo, podem levar a altas e lesivas pressões inspiratórias na modalidade de volume controlado, o que pode ser minimizado na ventilação com pressão controlada.

Independentemente da modalidade ventilatória escolhida, os ajustes do volume minuto devem ter como objetivo a manutenção do pH entre 7,20 e 7,40, principalmente à custa da frequência respiratória que pode ser até inferior a 10 a 12 respirações por minuto, e o volume corrente recomendado deve ser de 6 a 8 mL/kg. A relação inspiração:expiração (I:E) deve ser inferior a 1:3, com baixa frequência respiratória e tempo inspiratório curto, proporcionando tempo expiratório prolongado, suficiente para reduzir a auto-PEEP.

A PEEP extrínseca, ajustada no ventilador mecânico, deve ser utilizada para contrabalançar a auto-PEEP ou a PEEP intrínseca. Valores entre 80 e 85% da auto-PEEP parecem reduzir o trabalho respiratório, sem aumentar a hiperinsuflação pulmonar. Por sua vez, a auto-PEEP pode ser mensurada observando-se a pressão no final da expiração durante um período de pausa, quando a PEEP extrínseca for zero. Para monitorar a presença de auto-PEEP e da hiperinsuflação dinâmica pode-se: (i) analisar a curva de fluxo quando o fluxo expiratório não atingir o valor de zero antes da próxima inspiração; (ii) identificar elevações da pressão de platô e reduções do volume corrente exalado.

A FiO_2 deve ser titulada para manter a PaO_2 entre 60 e 80 mmHg desde que a saturação arterial de oxigênio ($SatO_2$) seja maior do que 90%, e deve-se veementemente evitar a hiperóxia ($PaO_2 > 120$ mmHg).

A partir do momento em que se inicia a VMI, deve-se ter em mente também o processo de desmame. Após período de repouso muscular respiratório e de solucionadas as causas que induziram a intubação orotraqueal e a VMI, pode-se dar início ao desmame. Nessa fase, o tipo de suporte ventilatório deve ser o mais adequado possível, permitindo algum esforço muscular respiratório do paciente para que se evite a atrofia e o descondicionamento muscular, sem, no entanto, provocar fadiga muscular.

Em primeiro lugar, deve haver uma ótima interação entre o paciente e o ventilador, já que um descompasso entre a demanda do paciente e o suporte ventilatório ofertado é extremamente prejudicial, levando à piora da ventilação, maior esforço muscular, maior demanda metabólica e estresse psicológico.

De acordo com o III Consenso Brasileiro de Ventilação Mecânica, duas modalidades ventilatórias podem ser utilizadas no processo de desmame; a ventilação com pressão de suporte (PSV) e a ventilação assistida proporcional (PAV). Independentemente da modalidade escolhida, o uso da PEEP extrínseca entre 80 e 85% da auto-PEEP é muito útil na redução do trabalho inspiratório, facilitando o processo de desmame.

Um fluxograma simplificado do suporte ventilatório pode ser visualizado na Figura 1.

Prevenção das exacerbações

Os episódios de exacerbação da DPOC mudam drasticamente o curso da doença, pois estão associados com declínio da função pulmonar e piora da qua-

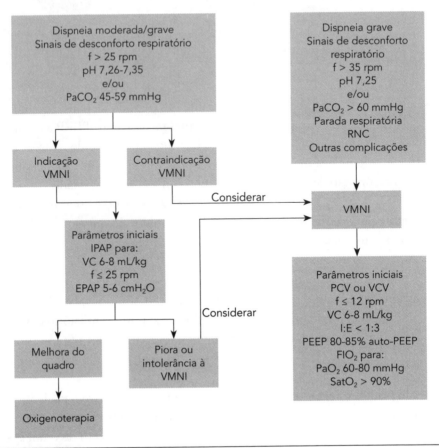

FIGURA 1 Suporte ventilatório simplificado.

DPOC: doença pulmonar obstrutiva crônica; EPAP: pressão positiva expiratória nas vias aéreas; FiO_2: fração inspirada de oxigênio; IPAP: pressão positiva inspiratória nas vias aéreas; PaO_2: pressão parcial de oxigênio; $PaCO_2$: pressão parcial de dióxido de carbono; PCV: ventilação por pressão controlada; PEEP: pressão positiva expiratória final; rpm: respirações por minuto; VC: volume corrente; VCV: ventilação por volume controlado; VMI: ventilação mecânica invasiva; VMNI: ventilação mecânica não invasiva.

lidade de vida. Entretanto, na maior parte das vezes podem ser prevenidos. A interrupção do tabagismo, as vacinas para influenza e pneumococo e um tratamento clínico adequado, incluindo o uso de oxigenoterapia domiciliar quando indicado, são estratégias que reconhecidamente podem reduzir o número de exacerbações e hospitalizações.

Estudos recentes também têm demonstrado que a reabilitação pulmonar precoce após a alta hospitalar também pode ser muito efetiva na redução do número de admissões hospitalares, da mortalidade e na melhora da qualidade de vida de pacientes com DPOC.

BIBLIOGRAFIA RECOMENDADA

Abdo WF, Heunks LM. Oxygen-induced hypercapnia in COPD: myths and facts. Crit Care. 2012;16(5):323.

Austin MA, Wills KE, Blizzard L, Walters EH, Wood-Baker R. Effect of high flow oxygen on mortality in chronic obstructive pulmonary disease patients in prehospital setting: randomized controlled trial. BMJ. 2010;341:c5462.

Briones Claudett KH, Claudett MB, Wong MCS, Martinez AN, Espinoza RS, Montalvo M, et al. Noninvasive mechanical ventilation with average volume assured pressure support (AVAPS) in patients with chronic obstructive pulmonary disease and hypercapnic encephalopathy. BMC Pulmonary Med. 2013;13:12.

Di Marco F, Centanni S, Bellone A, Messinesi G, Pesci A, Scala R, et al. Optimization of ventilator setting by flow and pressure waveforms analysis during noninvasive ventilation for acute exacerbations of COPD: a multicentric randomized controlled trial. Critical Care. 2011;15:R283.

Global Strategy for the Diagnosis, Management and Prevention of COPD, Global Initiative for Chronic Obstructive Lung Disease (GOLD) 2013. Disponível em: http://www.goldcopd.org.

Jezler S, Hoanda MA, José A, Franca S. III Consenso Brasileiro de Ventilação Mecânica. Ventilação mecânica na doença pulmonar obstrutiva crônica (DPOC) descompensada. J Bras Pneumol. 2007;33(Suppl 2):111-8.

Kon SS, Canavan JL, Man WD. Pulmonary rehabilitation and acute exacerbations of COPD. Expert Rev Respir Med. 2012;6(5):523-31.

Mackay AJ, Hurst JR. COPD exacerbations: causes, prevention, and treatment. Immunol Allergy Clin North Am. 2013;33(1):95-115.

Martins HS, Brandão Neto RA. Doença pulmonar obstrutiva crônica. In: Martins HS, Brandão Neto RA, Scalabrini Neto A, Velasco IT, editores. Emergências clínicas: abordagem prática. 6. ed. Barueri: Manole, 2011. p.519-29.

Puhan MA, Gimeno-Santos E, Scharplatz M, Troosters T, Walters EH, Steurer J. Pulmonary rehabilitation following exacerbations of chronic obstructive pulmonary disease. Cochrane Database Syst Rev. 2011;10:CD005305.

Ram SF, Picot J, Lightowler J, Wedzicha JA. Non-invasive positive pressure ventilation for treatment of respiratory failure due to exacerbations of chronic obstructive pulmonary disease. Cochrane Database Syst Rev. 2004;3:CD004104.

Schettino GPP, Reis MAS, Galas F, Park M, Franca S, Okamoto V. III Consenso Brasileiro de Ventilação Mecânica. Ventilação mecânica não invasiva com pressão positiva. J Bras Pneumol. 2007;33(Suppl 2):92-105.

Van den Berg M, Hop WC, Van Der Molen T, Van Noord JA, Creemers JP, Schreurs AJ, et al. Prediction and course of symptoms and lung function around an exacerbation in chronic obstructive pulmonary disease. Respir Res. 2012;13:44.

SÍNDROME DO DESCONFORTO RESPIRATÓRIO AGUDO   12

Rosana Claudia Possetti
José Benedito Morato

HISTÓRICO E DEFINIÇÃO

Desde a Segunda Guerra Mundial, há relatos da ocorrência de uma condição de desconforto respiratório em pacientes em período de convalescência (após transfusão sanguínea ou trauma), inicialmente chamada pulmão úmido (*wet lung*).

Em 1967, Aushbaugh relatou uma série de pacientes com características comuns: hipoxemia refratária à suplementação de oxigênio, diminuição da complacência pulmonar e infiltrado pulmonar difuso. Na avaliação histopatológica, atelectasia, hemorragia, membrana hialina e edema pulmonar. Aushbaugh cunhou o nome que até hoje é utilizado na prática diária da terapia intensiva: síndrome do desconforto respiratório agudo (SDRA).

Entretanto, a heterogeneidade e a ausência de um consenso sobre a SDRA geravam dificuldades, tanto quanto ao prognóstico/tratamento como a comparação por meio de dados científicos.

Em busca de uma padronização e revisando o conhecimento adquirido, a American-European Consensus Conference on ARDS (AECC), em 1994, propôs critérios diagnósticos, estabelecendo a distinção entre duas formas de acometimento pulmonar, a lesão pulmonar aguda (LPA) (forma leve) e a SDRA (forma grave).

Os pacientes deveriam apresentar:

➤ Aparecimento agudo.
➤ Infiltrado pulmonar bilateral.
➤ Ausência de sinais de aumento da pressão atrial esquerda (pressão capilar pulmonar ≤ 18 mmHg).
➤ Hipoxemia: o uso da relação entre pressão arterial parcial de oxigênio (PaO_2) e fração inspirada de oxigênio (FiO_2) permitiria diferenciar entre a LPA (relação 201 a 300 mmHg) e SDRA (≤ 200 mmHg).

Entretanto, questionamentos quanto à ausência de critérios claros definindo gravidade – como ajustar os parâmetros ventilatórios, interpretação radiológica e da forma ideal de avaliar a presença do edema de origem cardiogênica – geraram a necessidade de atualizar e revisar esses conceitos. Tal revisão foi realizada em 2011 e publicada pela AECC em 2012 (definição de Berlim).

Classificação de Berlim: mudanças

Temporalidade: o aparecimento da SDRA deve ocorrer em até uma semana após uma lesão clínica conhecida (fator de risco) ou de sintomas respiratórios novos ou da piora dos mesmos.

Imagem radiológica: opacidades bilaterais (não totalmente explicadas por derrame pleural, colapso pulmonar ou lobar ou nódulos) para as formas leve e moderada. Na forma grave, devem ser observadas opacidades em pelo menos três quadrantes radiológicos.

Edema pulmonar: o novo critério proposto tenta corrigir a definição anterior, em que fora obrigatório excluir a presença do edema cardiogênico e, para isso, a monitoração da pressão capilar pulmonar (PcP < 18 mmHg). A presença do edema cardiogênico, pela nova definição, não deve ser a causa principal da insuficiência respiratória e pode ser avaliada por ecocardiograma. Dessa forma, pacientes cardiopatas podem apresentar a SDRA, desde que sejam respeitados esses critérios.

Relação da PaO_2/FiO_2: gasometria arterial coletada sob pressão positiva ao final da expiração (PEEP) ou terapia de pressão positiva contínua das vias aéreas (CPAP) ≥ 5 cmH_2O. Excluída a definição de LPA e reclassificada em forma leve, moderada ou grave da SDRA.

TABELA 1

Gravidade	PaO$_2$/FiO$_2$	Mortalidade
Leve*	200-00	27%
Moderada*	100-200	32%
Grave**	< 100	45%

* PEEP ≥ 5; ** PEEP ≥ 10. FiO$_2$: fração inspirada de oxigênio; PaO$_2$: pressão arterial parcial de oxigênio.

FATORES PREDITIVOS

As principais causas da SDRA incluem pneumonia, peritonite, politrauma e sepse (principal causa, com valores em torno 40% de incidência). Estatisticamente, a presença de comorbidades e principalmente do abuso do álcool aumentam sua incidência.

O escore de predição de lesão pulmonar (EPIP) foi proposto como ferramenta na avaliação do risco clínico de desenvolvimento da LPA/SDRA, com boas taxas de predição.

TABELA 2 — Escore de predição de lesão pulmonar (EPIP)

Pontuação	Fator de risco
1 ponto	Sepse, obesidade (IMC > 30), abuso de álcool, hipoalbuminemia, quimioterapia, saturação de hemoglobina < 95%
1,5 ponto	Pneumonia, cirurgia ortopédica de coluna, contusão pulmonar, múltiplas fraturas, taquipneia (FR > 25 rpm), acidose (pH < 7,35)
2 pontos	Choque, aspiração, cirurgia abdominal, contusão cerebral, inalação de fumaça, quase afogamento e oxigenoterapia FiO$_2$ > 0,35 ou > 4 L/min
2,5 pontos	Cirurgia cardíaca
3,5 pontos	Cirurgia vascular aórtica
- 1 ponto	Diabete melito

EPIP < 4, valor preditivo negativo de 97%; EPIP > 4, sensibilidade de 69% e especificidade de 78%; FiO$_2$: fração inspirada de oxigênio; FR: frequência respiratória; IMC: índice de massa corpórea.

FISIOPATOLOGIA

A membrana alveolocapilar é uma estrutura delgada e extremamente frágil, constituída por duas barreiras separadas, o epitélio alveolar e o endotélio vascular. O epitélio alveolar é constituído pelos pneumócitos do tipo I (90%) e tipo II (10%), sendo o último responsável pelo transporte de fluídos e pela produção de surfactante.

A lesão dessa unidade fisiológica e o consequente extravasamento de plasma e células constituem o principal eixo fisiopatológico da síndrome: alteração da troca gasosa, redução da complacência e aumento da pressão arterial pulmonar.

Após a lesão pulmonar há liberação de citocinas, como o fator de necrose tumoral (TNF) e as interleucinas (IL-1, IL-6 e IL-8), que são responsáveis pelo recrutamento e pela ativação neutrocitária (que por sua vez liberam espécies reativas de oxigênio e proteases). Em condições normais, o espaço alveolar não apresenta edema, entretanto, nessa condição, o aumento da permeabilidade capilar e a perda do gradiente oncótico provocam a inundação alveolar e intersticial, excedendo a capacidade de drenagem linfática. A resultante final é o preenchimento alveolar por fluído proteináceo, celular, debris, hemácias e formação da membrana hialina.

A perda do surfactante alveolar resulta em colapso alveolar adicional.

Classicamente, a SDRA é dividida em três estágios patológicos. A fase inicial ou exsudativa é caracterizada pelo dano alveolar difuso. Após sete a dez dias há o início da fase proliferativa, caracterizada pela redução do edema, proliferação dos pneumócitos do tipo II, metaplasia escamosa, migração dos miofibroblastos e início da deposição de colágeno. A fase final ou fibrótica é caracterizada pela alteração da arquitetura pulmonar, fibrose difusa e formação de cistos pulmonares.

RADIOLOGIA

Radiografia de tórax

A radiografia de tórax é extremamente útil no ambiente da terapia intensiva, pois auxilia no diagnóstico diferencial e confirma o posicionamento de cateteres, acompanhamento evolutivo e avaliação de complicações. A apresentação radiológica varia de acordo com a fase da doença e se correlaciona com a fase histopatológica.

TABELA 3 Apresentação radiológica

Sinais	Edema cardiogênico	Hipervolemia	SDRA
Cardiomegalia	+	+	
Cefalização da trama celular	+		
Derrame pleural	+	+	
Linhas B Kerley	+	+	
Espessamento peribroncovascular	+	+	
Consolidação	Peri-hilar difusa	Central/peri-hilar	Periférica e irregular

SDRA: síndrome do desconforto respiratório agudo.

Tomografia de tórax

A tomografia de tórax é um instrumento fundamental na avaliação da causa da insuficiência respiratória aguda, propondo a possível etiologia e o diagnósticos diferenciais, bem como auxílio nas estratégias de suporte ventilatório.

O uso da tomografia de tórax permitiu avaliar de forma mais detalhada o comportamento pulmonar durante a SDRA. Diferente da imagem radiológica convencional, que muitas vezes demonstra um comprometimento pulmonar homogêneo, a tomografia de tórax revela que a distribuição da lesão pulmonar é heterogênea e o acometimento mais intenso nas porções mais dorsais do parênquima pulmonar, como é possível observar na Tabela 4.

TABELA 4 Apresentação na tomografia de tórax

Padrão da imagem	Característica
Vidro fosco	Aumento discreto da atenuação pulmonar, com definição preservada das estruturas broncovasculares
Consolidação	Aumento homogêneo da atenuação pulmonar, perda de definição das estruturas vasculares
Reticular	Acometimento intersticial ou fibrose, mais comum na fase tardia da SDRA

SDRA: síndrome do desconforto respiratório agudo.

ESTRATÉGIAS VENTILATÓRIAS

Independentemente da estratégia adotada, além do dano inicial (causa da SDRA), o próprio suporte ventilatório pode ser a causa ou potencializar uma lesão já existente. A lesão pulmonar induzida pelo ventilador mecânico (LPIVM) tem como mecanismos propostos a hiperdistensão alveolar e capilar (volutrauma) e o atelectrauma (caracterizado pelo excesso de tensão na proximidade das regiões pulmonares não aeradas, associado ou não ao fechamento e à abertura cíclicos das pequenas vias aéreas e alvéolos durante o ciclo respiratório).

As diversas estratégias propostas devem, portanto, minimizar os mecanismos descritos.

Essa estratégia está baseada no uso de volume corrente baixo (6 mL/kg de peso ideal predito e pressão de platô limite de 30 cmH$_2$0) e no uso da PEEP, a fim de minimizar a hiperdistensão alveolar, uma das principais causas da LPIVM. O uso da ventilação protetora foi um passo fundamental no manejo da SDRA, com inúmeros trabalhos mostrando seus benefícios no que diz respeito à mortalidade.

Entretanto, alguns pacientes podem desenvolver acidose respiratória (hipercapnia), que também normalmente é bem tolerada. O aumento da frequência respiratória pode minimizar esse efeito, mas deve-se evitar o aparecimento do auto-PEEP. Outro instrumento válido, nos casos refratários, é a redução do espaço morto representado pelo circuito e pelo filtro trocadores de calor e umidade (*heat and moisture exchangers* [HME]) optando pelo uso de umificador aquecido.

Peso ideal predito (kg):
Homens: 50 + 2,3 (1)
Mulheres: 45,5 + 2,3 {[altura (cm) × 0,394] − 60}

Open lung ventilation

Apesar dos benefícios definidos da ventilação protetora, o uso de baixo volume corrente pode causar desrecrutamento alveolar e abertura e fechamento cíclicos de unidades alveolares e de pequenas vias aéreas, caso da LPIVM.

A estratégia *open lung* propõe abrir e manter abertas as unidades pulmonares colapsadas, aumentar o volume pulmonar aerado, melhorar a troca gasosa e a mecânica pulmonar, pelo uso de níveis suficientes da PEEP.

Segundo essa teoria, o total de área pulmonar sob efeito *shunt* (áreas não ventiladas, mas perfundidas) deveria ser inferior a 10%, fato que corresponderia a uma relação $PaO_2 + PaCO_2$ (pressão arterial parcial dióxido de carbono) ≥ 450 mmHg ao nível do mar.

A fim de atingir esse objetivo, a ferramenta mais utilizada é a manobra de recrutamento pulmonar, que consiste na aplicação de altos níveis de pressão inspiratória como objetivo de expandir os alvéolos colapsados. Há diversos métodos propostos, entretanto, até a presente data não existem evidências científicas definitivas, como redução das taxas de morbimortalidade, que tornem esse método o padrão-ouro da estratégia ventilatória.

Durante a manobra de recrutamento alveolar, a estrita observação da hemodinâmica do paciente é fundamental, uma vez que a ocorrência de hipotensão e arritmias não é incomum. O risco de barotrauma (enfisema subcutâneo, pneumotórax e pneumomediastino) não deve ser desconsiderado.

Outra questão relacionada à manobra de recrutamento está na manutenção do ganho obtido, ou seja, deve-se adotar uma estratégia após a manobra a fim manter o ganho na oxigenação obtida. Para tal, de forma objetiva, a tomografia computadorizada e mais recentemente a impedância elétrica são os métodos mais precisos.

O objetivo da tomografia como método de otimização ventilatória é encontrar a pressão crítica de abertura pulmonar (pressão necessária para o recrutamento pulmonar: fase incremental de pressão) e a pressão mínima necessária para manter o recrutamento alcançado na fase anterior (pressão crítica de fechamento: fase decremental de pressão). Dessa forma, pode-se definir o nível ótimo da PEEP a ser utilizado.

Entretanto, o uso da tomografia de tórax como ferramenta de titulação da PEEP constituiu método a ser utilizado em unidades treinadas e com estrutura operacional adequada. A logística do transporte é complexa em função do perfil clínico do paciente, que demanda, além do suporte ventilatório, monitoração hemodinâmica, uso de drogas vasoativas, deslocamento entre unidades e fundamentalmente uma equipe afeita ao transporte de risco.

A tomografia de impedância elétrica (TIE) é uma nova ferramenta de imagem não invasiva, à beira do leito, que basicamente avalia a resistência (impedância) do tecido à passagem de uma baixa corrente elétrica e por meio de um algoritmo de reconstrução permite a avaliação *on-line* e ajuste à beira-leito da ventilação mecânica. Apesar de promissora, a técnica ainda esbarra na comercialização.

Curva pressão-volume

A construção da curva pressão-volume, método de Suter, a fim de determinar o ponto de inflexão inferior e superior, assim como o valor ideal da PEEP pela melhor complacência, não constitui método reprodutível e recomendado. Harris observou grande variabilidade interobservador na titulação da PEEP ideal de até 11 cmH_2O para o mesmo paciente.

Dessa forma, o método de Suter não deve ser utilizado como guia para a determinação do valor de PEEP ideal.

Ventilação em posição prona

Assim como descrito em relação ao colapso pulmonar presente nas porções pulmonares dorsais ou dependentes da gravidade, durante a SDRA, Bryan, em 1974, foi o primeiro a descrever a melhora na oxigenação e na capacidade residual funcional. A proposta dessa forma ventilatória consiste em mudar o decúbito do paciente, ou seja, em vez de ventilar o paciente em decúbito dorsal, se passaria a ventilá-lo em decúbito ventral.

Há diversas explicações para os benefícios da posição prona, como melhora da relação ventilação/perfusão, recrutamento de áreas colapsadas, redução do efeito gravitacional cardíaco sobre o parênquima pulmonar, entre outras. Entretanto, até a presente data há grande conflito de resultados e protocolos (quando posicionar o paciente, tempo em posição prona, qual é a fase mais adequada etc.).

Em 2009, Taccone publicou um trabalho multicêntrico a fim de avaliar o uso da posição prona. Após a análise estatística foi observado que o subgrupo de pacientes com hipoxemia grave ou SDRA grave (relação $PaO_2/FiO_2 < 100$) apresentaria melhor benefício relacionado ao tratamento (mortalidade após 28 dias de 37,8% no grupo prona e 46,1% no grupo convencional). Os demais grupos (SDRA leve e moderada) não apresentaram melhora estatisticamente significativa.

CONSIDERAÇÕES FINAIS

Em dados gerais, 10 a 15% dos pacientes admitidos em terapia intensiva e em torno de 20% dos pacientes em ventilação mecânica apresentam critérios diagnósticos para a SDRA. Apesar da melhora do suporte ventilatório e da terapia intensiva, as taxas de morbimortalidade ainda são elevadas.

A estratégia ventilatória utilizada deve otimizar a troca gasosa e buscar a redução da incidência e da gravidade da lesão pulmonar induzida pelo ventilador mecânico.

BIBLIOGRAFIA RECOMENDADA

Amato MBP, Barbas CSV, Carvalho CRR. Protective ventilation for the acute respiratory distress syndrome. N Engl J Med. 1998;339(3):196-9.

Amato MBP, Carvalho CRR, Vieira S, Isola A, Rotman V, Moock M, et al. III Consenso Brasileiro de Ventilação Mecânica, Ventilação Mecânica na Lesão Pulmonar Aguda/Síndrome do Desconforto Respiratório Agudo. Rev Bras Ter Intens. 2007;19(3):374-83.

Bernard GR, Artigas A, Brigham KL, Carlet J, Falke K, Hudson L, et al. Report of the american-european consensus conference on ards: Definitions, mechanisms, relevant outcomes and clinical trial coordination. The consensus committee. Int Care Med. 1994;20:225-32.

Borges JB, Okamoto VN, Matos GF, Caramez MP, Arantes PR, Barros F, et al. Reversibility of lung collapse and hypoxemia in early acute respiratory distress syndrome. Am J Respir Crit Care Med. 2006;174:268-78.

Caironi P, Carlesso E, Gattinoni L. Radiological imaging in acute lung injury and acute respiratory distress syndrome. Semin Respir Crit Care Med. 2006;27(4):404-15.

Camporota L, Ranieri VM. What's new in the "berlin" definition of acute respiratory distress syndrome? Minerva Anestesiol. 2012;78:1162-6.

Costa EL, Borges JB, Melo A, Suarez-Sipmann F, Toufen C Jr, Bohm SH, et al. Bedside estimation of recruitable alveolar collapse and hyperdistension by electrical impedance tomography. Intensive Care Med. 2009;35(6):1132-7.

Del Sorbo L, Slutsky AS. Ventilatory support for acute respiratory failure: new and ongoing pathophysiological, diagnostic and therapeutic developments. Curr Opin Crit Care. 2010;16(1):1-7.

Fan E, Wilcox ME, Brower RG, Stewart TE, Mehta S, Lapinsky SE, et al. Recruitment maneuvers for acute lung injury: a systematic review. Am J Resp Crit Care Med. 2008;178:1156-63.

Gajic O, Dabbagh O, Park PK, Adesanya A, Chang SY, Hou P, et al.; U.S. Critical Illness and Injury Trials Group: Lung Injury Prevention Study Investigators (USCIITG-LIPS). Early identification of patients at risk of acute lung injury: evaluation of lung injury prediction score in a multicenter cohort study. Am J Resp Crit Care Med. 2011;183:462-70.

Gattinoni L, Caironi P, Pelosi P, Goodman LR. What has computed tomography taught us about the acute respiratory distress syndrome? Am J Resp Crit Care Med. 2001;164:1701-11.

Harris RS, Hess DR, Venegas JG. An objective analysis of the pressure-volume curve in the acute respiratory distress syndrome. Am J Resp Crit Care Med. 2000;161:432-9.

Ranieri VM, Rubenfeld GD, Thompson BT, Ferguson ND, Caldwell E, Fan E, et al. Acute respiratory distress syndrome: the Berlin definition. JAMA. 2012;307:2526-33.

Ricard JD, Dreyfuss D, Saumon G. Ventilator-induced lung injury. Euro Resp J. 2003;42(Suppl):2s-9s.

Rouby JJ, Puybasset L, Nieszkowska A, Lu Q. Acute respiratory distress syndrome: Lessons from computed tomography of the whole lung. Crit Care Med. 2003;31:(Suppl) 285-95.

Sheard S, Rao P, Devaraj A. Imaging of acute respiratory distress syndrome. Respiratory Care. 2012;57:607-12.

Thille AW, Esteban A, Fernandez-Segoviano P, Rodriguez JM, Aramburu JA, Penuelas O, et al. Comparison of the Berlin definition for acute respiratory distress syndrome with autopsy. Am J Respir Crit Care Med. 2013;187(7):761-7.

Tremblay LN, Slutsky AS. Ventilator-induced lung injury: from the bench to the bedside. Intensive Care Med. 2006;32:24.

Ventilation with lower tidal volumes as compared with traditional tidal volumes for acute lung injury and the acute respiratory distress syndrome. The Acute Respiratory Distress Syndrome Network. N Engl J Med. 2000;342(18):1301-8.

Wheeler AP, Bernard GR. Acute lung injury and the acute respiratory distress syndrome: a clinical review. Lancet. 2007;369:1553-64.

INSUFICIÊNCIA RESPIRATÓRIA AGUDA EM PEDIATRIA

13

Deise Barbosa

INTRODUÇÃO

Muitos fisioterapeutas que trabalham com serviço de emergência podem se sentir inseguros em relação a possuir as habilidades e os atributos necessários para esse ambiente complexo de rápidas ações. Para o controle clínico, fica claro que a qualidade deve existir não apenas como responsabilidade da instituição, mas também como de cada profissional. Possuir raciocínio clínico e organizado é uma habilidade essencial para a prática segura do trabalho. Espera-se que o profissional tenha necessidades de aprendizagem, pois a qualificação como fisioterapeuta não significa que o profissional seja plenamente competente ou que esteja totalmente confiante para trabalhar no serviço de emergência pediátrica (Harden et al., 2010).

A insuficiência respiratória (IR) aguda é decorrente de uma série de etiologias, acontece com muita frequência na infância, sendo a principal causa de óbito em crianças menores de 5 anos (cerca de 3 milhões de crianças morrem por ano no mundo em decorrência de problemas respiratórios) (Xavier, 2009).

A abordagem fisioterapêutica é muito ampla e relacionada aos quadros apresentados nas diversas causas da IR.

DEFINIÇÃO CLÍNICA

A IR é conceituada como a incapacidade súbita do sistema respiratório de atender às demandas de oxigênio e/ou eliminar o dióxido de carbono (CO_2) produzido pelo organismo. A troca alveolar anormal pode ser consequência de um grande número de situações clínicas. Em função dessa variedade de doenças que levam à IR, a abordagem terapêutica também é diversa (Abadesso et al., 2012; Foronda, 2009).

É caracterizada pela incapacidade de manter oxigenação e/ou ventilação adequada, a despeito da utilização de terapias conservadoras (p.ex., administração de oxigênio, broncodilatadores, etc). Pode ocorrer na presença de hipoxemia grave (PaO_2 < 60 mmHg), acidose respiratória grave ($PaCO_2$ > 50 mmHg e pH < 7,25) ou ambos.

A alta suscetibilidade para desenvolver falência respiratória pode ser explicada pelo fato de as crianças possuírem uma via aérea menor, maior demanda metabólica, uma reserva respiratória menor e mecanismos compensatórios inadequados, o que pode levar à evolução mais rápida para a fadiga (Xavier, 2009).

As crianças podem apresentar os mesmos problemas respiratórios dos adultos, porém a idade e as alterações anatômicas e fisiológicas predispõem a complicações respiratórias. Qualquer intervenção deve ser adaptada para ajustar-se a tais alterações (Harden et al., 2010).

A seguir, encontram-se as principais alterações anatomofisiológicas que podem corroborar para o agravamento das condições respiratórias.

A cabeça da criança é maior em relação ao corpo, quando comparada com a de um adulto. Associada ao tônus da musculatura cervical ainda insuficiente, o que pode ocasionar flexão da coluna cervical, levando à obstrução das vias aéreas superiores e ao aumento da resistência ao fluxo aéreo (Gonzaga, 2007).

O nariz é responsável por 50% do total da resistência das vias aéreas em todas as idades. A obstrução nasal pode ser responsável por desconforto ou pela falência respiratória.

Algumas vezes, a aspiração nasal ou oral será necessária.

A língua é mais larga em proporção ao restante da cavidade oral, perde-se o tônus com o sono, a sedação, a disfunção do sistema nervoso central (SNC), frequente causa de obstrução da via aérea alta (Gonzaga, 2007; Balfour-Lynn, 2009).

O posicionamtento com ou sem a via aérea oral, pode ser suficiente, pois a estabilização laringoscópica da língua é mais difícil.

A laringe tem sua posição mais alta, superior e anteriorizada ao pescoço do que nos adultos, localizada entre a segunda e quarta vértebra cervical (C2-C4) em lactentes e entre a quarta e quinta (C4-C5) nos adultos.

As cordas vocais têm 40% de ligamentos e 60% de cartilagem aritenoide, proporções invertidas nos adultos.

A epiglote tem o formato da letra grega ômega, é mole e tem o ângulo de entrada de 45° na parede faríngea. No adulto ela é reta, plana e está em paralelo com a parede traqueal.

A subglote (cartilagem cricoide) é o único anel de cartilagem completo e não expansível, com formato elipsoide. É a parte mais estreita da via aérea, em crianças com idades inferiores a 8 a 10 anos. Para se evitar o trauma do *cuff*, tubos (cânulas traqueiais) sem *cuff* têm sido historicamente utilizados em crianças nessa faixa etária. Contudo, tubos com *cuff* de alto volume e baixa pressão podem ser utilizados em lactentes e crianças jovens, sem provocar trauma na via aérea. Um tubo endotraqueal muito justo pode causar edema e estenose traqueal, comprometendo a via aérea (Nichols et al., 2012).

A árvore traqueobrônquica do recém-nascido e do lactente é altamente complacente, pois possui uma quantidade menor de fibras elásticas e essa característica predispõe ao colapso. O suporte cartilaginoso da traqueia é fundamental para a estabilidade das vias aéreas de condução (Gonzaga, 2007).

A traqueia apresenta baixa quantidade de fibras elásticas associadas à fraqueza do suporte cartilaginoso que pode predispor à compressão dinâmica durante a inspiração e a expiração e o colapso da via aérea. O diâmetro da traqueia é de 5 a 6 mm em crianças, de 14 a 15 mm em adultos e em um recém-nascido corresponde a um terço do diâmetro de um adulto. Pequenos espessamentos da mucosa levam a grandes aumentos da resistência, por exemplo, um espessamento de 1 mm no nível subglótico, leva à diminuição de área de secção transversal de 75% no recém-nascido e 20% no adulto. As resistências das vias aéreas proximais e distais diminuem aproximadamente 50% conforme a idade avança, sobretudo nos dois primeiros anos de vida (Harden et al., 2010; Gonzaga, 2007).

A capacidade residual funcional (CRF) fica próxima ao volume de fechamento pulmonar (VFP), podendo causar aumento da resistência expiratória, atelectasia e *shunt*. A pressão positiva expiratória final (PEEP), usada durante a ventilação assistida, aumenta a CRF acima do VFP, auxiliando a reexpansão e prevenindo o colapso pulmonar (Carvalho e Pereira, 2010).

Os alvéolos no nascimento, apresentam aproximadamente 20 milhões de sacos alveolares, chegando aos 8 anos de idade com aproximadamente 300 milhões de alvéolos. Pode-se relacionar a complacência pulmonar reduzida, no neonato e no lactente, à anatomia alveolar imatura, ao interstício pulmonar com menos elastina e à presença ou não de surfactante.

A ventilação colateral também não está desenvolvida no lactente. Os poros de Khon (intra-alveolares), os canais de Lambert (bronquíolo-alveolares) e os canais de Martin (bronquilares) estão ausentes ou em número extremamente reduzido no nascimento (Gonzaga, 2007; La Torre et al., 2011).

Esses fatores implicam em menor capacidade de recolhimento elástico e tendência ao colapso alveolar, esclarecendo a prevalência de microatelectasias nessa população (Gonzaga, 2007).

As costelas são altamente cartilaginosas e encontra-se em posição horizontal em relação à coluna vertebral torácica e ao esterno, tornando a caixa torácica mais circular.

O diafragma é composto por 10 a 30% de fibras do tipo I, de contração lenta que são mais resistentes à fadiga, possui menor capacidade oxidativa, menor reserva respiratória e desenvolvimento de fadiga precoce. Os músculos intercostais apresentam carência de tônus, força e coordenação, quais não fornecem a estabilidade torácica necessária e não atendem ao aumento da demanda ventilatória (Harden et al., 2010; Gonzaga, 2007).

O tamanho relativamente grande das vísceras abdominais que restringem a movimentação vertical do diafragma, pode favorecer movimentos paradoxais e assincronia toracoabdominal durante o aumento do trabalho respiratório (Gonzaga, 2007).

Além da variação de características inerentes a cada idade, a criança apresenta ainda predisposição a diversas patologias que podem ser encontradas na sala de emergência.

CLASSIFICAÇÃO

Insuficiência respiratória do tipo I ou hipoxêmica

> O comprometimento é originalmente pulmonar.

> $PaO_2 < 55$ a 60 mmHg e a $PaCO_2$ na fase inicial < 40 mmHg, normal ou discretamente elevada.
> Distúrbios associados ao desequilíbrio ventilação/perfusão (V/Q).
> Alteração da complacência pulmonar.

Insuficiência respiratória do tipo II ou ventilatória ou hipercápnica

> Comprometimento do SNC, da musculatura ou do tórax (Zorc e Hall, 2010).
> $PaCO_2 > 50$ mmHg e $PaO_2 < 55$ a 60 mmHg.
> Caracterizada pela hipoventilação pulmonar.
> Alcalose metabólica, pode aumentar $PaCO_2$ sem acidose.
> Também associado com alterações da V/Q.
> Distúrbios da resistência de via aérea.

AVALIAÇÃO

Ao realizar a avaliação de uma criança, deve-se apresentar corretamente e levar em consideração alguns fatores importantes como: a linguagem adequada para cada faixa etária, distraí-los com brincadeiras para atingir o objetivo de tratamento; os pais podem apresentar ansiedade e nervosismo, por isso é adequado ter uma boa comunicação, esclarecendo o que será realizado, quais são os objetivos e resultados esperados no tratamento (Harden et al., 2010).

É importante colher informações sobre o motivo atual da internação, a história pregressa, tais como prematuridade, problemas pós-natais, patologias associadas e internações prévias. Se já recebeu tratamento fisioterapêutico e qual foi a resposta ao mesmo, medicamentos de uso regular, condições socioambientais (habitação, tabagismo no ambiente domiciliar e histórico de doença familiar) (Harden et al., 2010; Xavier, 2009).

A avaliação criteriosa ajuda a traçar os objetivos do tratamento e qual a melhor conduta para o momento.

Seguem algumas informações subjetivas que podem auxiliar na avaliação:

1. A criança apresenta queda na saturação periférica de oxigênio (SpO_2)?
2. Em relação à alimentação:

a. Apresenta dificuldade na sucção? (incapacidade em sugar indica desconforto respiratório).
b. Utiliza sonda nasogástrica, intermitente ou contínua (atenção aos casos de distensão abdominal e horário de atendimento).
3. Sinais de dor, para crianças que não expressam se verbalmente, atenção se há franzimento da testa, letargia, irritabilidade e punhos cerrados.

A avaliação da criança com insuficiência respiratória aguda inclui a determinação da gravidade, bem como a etiologia do quadro subjacente. É necessário também identificar se há esforço respiratório (Xavier, 2009).

A oximetria de pulso propicia informações sobre a SpO_2 < 90% que representa uma pressão parcial de oxigênio menor do que 60 mmHg, porém uma SpO_2 > 90% não exclui a falência respiratória, hipercapnia significativa é possível com uma saturação normal (Nichols, 2012).

SpO_2 < 90% implica os seguintes itens:

> Oferta de oxigênio suplementar ou possivelmente ventilação assistida.
> Devem ser pesquisadas as causas da falência respiratória.
> O paciente deve ser rigorosamente monitorado para futuras descompensações.

QUADRO 1 Sinais clínicos da insuficiência respiratória

> Taquipneia*
> Taquicardia ou bradicardia
> Batimento de asa de nariz
> Uso de musculatura acessória, balanço de cabeça
> Retrações/tiragens subcostal, intercostais, esternal ou subclavicular
> Gemência ou estridor
> Inversão na relação inspiração/expiração
> Apneia
> Incapacidade de deitar e encontrar uma posição confortável
> Agitação ou letargia
> Cianose

* Ver tabela de acordo com a idade.

TABELA 1	Taquipneia de acordo com a idade
Idade	Respiração por minuto
< 2 meses	> 60 respirações
2 a 12 meses	> 50 respirações
1 a 5 anos	> 40 respirações
> 5 anos	> 20 respirações

Adaptada de Organização Mundial da Saúde, 1995.

TABELA 2	Principais causas da insuficiência respiratória
Doenças do parênquima pulmonar	Pneumonia
	Fibrose cística
	Afogamento
	Embolia pulmonar
	Contusão pulmonar
	Choque
	Pneumotórax
	Síndrome do desconforto respiratório agudo
Acometimento das vias aéreas superiores e inferiores	Obstrução da via aérea superior
	Bronquiolite
	Asma
	Laringite
	Epiglotite
Acometimento do sistema nervoso central e muscular	Cifoescoliose
	Doenças neuromusculares
	Trauma de tórax
	Lesão cerebral traumática
	Tumores cerebrais
	Lesão medular

OBSTRUÇÃO DE VIA AÉREA SUPERIOR

A obstrução de via aérea superior (OVAS) é a principal causa de parada cardíaca em crianças. Seguindo as leis da física (Lepoiseulle e Bernoulli), que governam o fluxo de gás através de tubos estreitos, a suscetibilidade de lactentes e crianças pequenas à OVAS é explicada. Pode ocorrer o comprometimento de nariz, laringe ou faringe; apresenta alguns sinais clínicos durante a inspiração, como alteração na voz ou no choro, tosse ladrante (tosse metálica e incessante); estridor inspiratório sugere obstrução acima da laringe, quando inspiratório e expiratório, sugerem obstrução abaixo da laringe.

Ocorre baixa expansibilidade pulmonar, movimentos paradoxais do tronco – o tórax se retrai enquanto o abdome fica protruso (assincronismo abdominal) e faz uso da musculatura acessória – retrações supraesternais, intercostais e subcostais (Nichols et al, 2012; Abadesso et al., 2012).

OBSTRUÇÃO DE VIA AÉREA INFERIOR

Corresponde ao comprometimento das vias aéreas intratorácicas, parte inferior da traqueia, brônquios e bronquíolos. Os sinais característicos são: sibilos, expiração prolongada, aumento do trabalho respiratório na expiração (tornando-a um processo ativo) e tosse (inicialmente seca e paroxística). Bronquiolite e asma são os principais exemplos.

Bronquiolite

Patologia do trato respiratório inferior que ocorre mais comumente em crianças menores que 2 anos de idade e é causada por infecções de vírus sazonais. O diagnóstico é principalmente baseado nos sintomas e sinais clínicos. O processo inicia-se com um quadro viral respiratório alto, com duração de 2 a 3 dias, seguido por um processo inflamatório das vias aéreas inferiores que culmina com o aumento do esforço respiratório. Apresenta manifestações que variam de quadros leves a muito graves e pode ser classificada em leve, moderada ou grave expondo as crianças acometidas a hospitalizações e risco de morrer (Zorc e Hall, 2010).

O principal agente causador é o vírus sincicial respiratório (VSR), que continua a representar 50 a 80% dos casos, outros vírus podem ser encontrados: adenovírus, parainfluenza, influenza, rinovírus, micoplasma, metapneumovírus humano (HMPV) e coronavírus (Xavier, 2009; Zorc e Hall, 2010). Também pode haver presença de mais de um vírus de forma concomitante. As taxas de coinfecção variaram de 10 a 30% nas amostras de crianças hospitalizadas, mais comum entre VSR, HMPV ou rinovírus (Xavier, 2009; Zorc e Hall, 2010).

Para pacientes com bronquiolite, a fisioterapia respiratória melhora o escore de gravidade clínica em 1 a 3 dias, no entanto, as evidências são fracas e a magnitude da melhora pequena. Mais estudos avaliando os seus benefícios precisam ser conduzidos (Bialy et al., 2011).

Asma

Definida como uma doença inflamatória crônica caracterizada por hiper-responsividade das vias aéreas inferiores e por limitação ao fluxo aéreo. O diagnóstico e a avaliação da gravidade da crise aguda de asma baseiam-se na história clínica, no exame físico, na medida da saturação arterial de oxigênio e, quando possível, em medidas da função pulmonar (Foronda, 2009).

A asma é um relevante problema de saúde pública mundial e aparece entre as doenças mais frequentemente relacionadas com atendimentos em emergências e hospitalizações na faixa etária pediátrica.

No Brasil, houve 273 mil hospitalizações por asma em 2007 e os custos do Sistema Único de Saúde (SUS) com internações foram de 98 milhões de reais. A proporção de pacientes com asma que utiliza serviços de emergência por exacerbações varia de 30 a 92,7% nas diferentes regiões do país. O diagnóstico de asma em serviços de urgência representa 16% das consultas na clínica pediátrica. Anualmente, ocorrem 2 mil mortes por asma, sendo 70% delas de pacientes hospitalizados (Abadesso et al., 2012; Foronda, 2009; Gonzaga, 2007; Brandão et al., 2009).

OUTRAS ETIOLOGIAS

Doenças do parênquima pulmonar

Doenças do parênquima pulmonar é o termo utilizado para um grupo bem heterogêneo de condições que alteram o parênquima pulmonar. Patologias que exemplificam esse tipo de comprometimento são: pneumonia (de qualquer etiologia), edema pulmonar (associado à insuficiência cardíaca congestiva ou por aumento da permeabilidade vascular como acontece na sepse), contusão pulmonar (trauma), síndrome do desconforto respiratório agudo (SDRA), entre outras (Foronda, 2009).

O diagnóstico desse grupo de patologias é essencialmente radiológico, visualizando opacidades de extensão variável podendo acometer mais de um segmento pulmonar. Quando há suspeita de derrame pleural, uma radiografia de decúbito lateral pode ajudar a avaliar sua presença e extensão. A ultrasonografia (USG) de tórax também é um método diagnóstico interessante na complementação do diagnóstico do derrame pleural. A tomografia de tórax raramente está indicada na avaliação da pneumonia e edema pulmonar, porém, pode ajudar em situações como trauma, SDRA e em situações em que ocorrem complicações, como evolução para a formação de abscesso pulmonar (Foronda, 2009).

Alteração do controle da respiração

É caracterizado pela presença de um padrão respiratório anormal e geralmente está associado a condições que alteram a função neurológica e, portanto, comprometem o nível de consciência ou causam fraqueza muscular progressiva, que não permitem a ventilação ou a oxigenação uma vez que há falência da bomba respiratória.

Causas comuns desse tipo de afecção são: convulsões, infecções do SNC, lesão medular, tumores cerebrais, hidrocefalia, doenças neuromusculares (p. ex. Werding Hoffman, distrofia muscular etc.) (Harden et al., 2010; Foronda, 2009).

Nas patologias em que o controle da respiração e a musculatura respiratória estão comprometidos, normalmente compromete a troca gasosa, a manutenção do tônus muscular das vias aéreas, a proteção das vias aéreas, a higiene brônquica eficiente. As consequências respiratórias são hipoventilação, obstrução de vias aéreas, broncoaspiração, retenção de secreção, infecção do trato respiratório inferior e o efeito mecânico como escoliose progressiva (que podem levar à insuficiência respiratória progressiva) (Foronda, 2009; Hull et al., 2012).

A insuficiência respiratória aguda, associada à infecção respiratória, é o principal motivo de hospitalização e a causa mais comum de mortalidade em pacientes com doenças neuromusculares (Hull et al., 2012).

Crianças com doenças neuromusculares podem apresentar piora da fraqueza muscular durante o período agudo de infecção pulmonar, associada ao aumento na produção e na retenção de secreção, menor efetividade na tosse (causando atelectasias), alteração da ventilação/perfusão e hipoxemia, bem como redução da complacência pulmonar (Hull et al., 2012).

FISIOPATOLOGIA

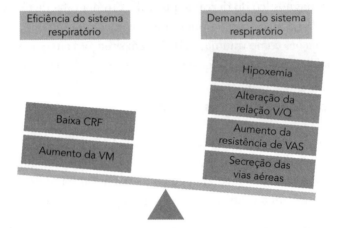

FIGURA 1 Ilustração da fisiopatologia da insuficiência respiratória.

CRF: capacidade residual funcional; V/Q: relação ventilação/perfusão; VAS: vias aéreas superiores; VM: ventilação mecânica.

EXAMES COMPLEMENTARES

- Gasometria arterial (Tabela 3).
- Radiografia de tórax.
- Tomografia de tórax.
- Ultrassonografia de tórax.

TABELA 3 Gasometria arterial

	Valor normal*	Menor	Maior	Sistema
pH	7,35-7,45	Acidose	Alcalose	Ambos
$PaCO_2$ (mmHg)	34-45	Hiperventilação	Hipoventilação	Respiratório
HCO_3 (mEq/L)	20-22	Acidose	Alcalose	Metabólico
Base excess BE (mEq/L)	±2	Acidose	Alcalose	Metabólico
PaO_2 (mmHg)	70-96	Hipoxemia	Hiperoxemia	Respiratório

* Variação de valores para recém-nascidos a crianças (19 anos).
HCO_3: bicarbonato; PaO_2: pressão arterial parcial de oxigênio; $PaCO_2$: pressão arterial parcial de dióxido de carbono.
Adaptada de Helfaer et al.,1992, e Harden et al., 2010.

TRATAMENTO

O tratamento pode ser amplo, dependendo de fatores como a causa da insuficiência respiratória, doenças preexistentes e quadro clínico apresentado. Seguem algumas recomendações terapêuticas geralmente indicadas (Abadesso et al., 2012; La Torre et al., 2011):

> - Tratamento ou controle da causa.
> - Evitar agitação e dor.
> - Oxigenoterapia.
> - Ventilação não invasiva (VNI).
> - Ventilação mecânica invasiva (VMI).
> - Fisioterapia.

O tratamento deve ser voltado para a causa da hipóxia e/ou hipercapnia, buscando a resolução do desequilíbrio gasoso e a redução do trabalho respiratório (Harden et al., 2010; Abadesso et al., 2012; La Torre et al., 2011).

Está indicado o suporte ventilatório com o uso de oxigênio adicional, com o intuito de manter a $SpO_2 > 90\%$ e $PaO_2 > 60$ mmHg, bem como o emprego de pressão positiva e técnicas fisioterapêuticas para acelerar a recuperação do paciente (Harden et al., 2010; La Torre et al., 2011).

Oxigenoterapia

A saturação basal em mediana de crianças saudáveis varia pouco de acordo com a idade fica entre 97 e 98%, exceto alguns casos específicos como doença pulmonar crônica neonatal, algumas cardiopatias congênitas cianóticas e hipertensão pulmonar idiopática, podendo variar entre SpO_2 90 e 93% (Balfour-Lynn, 2009).

O excesso de oxigênio arterial e alveolar é tóxico para prematuros, e deve ser evitado por medidas de monitoração e aderindo a uma saturação-alvo (Balfour-Lynn, 2009).

As recomendações da American Academy of Pediatrics (AAP) de oxigenoterapia para o tratamento de bronquiolite é que deve ser iniciada criteriosamente quando os níveis de saturação de oxigênio cairem abaixo de 90%, e que a intensidade dos níveis de controle de saturação de oxigênio deve ser reduzida à medida que a criança melhore. A alta hospitalar pode ocorrer quando a SpO_2

se mantiver > 94% após pelo menos 8 a 12 horas sem oxigênio (Nichols, 2012; Balfour-Lynn, 2009).

A associação dessas medidas à monitoração adequada corresponde ao tratamento de suporte universalmente aceito (Nichols, 2012).

A administração de oxigênio pode ser realizada por:

> Máscara (nebulização, sistema Venturi, não reinalante).
> Cateter nasal (baixo ou alto fluxo).
> VNI.
> VMI.

Ventilação não invasiva

A VNI é um modo ventilatório relativamente novo, o seu uso tem se elevado em casos agudos nos últimos 15 anos, demonstrando efeitos benéficos na população adulta e pediátrica em diferentes tipos de insuficiência respiratória. A VNI recruta o pulmão, aumentando a capacidade residual funcional, melhora a dinâmica respiratória, reduz o trabalho respiratório e otimiza as trocas gasosas (Noninvasive Ventilation in Pediatric Emergency Medicine).

A VNI tem sido considerada por muitos centros como uma primeira alternativa de suporte ventilatório na insuficiência respiratória aguda. Dados sobre as características da VNI e fatores de risco da falha da VNI em crianças são utilizadas para melhorar as estratégias terapêuticas no suporte respiratório (Noninvasive Ventilation in Pediatric Emergency Medicine).

A VNI fornece suporte respiratório sem intubação, minimizando assim a ocorrência de infecções hospitalares, tais como sinusite e pneumonia. Os pacientes podem falar, comer ou beber enquanto estiverem sob a VNI. O seu uso também reduz a necessidade de sedação, que é necessária na maioria dos pacientes intubados (Piva et al., 1998; Loh et al., 2007).

Durante os últimos 10 anos, a VNI vem aumentando o uso em crianças com desconforto respiratório agudo. As técnicas e os aparelhos de ventilação mecânica têm se tornado cada vez mais sofisticados e a ventilação assistida, antes um procedimento realizado somente em unidades de terapia intensiva (UTI), vem sendo aplicada nas salas de emergência (Carvalho et al., 2011).

Embora os estudos publicados com essa modalidade de suporte ventilatório sejam principalmente retrospectivos, ensaios clínicos não controlados e pequenos estudos de casos estão sendo cada vez mais publicados. Recentemente, estudos prospectivos têm mostrado que a VNI parece ser um seguro e efetivo tratamento de crianças com problemas respiratórios agudos (Noninvasive Ventilation in Pediatric Emergency Medicine).

Em um estudo de coorte, Abadesso et al. mostraram que a evidência da resposta clínica foi associada à melhora da frequência respiratória (FR) e frequência cardíaca (FC), como também a melhora dos gases sanguíneos (pH e $PaCO_2$). Essa melhora foi evidente, e estatisticamente significante desde as primeiras horas de VNI, e foi observada em ambos os grupos, do sucesso e da falha. A FR, FC, redução da $PaCO_2$ foi significante no grupo da falha da VNI entre 12 e 24 horas, mas os dados gasométricos, foram disponibilizados de um pequeno númerao de pacientes. A mensuração indireta da oxigenação usando a taxa de SpO_2/FiO_2, também mostrou melhora significante no sucesso do grupo, mas não foi muito consistente no grupo da falha. Houve diferença no tempo de hospitalização, menor no grupo do sucesso (estatisticamente significante) (Noninvasive Ventilation in Pediatric Emergency Medicine).

Essa melhora clínica tem sido descrita em estudos prévios, mostrando as taxas de sucesso de VNI entre 57 e 92% na população pediátrica entre 8 e 18 anos de idade.

Em um estudo retrospectivo feito por Sukys et al., a VNI foi utilizada como estratégia de suporte ventilatório primário em casos de bronquiolite grave, associado com a redução da incidência de pneumonia e ventilação, menos suporte de oxigênio e redução do tempo de hospitalização, quando comparado com o período quando a VNI não foi usada. A taxa de sucesso foi de 81%. Diferentes taxas de sucesso estão provavelmente relacionadas à heterogeneidade dos grupos em relação à idade e aos diagnósticos.

Intubação orotraqueal

Várias situações clínicas exigem a realização da intubação traqueal (IT), e o manejo da via aérea nos serviços de emergência é uma das principais preocupações e seguramente, um dos momentos mais críticos do cuidado com o paciente grave, que necessitam ser levados em consideração pelos pediatras emergencistas (Harden et al., 2010; Noninvasive Ventilation in Pediatric Emergency Medicine; Balfour-Lynn, 2009).

Nos pacientes que necessitam de IT de emergência, as potenciais complicações decorrentes do procedimento se somam à enfermidade, o que aumenta o risco de reações adversas ao procedimento e complicações.

Recentemente, foi implantada no Brasil a técnica de sequência rápida de intubação (SRI), que é a realização do procedimento de IT por meio de uma abordagem organizada, que envolve o uso de agentes sedativos e bloqueador neuromuscular (BNM). Apresenta segurança e eficácia documentadas e diminui o número de complicações causadas pela IT convencional (Foronda, 2009; Piva et al., 1998; Sukys e Schvartsman, 2011).

Indicações

> Episódios de apneia frequente, ou associada à bradicardia.
> Grave hipoxemia e/ou aumento da hipercapnia.
> Obstrução de via aérea alta.
> Piora clínica.
> Instabilidade hemodinâmica ou antecipação da instabilidade (choque com insuficiência cardíaca).
> Disfunção do SNC (perda do reflexo de proteção das vias aéreas, fraqueza neuromuscular grave).
> Hiperventilação terapêutica (hipertensão pulmonar, acidose metabólica).
> Emergência na administração de drogas.

A escolha do ventilador mecânico e modalidade a ser utilizada dependerão da disponibilidade de equipamento da instituição, da causa da insuficiência respiratória, da faixa etária e do quadro clínico.

FISIOTERAPIA

É fundamental conhecer o local de atuação da fisioterapia, realizar um levantamento das necessidades, principais atuações, equipamentos disponíveis para o uso, protocolos institucionais, normas e procedimentos, rotinas de atendimento, como é realizado o acionamento por ramal, bip ou telefone, ou se a atuação será integral no setor de emergência.

É recomendado realizar uma boa comunicação com a equipe de enfermagem e médica, que fornecem informações clínicas e história relevantes ao seu atendimento.

Em qualquer situação clínica, uma rápida checagem a beira-leito pode ser crucial para avaliar a estabilidade e a prioridade maior é garantir a segurança do paciente, realizando no primeiro contato as seguintes perguntas:

1. O paciente apresenta risco imediato?
2. As vias aéreas estão protegidas?
3. O paciente está com oxigênio?
4. Qual é a saturação de oxigênio?
5. O paciente está ventilando adequadamente?
6. Possui débito cardíaco adequado?

Se a resposta foi positiva para qualquer dos itens é preciso buscar o reestabelecimento imediato, se necessário, iniciar manobras de reanimação cardiopulmonar.

As vias aéreas devem ser sempre as primeiras a serem avaliadas, com perguntas simples para também avaliar a dinâmica torácica durante a respiração.

Observar alterações no decorrer do tratamento, atentar ao surgimento de arritmias e alterações hemodinâmicas.

Após essa avaliação inicial, se o paciente não estiver mais no risco imediato, o próximo objetivo é verificar se possui ou corre o risco de desenvolver um dos seguintes problemas:

> Retenção de secreção pulmonar.
> Perda de volume pulmonar.
> Aumento do trabalho respiratório.

O objetivo de tratamento será individualizado, conforme a necessidade levantada na avaliação.

O posicionamento favorece uma melhor troca gasosa, propicia melhora da relação V/Q e estabilidade da caixa torácica, por exemplo, posição prona em recém-nascidos e lactentes menores, oferece maior estabilidade torácica, facilita a função diafragmática e reduz o trabalho respiratório (Harden, 2010).

Para os casos de retenção de secreção, realizar técnicas manuais, tosse assistida (manual ou com dispositivos), ventilação por pressão positiva (VPPI), aspiração de secreção de vias aéreas quando a tosse for ineficaz.

Seguem as recomendações específicas no manejo respiratório de crianças com doenças neuromusculares, segundo o BTS guideline for respiratory management of children with neuromuscular weakness de 2012:

> Identificar se há risco de complicações respiratórias.
> Verificar se é necessária assistência ventilatória.
> Remoção de secreção pulmonar requer tosse efetiva, é necessário avaliar.
– Se a criança é capaz de realizar uma inspiração profunda.
– Fechamento glótico (função bulbar intacta) e pausa para distribuição do fluxo aéreo e secreção, incluindo a ventilação colateral.

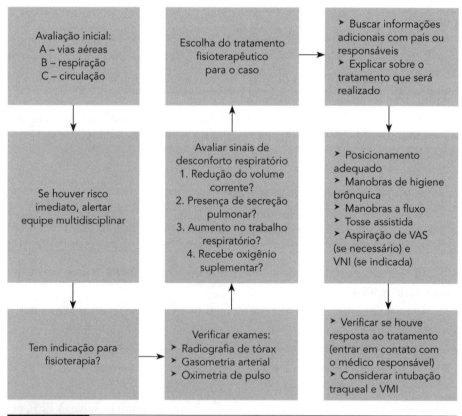

FIGURA 2 Sugestão de fluxo de atendimento da fisioterapia em emergência.
VMI: ventilação mecânica invasiva; VNI: ventilação não invasiva.

– Efetiva contração da musculatura expiratória (abdominal e intercostais) para gerar aumento das pressões intrapleurais e subsequente altas taxas de fluxo aéreo.

➤ Existem várias técnicas de desobstrução de vias aéreas, a melhor indicada é a que a criança possa melhor cooperar e depende do nível da fraqueza muscular instalada.

➤ A opinião de especialistas e a experiência clínica sugerem fortemente a fisioterapia respiratória na exacerbação dos quadros de insuficiência respiratória, na assistência ventilatória invasiva e não invasiva, no *clearence* de secreção das vias aéreas e protocolos assistências que elevam a taxa de sucesso de extubação.

➤ Não é indicado somente a administração de oxigênio para corrigir hipoxemia causada por hipoventilação.

➤ A VNI é a primeira linha de tratamento, terapia fortemente indicada também após a extubação (Hull et al., 2012).

Atenção principalmente aos casos em que seja contraindicada a abordagem fisioterapêutica. O fisioterapeuta deve garantir segurança no atendimento e ter em mente que não é o único responsável pelo tratamento do paciente, uma vez que é fundamental contar com o auxílio dos demais profissionais envolvidos. Qualquer sinal de não resposta ao tratamento proposto ou a criança apresentar piora do quadro, deve-se sinalizar a equipe responsável pelo caso.

BIBLIOGRAFIA RECOMENDADA

Abadesso C, Nunes P, Silvestre C, Matias E, Loureiro H, Almeida H. Non-invasive ventilation in acute respiratory failure in children. Pediatric Reports. 2012;4(2):e16.

Balfour-Lynn IM. BTS guidelines for home oxygen in children. Thorax. 2009;64(Suppl 2):1-26.

Bialy L, Foisy M, Smith M, Fernandes RM. The Cochrane library and the treatment of bronchiolitis in children: an overview of reviews. Evid Based Child Health. 2011;6:258-75.

Bouzas ML, Solé D, Cardoso MR, Silva EE, Miranda KS, Néri LR, et al. Wheezing in infants: frequency, clinical characteristics and treatment. J Pediatr (Rio J). 2012;88(4):361-5.

Brandão HV, Cruz CS, Pinheiro MC, Costa EA, Guimarães A, Souza-Machado A, et al. Fatores de risco para visitas à emergência por exacerbações de asma em pacientes de um programa de controle da asma e rinite alérgica em Feira de Santana, BA. J Bras Pneumol. 2009;35(12):1168-73.

Carmona F. Ventilação mecânica em crianças. Medicina (Ribeirão Preto) 2012;45(2):185-96.

Carvalho FA, Pereira AS. Revisão dos conceitos de mecânica respiratória: complacência, resistência e constante de tempo. In: Sarmento GJV, editor. Princípios e práticas de ventilação mecânica em pediatria. Barueri: Manole, 2011. p.10-5.

Foronda FAK. Insuficiência respiratória aguda na criança – avaliação diagnóstica. Pneumologia Paulista. 2009;22(6):5.

Gonzaga CS. Ventilação mecânica não invasiva em crianças com insuficiência respiratória aguda: uma revisão sistemática da literatura [dissertação]. Universidade de São Paulo, Faculdade de Medicina, 2007.

Harden B, Cross J, Broad MA, Quint M, Ritson P. In: Fisioterapia respiratória – um guia de sobrevivência no atendimento de emergência. Rio de Janeiro: Elsevier, 2010.

Hull J, Aniapravan R, Chan E, Chatwin M, Forton J, Gallagher J, et al. British Thoracic Society guideline for respiratory management of children with neuromuscular weakness. Thorax. 2012;67:i1-40.

Jat KR, Chawla D. Surfactant therapy for bronchiolitis in critically ill infants. Cochrane Database Syst Rev. 2015;8:CD009194.

La Torre FPF, Passarelli MLB, Cesar RG, Pecchini R. Emergências em pediatria: protocolos da Santa Casa. Barueri: Manole, 2011.

Loh LE, Chan YH, Chan I. Noninvasive ventilation in children: a review. J Pediatr (Rio J). 2007;83(Suppl 2):91-9.

Meyburg J, Bernhard M, Hoffmann GF, Motsch J. Principles of pediatric emergency care. Deutsches Ärzteblatt Int. 2009;106(45):739-48.

Nichols DG, Yaster M, Schleien CL. Golden hour. Emergências pediátricas. Rio de Janeiro: Elsevier, 2012.

Noninvasive Ventilation in Pediatric Emergency Medicine, Anas.

Oymar K, Halvorsen T. Emergency presentation and management of acute severe asthma in children. Scand J Trauma Resusc Emerg Med. 2009;17:40.

Piva JP, Garcia PC, Santana JC, Barreto SS. Insuficiência respiratória na criança. J Pediatr. (Rio J). 1998;74(Suppl):99-112.

Prietsch SO, Zhang L, Catharino AR, Vauchinski L, Rodrigues FE. Asthma mortality among Brazilian children up to 19 years old between 1980 and 2007. J Pediatr (Rio J). 2012;88(5):384-8.

Sukys GA, Schvartsman C, Reis AG. Evaluation of rapid sequence intubation in the pediatric emergency department. J Pediatr (Rio J). 2011;87(4):343-9.

Xavier FLR. Relação entre os sinais clínicos de doença de vias aéreas inferiores em crianças observadas em sala de emergência e a decisão de tratamento [dissertação]. Porto Alegre, Faculdade de Medicina, PUCRS, 2009.

Zorc JJ, Hall CB. Bronchiolitis: recent evidence on diagnosis and management. Pediatrics. 2010;125(2);342-9.

SEÇÃO 3
EMERGÊNCIAS SISTÊMICAS

TRAUMA   14

Carolina Fu
Debora Stripari Schujmann
Leda Tomiko Yamada da Silveira

INTRODUÇÃO

A palavra trauma descreve uma entidade de doença resultante de lesão física, podendo ser constituído de acidentes automobilísticos, homicídios, suicídios, quedas, entre outras. Envolve lesões penetrantes, fechadas e térmicas.

É uma das principais causas de mortalidade no mundo e vem aumentando cada vez mais, constituindo um problema de saúde pública, envolvendo grande custo financeiro. O pico de incidência ocorre entre 1 e 44 anos de idade. Com o avanço de centros específicos para atendimentos emergenciais em trauma e o avanço no conhecimento das fisiopatologias, a morbimortalidade desses pacientes vem diminuindo. Isso ocorre em razão da padronização de procedimentos no período pré-hospitalar, do desenvolvimento centros de emergência e da especialização dos profissionais, além da reabilitação e da reintegração destes à sociedade.

Na chegada ao departamento de emergências, são recolhidas informações junto à equipe de resgate quanto ao mecanismo do trauma, hemodinâmica do paciente e cuidados pré-hospitalares dispendidos (administração de medicações e fluidos, descompressões torácicas por agulha, intubação). Os pacientes são então avaliados por meio dos sinais vitais e com base nos tipos e mecanismos de suas lesões.

O departamento de emergência conta com médicos e enfermeiros treinados para avaliar traumas agudos e outras doenças; o fisioterapeuta não está tradicionalmente presente nesta unidade. Apesar de ser uma forma de atuação relativamente recente, há descrição na literatura da atuação do fisioterapeuta em emergência na área musculoesquelética de adultos e na área de geriatria. A fisioterapia pode ser aplicada também em outras áreas, como a respiratória, por exemplo. Neste capítulo, será abordada a atuação do fisioterapeuta no trauma, na fase emergencial, em seus principais campos: traumatismo encefálico, traumas medular e torácico e sistema musculoesquelético.

ATENDIMENTO EMERGENCIAL IMEDIATO

Todos os pacientes vítimas de trauma devem inicialmente ser abordados pelo atendimento emergencial pelas regras do acrônimo ABCDE, conforme o *advanced trauma life support* (ATLS).

Segundo a ordem estabelecida pelo ATLS, a primeira abordagem se correlaciona com as vias aéreas, com manobras básicas e avançadas para prover proteção e patência.

Nesse momento é de grande importância assegurar a permeabilidade das vias aéreas, tendo conhecimento de que a apresentação clínica da via aérea obstruída pode ser súbita ou progressiva.

As vias aéreas obstruídas podem ser acessadas por meio de manobras simples como a de tração para anteriorização da mandíbula e elevação do queixo, posicionamento da língua por meio de guedel e retirada manual de corpo estranho da cavidade oral ou por meio de aspirador rígido.

Porém, alguns pacientes podem necessitar de uma via aérea artificial definitiva. Entre as indicações estão: pacientes em apneia, proteção das vias aéreas contra aspiração, comprometimento iminente ou potencial das vias aéreas, alteração de ventilação, incapacidade de manutenção da oxigenação com máscara, alteração neurológica com escala de coma de Glasgow < 8 e parada cardiorrespiratória (Quadro 1).

QUADRO 1 Indicações para intubação orotraqueal na vítima de trauma
Falha na manutenção da patência de vias aéreas
Falha na ventilação
Falha na oxigenação
Rebaixamento do nível de consciência
Antecipação da deterioração do curso clínico

O tipo de abordagem, com a escolha da técnica para a via aérea artificial vai depender de vários fatores, como situação do paciente, nível de consciência, contraindicações, recursos disponíveis e experiência do profissional. Qualquer que seja a escolha, a abordagem deve ser feita com imobilização adequada da coluna.

Entre as abordagens de primeira escolha estão a intubação orotraqueal, feita pela laringoscopia direta, e a intubação nasotraqueal, lembrando que esta é contraindicada em caso de fraturas de base de crânio. Se a laringoscopia direta não for possível ou bem-sucedida, podem ser utilizadas técnicas alternativas, como máscara laríngea, Combitube® e hastes flexíveis, que abordam a via aérea às cegas e necessitam ser trocadas por abordagens definitivas.

Na impossibilidade ou na contraindicação da intubação orotraqueal ou nasotraqueal – como edema de glote, hemorragias em via aérea, lesões extensas de face –, existem as vias aéreas cirúrgicas. Entre elas estão a cricotireoidostomia por punção ou cirúrgica e a traqueostomia, sendo esta última um procedimento mais demorado.

O próximo passo segundo o ATLS é a ventilação desses pacientes, que será discutida em cada tópico de traumas específicos conforme suas necessidades. A gestão das vias aéreas, principal componente emergencial, é de suma importância em pacientes com lesão traumática cerebral, lesão medular e traumatismos torácicos.

TRAUMATISMO ENCEFÁLICO

Introdução

O traumatismo cranioencefálico (TCE) é um evento comum no mundo todo, com até 1,4 milhão de casos nos Estados Unidos. É uma das principais causas de morte e incapacitação, com impacto considerável na saúde pública. O TCE grave frequentemente acarreta consequências devastadoras para o indivíduo e para a sociedade.

O desfecho funcional de uma vítima de TCE depende da extensão e da reversibilidade da lesão cerebral e de fatores relacionados ao paciente e ao tratamento realizado. Apesar de oneroso, o tratamento agressivo tem mostrado ter bom custo-benefício quando se avalia a qualidade dos anos de vida das vítimas. O atendimento na emergência é um dos primeiros passos da cadeia da sobrevivência destes pacientes.

Fisiopatologia

A fisiopatologia das lesões provocadas após o TCE é complexa e dinâmica. Resulta primeiramente da energia cinética transferida ao cérebro durante o evento traumático. A partir daí, lesões secundárias se desenvolvem como consequência de diversos fatores, como hemorragia intracraniana, hipóxia cerebral, hipocapnia ou hipercapnia, hipo ou hiperglicemia e formação de edema cerebral (Figura 1).

Após um TCE ocorrem rupturas na barreira hematoencefálica, havendo passagem de componentes do plasma para dentro do tecido neural (edema vasogênico). Por causa da hipóxia cerebral há prejuízo no funcionamento do transporte de sódio e potássio através da membrana celular, de forma que o sódio se acumula no meio intracelular e, por gradiente osmótico, há fluxo de água para o interior celular.

O edema cerebral associado a possíveis áreas de hemorragia com efeito de massa são os principais mecanismos que levam ao aumento da pressão intracraniana (PIC). O pico destes mecanismos ocorre em 3 a 5 dias do trauma.

A hipertensão intracraniana (HIC) e a redução da pressão de perfusão cerebral (PPC) resultam em dano cerebral irreversível. A PPC, da qual depende o fluxo sanguíneo cerebral (FSC) consiste na diferença entre a pressão arterial média (PAM) e a PIC.

Normalmente, o FSC é mantido mesmo dentro de uma grande variação da PAM (de 50 a 140 mmHg) graças à autorregulação do FSC. Essa é obtida

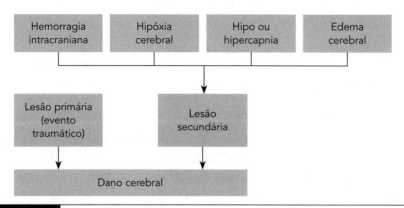

FIGURA 1   Mecanismos de dano cerebral no traumatismo encefálico.

por meio de rápida constrição e relaxamento de arteríolas cerebrais e vênulas em resposta a fatores químicos, endoteliais e liberação de neurotransmissores de neurônios adjacentes. Na lesão cerebral, há prejuízo na autorregulação do FSC.

Em adultos, o valor normal da PIC é de 10 mmHg. Valores entre 10 e 20 mmHg caracterizam HIC leve; entre 20 e 40 mmHg são considerados moderadamente elevados e acima de 40 mmHg, HIC grave. PIC acima de 20 mmHg indica a necessidade de intervenção terapêutica, entre elas o controle de temperatura, de volume intravascular, ventilação mecânica (VM) e agentes sedativos.

As intervenções pré-hospitalares devem ser instituídas assim que possível, e as vítimas, transportadas para o centro de trauma mais próximo. Essas são medidas essenciais que garantem a patência da via aérea, oxigenação e ventilação adequadas, além da manutenção de pressão arterial que mantenha uma PPC ótima, entre 50 e 70 mmHg. A hipoxemia (saturação periférica de oxigênio < 90%) e a hipotensão (pressão arterial sistólica < 90 mmHg) são fatores de risco independentes para desfechos desfavoráveis.

A instituição da VM para pacientes com lesão cerebral é complexa, em razão das repercussões dos níveis dos gases sanguíneos, especialmente o gás carbônico, e da pressão intratorácica positiva sobre PIC, PAM e PPC.

Intubação orotraqueal e ventilação mecânica na vítima de traumatismo encefálico

A patência das vias aéreas é a primeira prioridade no cuidado dos pacientes vítimas de trauma, em especial do TCE, para garantir oxigenação e ventilação adequadas. De fato, a avaliação das vias aéreas é o primeiro passo do ABC da ressuscitação pós-trauma e o manejo efetivo das vias aéreas é mandatório no cuidado ao paciente com lesão crítica.

Os motivos que levam a vítima de TCE a necessitar de intubação orotraqueal de emergência incluem hipóxia, hipoventilação e falha na proteção de vias aéreas por alteração do estado mental, risco de obstrução ou de aspiração.

A redução da oferta de oxigênio para o cérebro lesado, causada por hipoxemia ou hipotensão, aumenta a morbimortalidade nos casos de TCE grave. O manejo adequado da via aérea, incluindo quando e como realizar a intubação orotraqueal, é uma das principais formas de evitar o óbito nos contextos pré--hospitalares e de emergência, e atrasos podem acarretar consequências graves. No entanto, a intubação de urgência e em ambientes menos favoráveis pode ocasionar mais riscos, como intubação esofágica, vômito e aspiração e efeitos hemodinâmicos das drogas utilizadas.

Durante a intubação orotraqueal, o fisioterapeuta pode auxiliar provendo assistência ventilatória ao paciente. Por meio de máscara facial acoplada a dispositivo bolsa-válvula conectado à rede de oxigênio, ventila-se o paciente com volume corrente normal por pelo menos 3 minutos. Esse procedimento visa evitar a hipoxemia durante a intubação.

É importante lembrar que, em vítimas de trauma, a coluna cervical deve ser mantida estabilizada em posição neutra, evitando o risco de provocar ou agravar uma lesão medular.

Após a inserção da cânula orotraqueal pelo médico, deve-se insuflar o *cuff* e verificar o posicionamento da cânula, realizando-se a ausculta epigástrica, depois do hemitórax esquerdo e por último do hemitórax direito. A ausculta deve confirmar o posicionamento da cânula em região traqueal, ventilando os pulmões de forma simétrica. Deve-se, em seguida, fixar a cânula orotraqueal e, se possível, conectar a um ventilador mecânico já ajustado.

Ventilação mecânica na vítima de traumatismo encefálico

Oxigenação

A hipoxemia prévia à admissão hospitalar é preditora de mortalidade no traumatismo encefálico (TCE), e a hiperoxemia tem sido proposta como forma de melhorar a oxigenação cerebral e os desfechos dos pacientes vítimas de TCE. Não se sabe ao certo qual é a pressão parcial arterial de oxigênio (PaO_2) ótima, mas não existem dados que suportem o uso de frações inspiradas de oxigênio de 100%.

A hiperoxemia leve a moderada (PaO_2 entre 110 e 487 mmHg) tem se mostrado benéfica em pacientes com TCE. A hiperoxemia aguda pode melhorar a autorregulação pressórica intracraniana, mas com efeitos pequenos se comparada à hiperventilação. Porém, os benefícios da hiperoxemia no paciente vítima de TCE dependem do estado metabólico basal do paciente, devendo esta terapia se restringir a um grupo específico de pacientes.

Por outro lado, a hiperoxemia extrema ($PaO_2 > 487$ mmHg) é associada à maior mortalidade. Os possíveis efeitos negativos da hiperoxemia extrema incluem vasoconstrição cerebral, inibição de enzimas metabólicas e formação de radicais livres, o que pode exacerbar a lesão cerebral.

Ventilação

O nível de $PaCO_2$ é mantido por um equilíbrio entre a produção e a eliminação de dióxido de carbono (CO_2). No estado fisiológico, baixos níveis de $PaCO_2$ geralmente resultam de elevada taxa de eliminação de CO_2 por meio de ventilação-minuto elevada, ou seja, hiperventilação.

O CO_2 é um potente vasodilatador da vasculatura cerebral, de forma que a hipercapnia resulta em aumento do volume sanguíneo cerebral e da PIC. A hipocapnia, portanto, produz o efeito contrário: constrição arterial e redução do FSC. Isto se deve às alterações do pH no espaço perivascular das pequenas artérias do cérebro.

A hipocapnia ($PaCO_2$ < 35 mmHg), ao reduzir o FSC, pode induzir a lesão cerebral secundária, em razão de isquemia cerebral, lesão neuronal e formação de edema cerebral. A hipocapnia tem apresentado-se como fator independente associado a piores desfechos na lesão cerebral (Tabela 1).

TABELA 1	Efeitos da hipercapnia e da hipocapnia no traumatismo encefálico
Hipercapnia	Hipocapnia
Vasodilatação cerebral	Vasoconstrição cerebral
Elevação da pressão intracraniana	Isquemia cerebral
Redução da pressão de perfusão cerebral	Lesão cerebral secundária

Alguns estudos mostram redução de 3% no FSC para cada 1 mmHg de redução na $PaCO_2$; outros mostram redução de mais de 30% no FSC de sujeitos saudáveis durante a hiperventilação. A redução no FSC causada pela hipocapnia tem curta duração, já que o espaço perivascular é tamponado em 6 a 12 horas, e o pH local retorna ao valor normal. O FSC é restaurado bem mais precocemente, em torno de 30 minutos. No entanto, já foi demonstrado que mesmo breves períodos de hipocapnia podem resultar em aumento significativo da área de tecido hipoperfundido, mesmo na vigência de melhora da PIC e da PPC.

Outro estudo mostrou elevação de metabólitos anaeróbios, como glutamato, lactato e piruvato, com a hiperventilação, sugerindo que a hipoperfusão cerebral foi suficiente para provocar crise metabólica e lesão neuronal potencial. A hipocapnia também tem sido associada a respostas celulares excitatórias que podem levar a lesão cerebral secundária e agravamento da lesão por reperfusão.

O uso profilático ou de longa duração da hipocapnia foi controverso e sua recomendação foi variável nas últimas quatro décadas. No entanto, a recomendação atual é de manter a eucapnia, ou a normoventilação, não sendo recomendada, portanto, a hiperventilação crônica e profilática. Vítimas de TCE ventiladas mantendo CO_2 em níveis normais (35-40 mmHg) apresentam melhores desfechos.

A hiperventilação – e consequente hipocapnia – tem sido utilizada para o tratamento agudo da HIC, visando a redução da hiperemia cerebral pós-lesão cerebral ou, ainda, o tratamento de elevações críticas da PIC, com herniação do tronco cerebral. Nesses pacientes, a redução da PIC e do volume sanguíneo cerebral resultante pode ser benéfica por reduzir temporariamente a PIC e reestabelecer a PPC. A hiperventilação deve ser aplicada por curtos períodos, sob a monitoração da PIC, objetivando-se valor de PIC < 20 mmHg. Ou seja, se após a drenagem do liquor a PIC permanecer entre 20 e 25 mmHg, deve-se utilizar a hiperventilação, com $PaCO_2$ entre 30 e 35 mmHg.

Em casos de HIC refratária a fármacos (diuréticos, osmóticos, sedativos) e a procedimentos cirúrgicos, deve-se manter a $PaCO_2$ < 30 mmHg, mas com monitoração da saturação venosa jugular de oxigênio e a pressão parcial de oxigênio no tecido cerebral.

Uma vez que a ventilação adequada é crucial no manejo de pacientes com TCE grave, já que tanto a hipocapnia quanto a hipercapnia podem causar efeitos adversos, devendo ser evitadas, a capnometria pode ser utilizada como parâmetro para a manutenção da normoventilação desses pacientes.

Alguns pacientes com TCE realizam hiperventilação voluntariamente. Os efeitos da hipocapnia espontânea sobre a PIC, PPC e FSC são os mesmos da hipocapnia induzida, e esta deveria ser evitada. Porém, para tanto seriam necessárias maiores doses de sedação e/ou bloqueadores neuromusculares, que também não são isentos de riscos. Até o momento não há dados que demonstrem os riscos e benefícios entre estas duas opções, o que representa um dilema enfrentado pelos clínicos.

Seleção dos parâmetros ventilatórios

Por conta da gravidade e da incerteza que geralmente acompanham os casos de TCE, modalidades assistido-controladas são preferíveis a modalidades espontâneas na fase de emergência.

A intubação orotraqueal e a VM são muitas vezes requeridas em vítimas de TCE para proteção das vias aéreas, controle da eliminação do CO_2 e fornecimento de oxigênio. A VM deve ser ajustada visando evitar hipocapnia, hipercapnia e hipoxemia, pois estão associadas aos níveis de PIC, FSC e PAM e, portanto, às lesões secundárias e ao aumento de morbimortalidade.

O volume corrente (6 a 8 mL/kg) e a frequência respiratória devem ser suficientes para manter a ventilação alveolar adequada, com a $PaCO_2$ no nível desejado. A fração inspirada de oxigênio (FiO_2) deve ser suficiente para evitar a hipoxemia, mas também a hiperoxemia acentuada.

A pressão intratorácica deve ser a menor possível, uma vez que reduz o retorno venoso, com consequente redução do débito cardíaco e, portanto, da PAM, e aumento do volume sanguíneo intracraniano, com elevação da PIC. O resultado final é a redução da PPC e do FSC (Figura 2), o que é acentuado pela perda da autorregulação cerebral.

Em casos de lesão pulmonar aguda, seja decorrente de traumas associados, de resposta inflamatória sistêmica ou da própria VM, o aumento da FiO_2 pode não ser suficiente para a oxigenação adequada. Nesses casos, algumas ou-

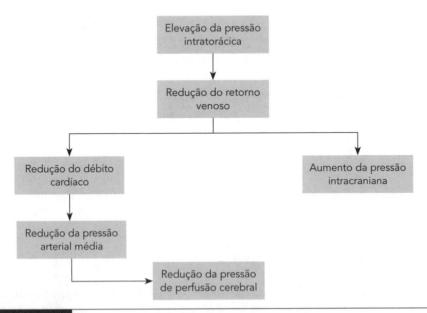

FIGURA 2 Efeito da pressão positiva intratorácica sobre a pressão de perfusão cerebral.

tras medidas terapêuticas que visam a melhora da oxigenação – como a utilização de pressão positiva ao final da expiração (PEEP) mais elevada, por exemplo – podem ser necessárias e existem preocupações com relação a possíveis efeitos deletérios ao tecido cerebral lesado.

Alguns estudos mostram que a PEEP de 0 a 15 cmH$_2$O pode ser utilizada, pois não se observou aumento estatisticamente significativo da PIC em pacientes com lesão pulmonar aguda. Outros mostraram aumento da PIC quando utilizado PEEP de 10 a 15 cmH$_2$O, porém, sem alteração da PPC.

A baixa complacência pulmonar parece ser um fator protetor para a utilização de PEEP elevada em pacientes com TCE. Em um estudo observou-se que nos pacientes nos quais o aumento da PEEP provocou hiperdistensão alveolar, houve aumento da PaCO$_2$ e da PIC; em pacientes nos quais o aumento da PEEP levou a recrutamento alveolar, não houve mudança na PIC.

Em outro estudo, observou-se que PEEP de 12 cmH$_2$O em pacientes com complacência pulmonar normal gerou alteração significativa na PAM, mas o mesmo não ocorreu em pacientes com complacência pulmonar baixa.

A resposta variável da PIC e da PPC em relação à elevação da PEEP foi confirmada em um estudo em que foi realizada manobra de recrutamento alveolar em pacientes com TCE grave.

A redução de áreas atelectasiadas com consequente diminuição da vasoconstrição hipóxica pode contribuir para a redução da pressão de artéria pulmonar e melhora do retorno venoso cerebral.

A titulação da PEEP deve ser individualizada, e os efeitos sobre a PPC induzidos pela pressão intratorácica podem ser balanceados pela utilização de expansão volêmica e vasoconstritores.

A maioria dos estudos com VM protetora na síndrome do desconforto respiratório agudo (SDRA) exclui pacientes com TCE por causa da preocupação com a utilização de PEEP elevada e hipercapnia permissiva. Estudos pequenos sugerem que a ventilação com volume corrente baixo pode ser utilizada de forma segura nesses pacientes.

A ventilação oscilatória de alta frequência tem sido avaliada em algumas séries de casos como terapia de resgate na SDRA e lesão cerebral aguda com resultados satisfatórios.

Outro cuidado a ser tomado na ventilação de pacientes com TCE é a pressão de platô, cujo limite superior deve ser de 30 cmH$_2$O. A utilização de PEEP baixa com o objetivo de não aumentar a PIC, em pacientes com necessidade de

PEEP mais elevada, pode fazer com que seja necessário elevar outros parâmetros, como a pressão de platô e o tempo inspiratório, resultando em aumento da pressão média de vias aéreas, que também pode trazer consequências à PIC. Além disso, a persistência de áreas atelectasiadas pode requerer a utilização de alta FiO_2, o que também é prejudicial.

Fisioterapia no paciente com traumatismo encefálico agudo

O tratamento durante a fase inicial da lesão cerebral é focado primariamente na prevenção de lesão cerebral secundária. A monitoração da PIC faz parte dos cuidados a estes pacientes.

O receio em provocar elevação da PIC em vítimas de TCE faz com que geralmente esses pacientes sejam designados à mínima manipulação, já que o aumento da PIC é observado durante procedimentos como mudança de decúbito, mobilização passiva, rotação da cabeça, aspiração endotraqueal e broncoscopia. Por outro lado, pacientes com lesão neurológica podem se beneficiar de fisioterapia precoce, já que esta é um dos pilares da reabilitação dessa população.

A literatura é escassa e contraditória no que diz respeito a esse tema. Alguns estudos existentes mostram que a mobilização passiva, e até mesmo a ativa, não provoca aumento da PIC, e alguns mostram até a redução da PIC e aumento da PPC. Não se conhece o mecanismo pelo qual isso ocorre, porém sugere-se que a mobilização desses pacientes é segura.

Um estudo-piloto, com 28 pacientes, mostrou que a percussão torácica, executada como parte da fisioterapia respiratória, não provocou aumento da PIC, sendo também segura de ser aplicada em pacientes com risco de apresentar HIC. Outro estudo com número pequeno de pacientes mostrou redução da PIC e aumento da PPC durante as manobras de compressão torácica. No entanto, uma revisão sistemática concluiu que não há estudos suficientes neste campo e que alguns estudos sugerem que as manobras de higiene brônquica, entre elas a aspiração traqueal, causa elevação da PIC, mas sem trazer efeitos na PPC. Além disso, nos estudos não foram avaliados desfechos clínicos.

Deve-se atentar para o fato de que a fisioterapia respiratória e a mobilização de membros só devem ser aplicadas a pacientes estáveis do ponto de vista clínico e sob monitoração contínua de parâmetros fisiológicos, inclusive de PAM e PIC.

TRAUMA MEDULAR

Introdução

Em todos os pacientes com múltiplos traumas, o trauma de lesão medular deve ser sempre considerado. Ele muitas vezes resulta em uma complexa interação de lesões nos sistemas musculoesquelético e nervoso. Essa combinação de considerações biomecânicas e neurológicas oferece um desafio único para os profissionais que lidam com os pacientes que sofreram esse tipo de trauma.

A lesão medular pode ser completa ou incompleta, resultando de uma interrupção anatômica, compressão, isquemia ou qualquer combinação dessas.

A avaliação adequada das lesões sofridas pelo paciente é fundamental na determinação do manejo apropriado. Em lesões da medula espinal, os sistemas de classificação são particularmente importantes, uma vez que simplificam variada gama de padrões de lesão em uma forma utilizável e reprodutível, o que auxilia a comunicação entre a equipe, os pacientes e as pesquisas.

Incidência

A taxa de incidência global desse tipo de lesão, em 2007, era estimada em 23 casos por milhão. Os dados regionais mostram 40 casos por milhão na América do Norte, 16 por milhão na Europa, 15 por milhão na Austrália, e uma extrapolação para a América do Sul seria de 25 por milhão. Estima-se que em 2007 aconteceram entre 133 e 226 mil casos decorrentes de acidentes e violência.

Até 20% das lesões medulares ocorrem em níveis múltiplos e os dados mostram que uma lesão identificada na coluna cervical está associada com a probabilidade de 80% de uma segunda lesão.

Etiologia e mecanismos traumáticos

As causas de trauma medular são variadas e estão muito ligadas ao desenvolvimento dos países envolvidos. Nos países em desenvolvimento, tem crescido a taxa desse tipo de trauma em razão de acidentes em transportes terrestres, enquanto nos países desenvolvidos cresce por conta da queda da própria altura em idosos, decorrente do envelhecimento da população. Outras causas são quedas de grandes alturas como árvores, telhados e locais de construção, além de lesões por violência, como armas de fogo e mergulhos. Grande parte desse tipo de trauma acomete pessoas jovens e tem grande impacto socioeconômico.

Existem quatro mecanismos de lesão primária do trauma: o impacto associado à compressão ocasionada por ruptura do disco intervertebral, fragmentos ósseos e fraturas com deslocamento; impacto associado à compressão transitória, como nos casos de hiperextenção; distensões ocasionadas por forças relacionadas à flexão, à extensão, à rotação ou ao deslocamento, comprometendo o fluxo sanguíneo; e laceração ou transecção. Uma causa potencial de lesão secundária acontece pela manipulação inadvertida da coluna vertebral, principalmente se instável.

Condutas na emergência

O atendimento pré-hospitalar de pacientes com trauma medular deve ser feito com muito cuidado nos casos com traumas graves. Cerca de 2% dos pacientes com trauma fechado terão lesão medular, e essa taxa pode ser maior se houver TCE. A falha em reconhecer lesões na coluna vertebral, ou o seu tratamento inadequado, pode ter consequências neurológicas importantes e muitas vezes irreversíveis. Portanto, uma avaliação rigorosa precoce, incluindo a avaliação neurológica completa, é fundamental. Outro fator importante é estar ciente de que pacientes com lesão medular aguda podem estar em risco de deterioração neurológica por conta de lesões secundárias.

Na emergência, durante a reanimação e a avaliação inicial, deve-se considerar a possibilidade de lesão medular, portanto, para a estabilização inicial, o paciente deve ser imobilizado por meio de um colar cervical, imobilização da cabeça e a coluna lombar deve ser mantida estabilizada durante as transferências.

Todos os aspectos do atendimento emergente, incluindo precauções de imobilização, reanimação e escolhas ideais das modalidades de exames de imagem devem ser adotados.

Estudos clínicos mostram que a abordagem e a manipulação das vias aéreas, com uma correta estabilização cervical, não levam ao agravamento do estado neurológico. Pode-se também adotar outros métodos que levem à menor movimentação cervical que a laringoscopia.

Em relação à avaliação desses pacientes, o objetivo da análise física não é só caracterizar a natureza da lesão para a coluna vertebral, mas também determinar a extensão do dano real ou potencial para os elementos neurais. Deve-se atentar também para a associação de lesões do cérebro, vísceras e de membros, que podem afetar a gestão e os resultados dos déficits neurológicos.

Também se faz importante a identificação de lesões que mesmo não possuindo ainda características evidentes de instabilidade, tenham o potencial para se deslocar e causar lesões neurológicas. A instabilidade medular é definida como a perda da capacidade da coluna em manter seu padrão de deslocamento sob cargas fisiológicas. Sua avaliação e classificação constituem um ponto crítico para determinar como será abordada.

É necessária uma integração da avaliação clínica, incluindo história e exame físico, além de exames de imagem como radiografia, tomografia computadorizada e ressonância magnética.

As avaliações clínicas e radiológicas permitem identificar o nível anatômico e funcional da lesão da coluna vertebral, o grau da lesão, parcial ou completa, a quantificação do grau de danos a tecidos moles e a presença de choque espinhal.

A maioria das opções de tratamento para a lesão da medula espinal aguda traumática é direcionada a minimizar a progressão da lesão inicial e prevenir lesão secundária. O não cumprimento de certos princípios orientadores pode ser prejudicial para o resultado neurológico e funcional em longo prazo.

A terapia para a fase aguda do trauma se concentra na estabilização dos sinais vitais e segue o algoritmo do ATLS para assegurar a permeabilidade da via, da circulação e da estabilização da coluna.

Outras estratégias incluem a prevenção de hipotensão e hipóxia, as quais podem minimizar a lesão neurológica secundária. Elevar a pressão arterial média acima de 85 mmHg durante 7 dias deve ser considerado para permitir a perfusão adequada da medula.

A abordagem definitiva da lesão da coluna vertebral pode ser cirúrgica ou conservadora. Entre os fatores que influenciam esta decisão estão os biomecânicos (estabilização da coluna instável e redução da deformidade) e os neurológicos (melhora do déficit e a descompressão dos elementos neurais).

Entre os princípios do tratamento estão descomprimir as estruturas neurológicas, restaurar a integridade da coluna vertebral, evitar e gerir as complicações e otimizar a reabilitação.

A fim de determinar quais doentes são elegíveis para a cirurgia, o grau de instabilidade que se manifesta pelo grau de lesão da coluna vertebral ou qualquer deslocamento significativo deve ser considerado. A opção cirúrgica deve ser comparada com a opção não cirúrgica, pesando o provável resultado em relação a sequelas neurológicas, dor, deformidade e mudança degenerativa com um método ou outro de tratamento. Algumas indicações para estabilização cirúrgica são: falha de redução fechada, lesões instáveis, deterioração neurológica progressiva.

A intervenção cirúrgica precoce pode ser considerada na lesão neurológica parcial. Há evidências de que a cirurgia de descompressão e estabilização em 6 horas na lesão parcial levará a 70% de sucesso na melhora do quadro.

A cirurgia para estabilizar a coluna vertebral é realizada depois de serem abordadas lesões com risco de vida para o paciente, como hemorragias e lesões intracranianas. A unidade de terapia intensiva (UTI) de admissão deve ser considerada para todos os pacientes com trauma medular alto ou instabilidade hemodinâmica, bem como aqueles com outras lesões que justifiquem a admissão na UTI.

Com a modernização dos tratamentos e dos cuidados da lesão medular, não existem mais perspectivas de grande período de imobilidade para esses pacientes.

Fisioterapia no trauma medular

Disfunções respiratórias após a lesão da medula espinal são as causas mais comuns de morbimortalidade nesses pacientes, com a incidência de 36 a 83%, o que também contribui para uma perda econômica, visto o maior acometimento em idades ativas.

A extensão de complicações respiratórias é dependente do nível da lesão da medula espinal e do grau de limitação motora. Em lesão aguda da medula espinal, 80% dos pacientes podem sofrer de complicações respiratórias. Pesquisas com acompanhamento de grande período indicam que as complicações respiratórias são a causa mais comum de morte agudamente. As complicações respiratórias mais comuns são pneumonia, atelectasia e insuficiência respiratória. Portanto, a prevenção de complicações respiratórias deve ser iniciada imediatamente, independente do nível da lesão medular.

As principais disfunções do sistema respiratório que levam a complicações respiratórias são: alterações da mecânica respiratória com diminuição da complacência pulmonar e torácica, alteração do surfactante e redução da capacidade vital, com prejuízo da ventilação; alterações nos músculos inspiratórios e expiratórios; alteração na capacidade de tosse e aumento do consumo de oxigênio para o sistema respiratório. Todos esses fatores podem predispor esses pacientes a atelectasias, pneumonias e exacerbações de insuficiência respiratória.

Os dados indicam que os preditores independentes de todas as causas de mortalidade incluem diabete melito, doenças cardíacas, tabagismo e volume expiratório forçado no primeiro segundo.

Em pacientes com lesão de C1 a C4, pneumonia seguida de insuficiência respiratória e depois atelectasia são as complicações mais comuns; no grupo de C5 a C8 a complicação mais comum foi atelectasia, seguida de pneumonia e insuficiência respiratória; no grupo de T1 a T12, a atelectasia predomina.

Pacientes que apresentam lesão medular com déficit neurológico podem necessitar de uma via aérea definitiva e VM. A intubação traqueal e o suporte ventilatório podem ser necessários para evitar ou resgatar as funções adequadas do sistema respiratório, por isso os sinais de deterioração da troca gasosa, de fadiga muscular e falência respiratória devem ser observados constantemente.

A necessidade de uma via aérea artificial e uma dependência da ventilação assistida mecanicamente é alta, especialmente em pacientes com lesão medular alta e completa. Recomenda-se considerar a intubação precoce e a traqueostomia para pacientes com níveis de C5 e acima deste. Porém, para outros níveis de lesão, a VM prolongada e a traqueostomia muitas vezes também são necessárias.

Todas as intervenções nas vias aéreas podem causar movimento da coluna vertebral, a imobilização durante as manobras das vias aéreas deve ser encorajada e realizada, evitando a extensão cervical para a laringoscopia, por exemplo. Estudos recentes têm mostrado que esses movimentos são pequenos e raramente causam lesões. Pela indicação do ATLS, em pacientes com risco de lesão medular a intubação orotraqueal, nasotraqueal e a cricotomia podem ser manobras de emergência para as via aéreas. No entanto, estudos têm mostrado que outras técnicas de acesso à via aérea também são possíveis e não têm levado a lesões medulares. Manobras como o uso de broncoscopia em pacientes eletivos, o uso de laringoscopia direta com a sequência rápida de intubação na emergência, bem como máscaras laríngeas em vias aéreas difíceis, são usadas. Recentemente, diversas opções parecem apropriadas e aceitáveis, além de ser importante levar em consideração a experiência na técnica que foi optada.

A opção pela traqueostomia precoce em pacientes com lesões acima de C5 tem se mostrado benéfica para reduzir o número de dias de VM e a incidência de pneumonia associada à ventilação.

Vários fatores de risco foram identificados que correspondiam à colocação de traqueostomia frequente na fase aguda após lesão cervical completa. A necessidade da traqueostomia pode ter relação com idade do paciente, condições médicas preexistentes, doença pulmonar prévia, maior nível de lesão e presença de pneumonia. Pacientes com mais de 45 anos de idade, com níveis entre C4 e C7, mais comumente necessitarão de traqueostomia do que os pacientes com menos de 45 anos de idade.

A traqueostomia precoce pode ser considerada em pacientes com múltiplos fatores de risco para reduzir o tempo de permanência na UTI e facilitar o desmame ventilatório.

A VM no quadro agudo, e também durante o longo período de acompanhamento, deve ser tratada juntamente com uma agressiva abordagem para o controle de acúmulo de secreção. O modo e as estratégias ventilatórias a serem adotadas dependerão da presença de outras comorbidades e complicações.

Alguns pacientes com lesão medular alta dependentes de VM podem eventualmente ser desmamados do ventilador com esforços consistentes, tanto do paciente quanto do fisioterapeuta, com um pouco de paciência. Em relação à extubação desses pacientes, o sucesso foi associado com menor nível de lesão e uma escala de coma de Glasgow maior na chegada. Das falhas de extubação, as principais causas foram por insuficiência respiratória por alteração da mecânica pulmonar, higiene brônquica inadequada e sedação ou alterações neurológicas. Pacientes com falhas de desmame ou de extubação tiveram mais dias de internação na UTI e maiores taxas de pneumonia associada à ventilação. Nível mais alto de lesão está fortemente correlacionado à falência de desmame e à extubação.

Suporte ventilatório contínuo por meio de ventilação com pressão positiva não invasiva (VNI) intermitente para favorecer a musculatura inspiratória e tosse mecanicamente assistida, para apoiar a musculatura inspiratória e a expiratória, são técnicas que favorecem esses pacientes.

A VNI também pode ser usada para favorecer o processo de retirada da VM, seja no desmame da intubação orotraqueal ou traqueostomia e/ou para evitar o desenvolvimento de infecções das vias aéreas respiratórias, como pneumonia e insuficiência respiratória aguda (IRpA).

Os pacientes com uma variedade de doenças neuromusculares, incluindo o trauma medular alto, podem ser gerenciados com ventilação por pressão positiva intermitente invasiva, por meio da traqueostomia, ou não invasiva, pelo uso de máscaras. Essa abordagem não é apropriada para pacientes com envolvimento bulbar grave. A VNI pode oferecer aos pacientes maior conforto, o uso do ventilador mais simples e mais conveniente, e taxas reduzidas de infecções, complicações e internações.

Um importante problema clínico é a alteração na capacidade da tosse, o que causa retenção de secreções, podendo favorecer infecções. Os métodos para a remoção de secreção por meio da fisioterapia respiratória incluem tosse espontânea, aspiração, tosse assistida por compressão do abdômen e insuflação e desinsuflação pulmonar mecânica.

Medidas agressivas, incluindo o CoughAssist® e respirações com pressão positiva intermitente (RPPI), podem ser usadas para mobilizar secreções e para manter o recrutamento dos alvéolos pulmonares. Descrito recentemente, mas ainda não disponível para uso geral, é a ativação dos músculos abdominais pormeio de um eletrodo peridural colocado ao nível da medula espinal T9-L1.

A recuperação parcial do desempenho dos músculos respiratórios pode ocorrer espontaneamente e uma maneira de acompanhar é a medição da força muscular pela pressão inspiratória e expiratória, com o manovacuômetro.

Além disso, o treinamento muscular respiratório e dos músculos abdominais pode melhorar o desempenho dos músculos respiratórios.

Pacientes selecionados podem se beneficiar da colocação de um marca-passo diafragmático. A mobilização precoce de pacientes e uma abordagem multidisciplinar podem melhorar o atendimento e os resultados de longo prazo.

Estudos mostram que um protocolo estruturado que inclua uma combinação de técnicas de tratamento fisioterapêutico, com as principais abordagens citadas, é eficaz na redução de complicações respiratórias e na redução de custos.

TRAUMA TORÁCICO

Introdução

O traumatismo torácico pode ser caracterizado por ser um trauma aberto ou fechado, e é uma das principais causas de morbimortalidade em países desenvolvidos, sendo responsável por até 25% das mortes por trauma na América do Norte. Como a maioria desses pacientes é composta por jovens que encontram-se nos seus anos mais produtivos, a disfunção pulmonar pode ser uma grande contribuição para a perda da produtividade e perdas econômicas.

O comprometimento respiratório é a mais frequente complicação no trauma fechado. A disfunção pulmonar no trauma torácico pode ser multifatorial e resultar de contusão direta do tecido pulmonar, fraturas de costelas, perda da parede pulmonar, entre outras, sendo a fratura de costelas e a contusão pulmonar os tipos de lesão mais comum nesses casos.

Contusão pulmonar

Definição

É um achado comum depois de um trauma torácico, sendo caracterizada por um processo inflamatório intenso, que leva a edema, hemorragia e infiltrado linfomonocitário no local em que o pulmão sofreu o impacto. Por isso, esses pacientes são propensos a desenvolver insuficiência respiratória hipoxêmica, que pode ou não estar associada à hipercapnia, e podem apresentar os sintomas até 72 horas depois da lesão. Assim, uma estratégia efetiva de tratamento compõe antibioticoterapia e suporte ventilatório.

Incidência

A contusão pulmonar tem a incidência de 30 a 75% nos traumas fechados de grande intensidade do tórax e, se associada a outras lesões, a mortalidade pode chegar a 24%.

Fisiopatologia

Os principais mecanismos traumáticos envolvidos na lesão pulmonar estão relacionados a colisões de veículos automotores, com desaceleração, principalmente em mudanças bruscas de velocidade e colisão frontal contra um objeto parado, além de colisão lateral. Outros mecanismos envolvem agressões de arma branca ou outros tipos de armas, acidentes de trabalho, quedas, entre outras causas.

A lesão no parênquima pulmonar leva a mudanças fisiopatológicas que podem acarretar alterações da mecânica pulmonar e insuficiência respiratória, sendo a gravidade dependente da extensão da lesão. A insuficiência respiratória aguda é definida como a incapacidade do sistema respiratório de manter os valores da pressão arterial de oxigênio (PaO_2) e/ou da $PaCO_2$ dentro dos limites da normalidade. É caracterizada pela $PaO_2 < 60$ mmHg e $PaCO_2 > 50$ mmHg. A contusão pulmonar pode alterar a área de troca gasosa, resultando em disfunção ventilação/perfusão por diminuição da ventilação local e aumento do *shunt* intrapulmonar direito-esquerdo com zonas de atelectasias, por causa dos danos ao segmento pulmonar, como o processo inflamatório, o edema e a hemorragia. Essas alterações fisiopatológicas reduzem a pressão parcial de oxigênio, levando ao quadro de hipoxemia, podendo ou não causar retenção também de CO_2 (Figura 3).

Em relação às alterações da mecânica pulmonar, o aumento da resistência pode ser causado pelo sangramento nas vias aéreas, que pode levar a processo de broncoespasmo, bem como pelo aumento na produção de muco e a diminuição do *clearence* mucociliar. A lesão do tecido alveolar envolvido, assim como o sangramento e o edema, altera a produção e a ação do surfactante nos alvéolos, prejudicando a função alveolar e levando à diminuição da capacidade residual funcional, o que ocasiona a diminuição da complacência pulmonar (Figura 4). Explica-se, assim, o aumento do trabalho respiratório, pela necessidade do au-

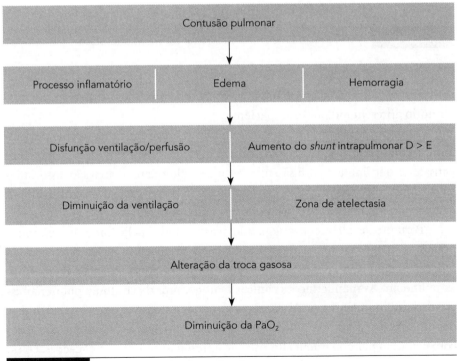

FIGURA 3 Mecanismos de alteração da troca gasosa.

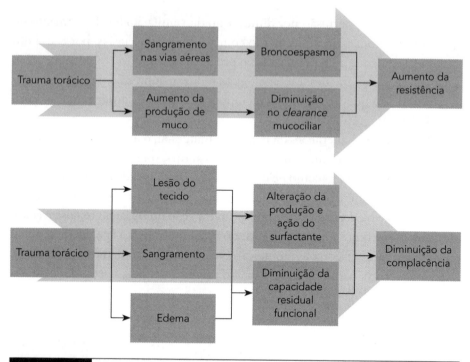

FIGURA 4 Alterações da mecânica pulmonar no trauma torácico.

mento na negativação da pressão para abertura dos alvéolos e o desconforto respiratório apresentado por esses pacientes.

Também é possível encontrar aumento da resistência na circulação pulmonar, com grave vasoconstrição pulmonar, o que reflete em mecanismo compensatório que limita a perfusão para as áreas pulmonares com lesão; associados a este quadro, a hemorragia e o edema também podem elevar progressivamente a pressão intersticial, comprimindo os capilares vasculares.

Portanto, as alterações fisiopatológicas causadas pela contusão pulmonar podem se manifestar na forma de insuficiência respiratória hipoxêmica com ou sem hipercapnia e aumento do trabalho respiratório, pela alteração da mecânica pulmonar. As manifestações clínicas mais comuns da contusão pulmonar estão descritas no Quadro 2. As alterações podem se resolver em três a cinco dias depois, mas deteriorações por complicações podem ocorrer, visto que pacientes com contusão pulmonar têm alto risco de apresentar outras complicações, como pneumonia e síndrome do desconforto respiratório agudo (SDRA), por exemplo.

Diagnóstico

O diagnóstico clínico, pelos sintomas já mencionados, é usualmente confirmado pelo exame de imagem, sendo a tomografia computadorizada muito sensível em identificar contusão pulmonar. A radiografia de tórax e, principalmente, a tomografia computadorizada podem evidenciar infiltrados alveolares que podem afetar todo um lobo pulmonar (Figuras 5 e 6).

QUADRO 2	Manifestações clínicas da contusão pulmonar
Dispneia	
Taquipneia	
Cianose	
Hipoxemia	
Hemoptise	
Hipotensão arterial	
Crepitação na ausculta pulmonar	

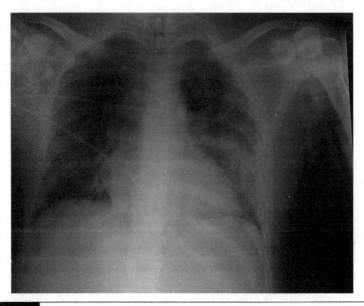

FIGURA 5 — Radiografia de tórax de vítima de contusão pulmonar.

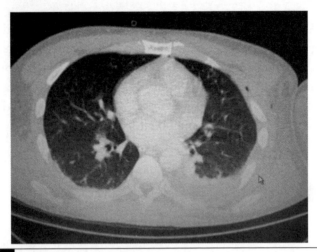

FIGURA 6 Corte de tomografia computadorizada de tórax de vítima de contusão pulmonar.

Fisioterapia na contusão pulmonar

Em razão do quadro de hipoxemia e de aumento do trabalho respiratório, esses pacientes podem necessitar de suporte ventilatório na emergência. A taxa de intubação pode variar de 23 a 75%, dependendo da gravidade do trauma.

A VNI, que fornece pressão positiva através de uma máscara como interface, pode ser apropriada para um grupo de pacientes. Hoje é certo que o uso da VNI em grupos selecionados de pacientes é responsável pela diminuição da necessidade de intubação, mortalidade e custos do tratamento, motivo pelo qual o seu uso vem se tornando cada vez mais frequente. A administração da ventilação não invasiva por meio de dois níveis de pressão pode ser um método seguro e efetivo para melhorar a troca gasosa também em pacientes com insuficiência respiratória aguda decorrente de contusão pulmonar. Podem ser selecionados os pacientes com insuficiência respiratória e aumento do trabalho respiratório, sendo contraindicações parciais e totais aqueles com diminuição do nível de consciência, parada cardiorrespiratória, trauma facial, instabilidade hemodinâmica grave, arritmias e sangramento gastrointestinal abundante.

Porém, em alguns pacientes, o suporte ventilatório invasivo pode ser necessário. Quando requerido, as estratégias devem ser otimizar a higiene brônquica e minimizar as lesões pulmonares induzidas pela VM. A contusão pulmonar induz resposta inflamatória tanto sanguínea quanto tecidual, o que pode ser exacerbado pela resposta inflamatória causada pela própria VM, o que justifica a adoção da ventilação protetora, com estratégias específicas. Para a prevenção de lesão associada à VM, podem-se usar modos assistidos a pressão ou volume.

O quadro de contusão pulmonar tem sido mostrado como um importante fator de risco para a SDRA. Para pacientes com contusão pulmonar e principalmente àqueles que evoluem com SDRA, manobras de recrutamento alveolar, com aumento da PEEP para abertura de unidades alveolares colapsadas e manutenção de PEEP mais altas, mostraram efeitos positivos para aumentar a oxigenação. A hipercapnia permissiva permite que nesses pacientes, se necessário, o $PaCO_2$ se eleve acima do normal, mantendo o pH > 7,2 a 7,25, minimizando a pressão de platô e o volume corrente, sendo que este deve ser baixo, menor que 6 mL/kg predito. Entretanto, estas manobras devem ser usadas com cautela em pacientes com traumas encefálicos associados.

Higiene brônquica adequada, manejo adequado dos fluidos e controle da dor são essenciais. Muito raramente, pacientes com contusão unilateral acompanhado de sangramento massivo intratraqueal podem requerer intubação seletiva.

Novas técnicas e modos ventilatórios têm sidos introduzidos no complexo cuidado desses pacientes. Outro modo ventilatório que tem sido descrito para o uso em pacientes com contusão pulmonar é a ventilação por liberação de pressão nas vias aéreas (APRV), caracterizado pelo ventilador trabalhar com dois níveis de pressão. Para pacientes que não tem esforço espontâneo, ele se assemelha ao modo pressão controlada, porém permite ciclos espontâneos nos dois níveis de pressão quando o paciente for capaz de dispará-los. Em pacientes com contusão pulmonar, ele parece ser eficaz para recrutar as áreas atelectasiadas, um problema comum nesses pacientes, e melhorar a oxigenação sem grandes picos de pressão.

A VM de alta frequência também tem sido usada com sucesso. Esse modo utiliza pressão média constante nas vias aéreas, mantendo os alvéolos abertos com baixa pressão e pequenos volumes correntes, usando alguns dos princípios da ventilação protetora, e com alta frequência respiratória. Em pacientes com contusão pulmonar, o uso precoce desse modo parece ser bem tolerado e levar ao rápido aumento dos índices de oxigenação e, se necessário, queda da pressão parcial do gás carbônico.

A terapia de suporte para esse tipo de paciente na presença de hipoxemia refratária a todas as modalidades terapêuticas convencionais pode ser a oxigenação por membrana extracorpórea (ECMO), uma tentativa de manter a oferta de oxigênio sistêmico.

Uma significativa causa de morbimortalidade nesses pacientes é a pneumonia associada à VM. Para reduzir o risco desta complicação, é importante diminuir dias de VM invasiva, com um processo de desmame eficaz, controle de secreção e posicionamento do paciente.

O controle da dor pode favorecer a fisioterapia respiratória e a mobilização de secreção, podendo assim diminuir a necessidade da VM. O adequado posicionamento do paciente também pode ajudar na mecânica pulmonar e na oxigenação.

Tórax instável

Definição

Tórax instável pode ser consequência do trauma torácico fechado, sendo seus mecanismos de lesão os mesmos deste. O tórax instável é definido como um comprometimento da integridade da caixa torácica com três ou mais costelas fraturadas em dois ou mais locais, com perda da continuidade entre as estruturas, e é considerado uma séria lesão, com altas taxas de mortalidade. Como resultado, esses segmentos móveis realizam um movimento paradoxal durante a inspiração, levando a alterações de troca gasosa e comprometimento na respiração.

Incidência

As fraturas de costelas estão presentes em, aproximadamente, 35 a 40% nos traumatismos torácicos e as costelas mais afetadas são da 3ª a 9ª. As fraturas podem estar associadas a complicações, como pneumonias e disfunções pulmonares. A incidência de pneumonia é de 6% nesse grupo de pacientes, e a taxa global de mortalidade 4%, já em casos de tórax instável, a mortalidade pode chegar a 20,6%.

Fisiopatologia

Em razão das fraturas de costelas, na presença do tórax instável, a continuidade do tórax e a ação fisiológica das costelas estão alteradas, gerando instabilidade da parede torácica, onde a geração da pressão negativa durante a inspiração em respiração espontânea produz movimento paradoxal, fazendo com que esses arcos façam movimentos para dentro da caixa torácica, enquanto o restante do tórax se move para fora. Portanto, durante a inspiração, a pressão intratorácica torna-se negativa e a ação exercida pela pressão atmosférica que gera gradiente pressórico positivo faz com que o segmento instável se retraia e "afunde".

O movimento paradoxal diminui o gradiente pressórico, diminuindo a mobilização do ar pelos pulmões, podendo produzir hipoventilação alveolar. Além da alteração mecânica, a dor diminui a eficiência da ventilação e da tosse, ocasionando acúmulo de secreções e atelectasias. As alterações na troca gasosa são causadas por distúrbios V/Q, mas essa também pode estar prejudicada pelo aumento do consumo de oxigênio para tentar reverter a ineficiência ventilatória. Isso porque o sistema respiratório pode tentar manter o volume-minuto pelo aumento da frequência respiratória.

Tratamento

Pacientes com tórax instável geralmente requerem cuidados críticos para analgesia e ventilação emergencialmente.

Existem três recomendações para a fixação cirúrgica das fraturas de costelas:

1. Instabilidade anterolateral com insuficiência respiratória sem grave contusão pulmonar.
2. Pacientes com contusão pulmonar mostrando instabilidade persistente da parede torácica que dificulte o desmame da VM.
3. Pacientes com deterioração da função pulmonar em decorrência do tórax instável.

Em alguns pacientes, a estabilização cirúrgica está associada com desmame mais rápido do ventilador, menor tempo de UTI, de custos e retorno da função pulmonar.

A dor causada pelas fraturas das costelas pode afetar a função pulmonar, a morbidade e o tempo hospitalar. Portanto, um efetivo manejo da dor é parte crucial do tratamento para permitir adequada inspiração, evitando hipoventilação alveolar, para melhorar a capacidade residual funcional, capacidade vital e a habilidade para higiene da secreção, suportando as técnicas fisioterapêuticas.

O tratamento fisioterapêutico deve incluir adequada higiene brônquica, oxigenoterapia, VNI ou invasiva e fisioterapia respiratória.

A adequada analgesia é essencial e pode contribuir para o retorno dos mecanismos respiratórios normais. Porém, a intubação precoce e a VM podem ser essenciais em pacientes com insuficiência respiratória refratária e outras lesões traumáticas graves.

A pressão positiva pode ser vista como uma alternativa benéfica de estabilização interna do tórax. Na VM invasiva com pressão positiva, a escolha do modo ventilatório deve ser feita pelas condições clínicas do paciente e pela experiência do profissional. Deve-se levar em consideração para as estratégias ventilatórias as possíveis patologias associadas, como contusão pulmonar, desenvolvimento de SDRA e complicações neurológicas.

Uma alternativa à intubação orotraqueal é a oferta de pressão positiva contínua nas vias aéreas (CPAP) por VNI, que pode ser benéfica para um grupo de pacientes. Pela fisiopatologia do tórax instável, a oferta da pressão positiva contínua intratorácica por ciclos respiratórios poderia agir nas anormalidades fisiológicas associadas a essa lesão, como o deslocamento do tórax para dentro durante a inspiração. O grupo de pacientes selecionados deve ser aquele sem a associação de outras lesões graves, acordado e colaborativo, além das indicações do Consenso de Ventilação Não Invasiva para a escolha de pacientes. A VNI, pela oferta da pressão positiva, pode oferecer o benefício da estabilização pneumática da parede do tórax, evitando assim as complicações da intubação e da traqueostomia, o que melhoraria a mecânica pulmonar, a ação fisiológica da caixa torácica, das costelas e dos músculos intercostais.

O tratamento com CPAP associado à analgesia está relacionado com menor mortalidade e taxa de infecção hospitalar, portanto, o CPAP pode ser colocado como primeira opção de tratamento para o tórax instável causado por trauma torácico fechado em alguns pacientes.

Pneumotórax

Definição

Representa a presença de ar dentro do espaço pleural, que é delimitado pelas pleuras parietal e visceral, e contém em torno de 0,26 mL/kg de líquido pleural, com a possível função de lubrificação e assim facilitar a expansibilidade pulmonar. É um espaço selado, normalmente com pressão negativa em seu interior, por causa do sentido de tração das pleuras parietal e visceral pela caixa torácica e pelo pulmão, respectivamente.

Prevalência

O pneumotórax está presente em 25 a 50% de pacientes vítimas de trauma torácico. Menos de 5% dos pacientes com pneumotórax apresentam trauma torácico isolado, e a presença de lesões associadas torna o diagnóstico do pneumotórax mais difícil.

Etiologia

A presença de ar no interior do espaço pleural ocorre pelos seguintes mecanismos: comunicação entre o espaço pleural e o espaço alveolar por ruptura da pleura visceral; e comunicação entre espaço pleural e a atmosfera, geralmente por trauma torácico penetrante ou alguns procedimentos de punção ou pela presença de organismos produtores de gás dentro do espaço pleural.

Quanto às causas, o pneumotórax pode ser dividido em espontâneo e não espontâneo. No primeiro, não há fator precipitante. Pneumotórax espontâneo primário ocorre em pacientes sem história de doença pulmonar de base – geralmente indivíduos do sexo masculino, tabagistas e tipo corporal longilíneo, que relatam dor torácica unilateral repentina; e é resultado de vazamento da pleura visceral em pacientes com doença pulmonar de base, como enfisema ou fibrose cística.

Pneumotórax não espontâneo ocorre por causa de lesão iatrogênica – decorrente da passagem de acesso venoso central, toracocentese, biópsia transbrônquica ou ventilação com pressão positiva – ou traumática da parede torácica ou do pulmão. Depois da fratura de costela, o pneumotórax é o segundo sinal mais comum de trauma torácico, ocorrendo em 50% das vítimas desta lesão. No trauma torácico fechado, o pneumotórax decorre de fratura de costela ou do próprio cisalhamento.

Diagnóstico

No trauma, o pneumotórax pode ser causa de morte evitável em até 16% dos casos. O diagnóstico clínico do pneumotórax, baseado somente na ausculta pulmonar, é incorreto em apenas 20 a 30% dos casos. Dessa forma, as diretrizes de tratamento pré-hospitalar autorizam a descompressão torácica com agulha ou dreno torácico no local do trauma, sem esperar testes confirmatórios. A maioria dos pacientes submetidos à drenagem torácica a recebem na fase inicial do tratamento no departamento de emergências.

Sinais que auxiliam o diagnóstico clínico do pneumotórax, além da diminuição de murmúrios vesiculares, são: enfisema subcutâneo, dispneia grave, saturação arterial de oxigênio menor que 90% sob FiO_2 elevada e pressão arterial sistólica menor que 90 mmHg.

Demonstrou-se que drenos torácicos colocados no local do trauma são efetivos e seguros, com taxas não terapêuticas menores que 3% e taxas de mal posicionamento menores que 1%.

A radiografia torácica uniplanar pode não diagnosticar pneumotórax na região anterior, por exemplo, além disso, existem fatores associados que podem trazer confusão, como a contusão pulmonar e hemotórax. As tomografias computadorizadas aumentaram a acurácia do diagnóstico de pneumotórax de menor extensão. A ultrassonografia de tórax tem mostrado potencial no diagnóstico de pneumotórax, tanto na UTI quanto no departamento de emergência.

Tratamento

O objetivo principal do tratamento do pneumotórax é eliminar o ar do espaço pleural e permitir a expansão do pulmão até a parede torácica.

Tradicionalmente, a drenagem torácica para pneumotórax era efetuada com dreno torácico tubular, do tamanho adequado para cada paciente. Esses drenos têm sido substituídos por cateteres de menor diâmetro, com taxas de complicação de 0,2% para lesão e 0,6% para mau posicionamento. O maior risco para esse tipo de dreno é a obstrução, com frequência de 8,1%, mas esta complicação pode ser prevenida com lavagem estéril rotineira. Outra preocupação é o diâmetro do dreno não ser suficiente para eliminar o ar do espaço pleural, porém, isso não tem sido observado na maioria dos estudos, mesmo em pacientes mecanicamente ventilados.

Uma vez que existem pneumotórax não diagnosticados, a descompressão torácica é realizada nos pacientes traumatizados que necessitem de VM, pois um terço dos pacientes ventilados mecanicamente desenvolve pneumotórax hipertensivo.

Fisioterapia no paciente com pneumotórax

A fisioterapia deve ser instituída somente após a drenagem do pneumotórax. Quanto à VM, não há descrição de especificidades de modo ou parâmetros para tratar pacientes com pneumotórax, já que a drenagem torácica teoricamente elimina o problema e não limita a VM.

O controle da dor é importante no paciente com pneumotórax, pois pode levar à redução da expansibilidade torácica e atelectasia, contribuindo para a persistência do pneumotórax. Além do controle da dor, exercícios respiratórios, como incentivadores respiratórios, e a mobilização do paciente podem auxiliar a remoção de ar residual no espaço pleural.

SISTEMA MUSCULOESQUELÉTICO

As áreas de atuação descritas neste campo são a de mobilização e avaliação de segurança de pacientes idosos e a área musculoesquelética, no que diz respeito ao manejo de pacientes com condições agudas e subagudas menos graves, juntamente ou não a outros profissionais.

No Reino Unido, fisioterapeutas que tenham recebido treinamento específico possuem autonomia para executar funções adicionais, como requisição de radiografias e exames laboratoriais. Estudos australianos relatam a atuação de fisioterapeutas – embora em pequeno número – nos departamentos de emergência. Na Austrália, existem fisioterapeutas especializados em lesões do tecido conjuntivo que avaliam, diagnosticam e oferecem atendimento especializado. As atuações incluem, além da solicitação e da interpretação de radiografias, aplicação de gesso, manejo de lesões e fraturas menores, avaliação da necessidade de analgesia e encaminhamento para outros profissionais médicos e não médicos para cuidados mais extensos. Em ambos os países, o alto número de pacientes com trauma menos grave contribuiu para a flexibilização do atendimento e o aparecimento de fisioterapeutas nos departamentos de emergência.

As condições menos graves nas quais o envolvimento precoce da fisioterapia pode ser benéfico incluem: entorses e distensões agudas da coluna, ombros, cotovelos, punhos, mãos, quadris, joelhos, tornozelos e pés; lesões de tecido conjuntivo, lesão por chicoteamento da coluna cervical, torácica e lombar, torcicolo e lesão do manguito rotador.

A presença do fisioterapeuta na unidade de emergência no Reino Unido reduziu a carga de trabalho da equipe médica. Em um estudo australiano, observou-se redução do tempo de permanência dos pacientes na unidade de emergência quando um fisioterapeuta realiza a abordagem inicial do paciente antes que este seja encaminhado por um médico. Há relato também de melhora da satisfação dos pacientes.

O foco da atuação do fisioterapeuta na emergência varia de acordo com o local em questão. Na Austrália, é dada bastante ênfase no atendimento à população geriátrica, como a avaliação da marcha, por exemplo, de modo a estimular maior independência na comunidade. Nesse país, é frequente a presença de idosos no departamento de emergência readmitidos após alta.

Outro papel do fisioterapeuta nos departamentos de emergência da Austrália é o de avaliar e encaminhar o paciente, evitando internações desnecessárias.

Ainda há discussões quanto à padronização do grau de especialidade exigido dos fisioterapeutas atuantes em departamento de emergência, mas notam-se os esforços para tal objetivo na literatura produzida atualmente.

BIBLIOGRAFIA RECOMENDADA

Anaf S, Sheppard LA. Physiotherapy as a clinical service in emergency departments: a narrative review. Physiotherapy. 2007;93:243-52.

Arora S, Flower O, Murray NP, Lee BB. Respiratory care of patients with cervical spinal cord injury: a review. Crit Care Resusc. 2012;14(1):64-73.

Bach JR. Continuous noninvasive ventilation for patients with neuromuscular disease and spinal cord injury. Semin Respir Crit Care Med. 2002;23(3):283-92.

Bach JR. Noninvasive respiratory management of high level spinal cord injury. J Spinal Cord Med. 2012;35(2):72-80.

Berney S, Bragge P, Granger C, Opdam H, Denehy L. The acute respiratory management of cervical spinal cord injury in the first 6 weeks after injury: a systematic review. Spinal Cord. 2011;49(1):17-29.

Beuran M, Paun S, Gaspar B, Vartic N, Hostiuc S, Chiotoroiu A, et al. Prehospital trauma care: a clinical review. Chirurgia (Bucur). 2012;107(5):564-70.

Boer C, Franschman G, Loer S. Prehospital management of severe traumatic brain injury: concepts and ongoing controversies. Curr Opin Anesthesiol. 2012;25:556-62.

Brown R, DiMarco AF, Hoit JD, Garshick E. Respiratory dysfunction and management in spinal cord injury. Respir Care. 2006;51(8):853-68.

Call MS, Kutcher ME, Izenberg RA, Singh T, Cohen MJ. Spinal cord injury: outcomes of ventilatory weaning and extubation. J Trauma. 2011;71(6):1673-9.

Como JJ, Sutton ER, McCunn M, Dutton RP, Johnson SB, Aarabi B, et al. Characterizing the need for mechanical ventilation following cervical spinal cord injury with neurologic deficit. J Trauma. 2005;59(4):912-6.

Cramer D, Miulli DE, Valcore JC, Taveau JW, Do N, Hutton DS, et al. Effect of pedal pump and thoracic pump techniques on intracranial pressure in patients with traumatic brain injuries. JAOA. 2010;110(4):232-8.

Crane J, Delany C. Physiotherapists in emergency departments: responsibilities, accountability and education. Physiotherapy. 2013;99(2):95-100.

Falcon-Chevere JL, Mercado J, Mathew D, Uzcategui-Corder M, Almodovar A, Richards E. Critical trauma skills and procedures in the emergency department. Emerg Med Clin North Am. 2013;31(1):291-334.

Ferreira LL, Valenti VE, Vanderlei LC. Chest physiotherapy on intracranial pressure of critically ill patients admitted to the intensive care unit: a systematic review. Rev Bras Ter Intensiva. 2013;25(4):327-33.

Fitzgerald M, Mackenzie CF, Marasco S, Hoyle R, Kossmann T. Pleural decompression and drainage during trauma reception and resuscitation. Injury. 2008;39(1):9-20.

Fu C, Lucato JJJ, Figueirôa MC. Cuidados com as vias aéreas. In: Sarmento GJV. O ABC da fisioterapia respiratória. Barueri: Manole, 2009. p. 267-74.

Go SL, Singh JM. Pro/con debate: Should $PaCO_2$ be tightly controlled in all patients with acute brain injuries? Critical Care. 2013;17:202.

Guilcher SJ, Craven BC, Calzavara A, McColl MA, Jaglal SB. Is the emergency department an appropriate substitute for primary care for persons with traumaticspinal cord injury? Spinal Cord. 2013;51(3):202-8.

Harrop JS, Sharan AD, Scheid EH Jr, Vaccaro AR, Przybylski GJ. Tracheostomy placement in patients with complete cervical spinal cord injuries: American Spinal Injury Association Grade A. J Neurosurg. 2004;100(Suppl 1):20-3.

Hassid VJ, Schinco MA, Tepas JJ, Griffen MM, Murphy TL, Frykberg ER, et al. Definitive establishment of airway control is critical for optimal outcome in lower cervical spinal cord injury. J Trauma. 2008;65(6):1328-32.

Karmy-Jones R, Jurkovich GJ. Blunt chest trauma. Curr Probl Surg. 2004;41:223-380.

Kilner E, Sheppard L. The 'lone ranger': a descriptive stydy of physiotherapy practice in Australian emergency departments. Physiotherapy. 2010;96:248-56.

Kovacs G, Law JA, Ross J, Tallon J, MacQuarrie K, Petrie D, et al. Acute airway management in the emergency department by non-anesthesiologists. Can J Anaesth. 2004;51(2):174-80.

Lendrum RA, Lockey DJ. Trauma system development. Anaesthesia. 2013;68(Suppl 1):30-9.

Licina P, Nowitzke AM. Approach and considerations regarding the patient with spinal injury. Injury. 2005;36 (Suppl 2):2-12.

Markandaya M, Stein DM, Menaker J. Acute treatment options for spinal cord injury. Curr Treat Options Neurol. 2012;14(2):175-87

Maung AA, Kaplan LJ. Mechanical ventilation after injury. J Intensive Care Med. 2014;29(3):128-37.

Mayglothling J, Duane TM, Gibbs M, McCunn M, Legome E, Eastman AL, et al. Emergency tracheal intubation immediately following traumatic injury: an Eastern Association for the Surgery of Trauma practice management guideline. J Trauma Acute Care Surg. 2012;73(5) (Suppl 4):333-40.

Oliveira-Abreu M, Almeida ML. Manuseio da ventilação mecânica no trauma cranioencefálico: hiperventilação e pressão positiva expiratória final. Rev Bras Ter Intensiva. 2009;21(1):72-9.

Olson DWM, Thoyre SM, Turner DA, Bennett SN, Stoner JB, Graffagnino C. Effect of mechanical chest percussion on intracranial pressure: a pilot study. Am J Crit Care. 2009;18:330-5.

Roth C, Stitz H, Kalhout A, Kleffmann J, Deinsberger W, Ferbert A. Effect of early physiotherapy on intracranial pressure and cerebral perfusion pressure. Neurocrit Care. 2013;18:33-8.

Schouten R, Albert T, Kwon BK. The spine-injured patient: initial assessment and emergency treatment. J Am Acad Orthop Surg. 2012;20(6):336-46.

Taylor NF, Norman E, Roddy L, Tang C, Pagram A, Hearn K. Primary contact physiotherapy in emergency departments can reduce length of stay for patients with peripheral musculoskeletal injuries compared with secondary contact physiotherapy: a prospective non-randomised controlled trial. Physiotherapy. 2011;97(2):107-14.

Tollefsen E, Fondenes O. Respiratory complications associated with spinal cord injury. Tidsskr Nor Laegeforen. 2012;132(9):1111-4.

Wijayatilake DS, Shepherd SJ, Sherren PB. Updates in the management of intracranial pressure in traumatic brain injury. Curr Opin Anesthesiol. 2012;25:540-7.

Yarmus L, Feller-Kopman DF. Pneumothorax in the critically ill patient. Chest. 2012;141(4):1098-105.

Yoshimoto M, Yamashita T, Iwasaki S, Yamakage M. Acute cervical spinal cord injury. Masui. 2012;61(9):953-60.

Zimmer MB, Nantwi K, Goshgarian HG. Effect of spinal cord injury on the respiratory system: basic research and current clinical treatment options. J Spinal Cord Med. 2007;30(4):319-30.

TRAUMA EM PEDIATRIA   15

Thiago Luciano

INTRODUÇÃO

Trauma cranioencefálico

O trauma cranioencefálio (TCE), atualmente, é a maior causa de morte e incapacidade em crianças em todo o mundo. Nos Estados Unidos, o trauma resulta em 7.400 mortes e mais de 60 mil internações hospitalares e 600 mil encaminhamentos ao departamento de pronto-socorro infantil.

A população pediátrica é definida como indivíduos menores de 18 anos. O trauma cranioencefálico é definido como lesão cerebral primária ou secundária, resultado de etiologia traumática. Outra denominação de trauma é ferimento abusivo da cabeça; neste, estão descritas lesões decorrentes de afogamento, a acidente vascular cerebral ou obstétricos.

Fase pré-hospitalar

Grandes estudos sugerem que a hipoxemia seja um achado comum nos cuidados pré-hospitalares. Silverston P. identificou que, em 16% dos traumas pediátricos, havia uma leitura do oxímetro de pulso < 75% e, em 28% dos casos, a leitura variava entre 75 e 90%. Alguns estudos também demonstraram esse mesmo aspecto: de 131 pacientes que entram na sala de emergência, 27% são hipoxêmicos. Mais estudos foram realizados para investigar o uso do dispositivo bolsa-válvula-máscara ou da intubação endotraqueal; somente 27% dos pacientes tiveram sucesso com a intubação. Outro estudo extenso, com registro de 31.464 pacientes, encontrou uma taxa de intubação de 83%, no entanto, a análise da mensuração funcional de independência não mostrou resultados significantivos na evolução desses pacientes.

Fisiopatologia

Após a lesão cerebral inicial, ocorrem lesões progressivas que ainda não são tão bem compreendidas; talvez a chave para compreendê-las seria o influxo excessivo de cálcio nos neurônios, disparado pela liberação de neurotransmissores excitotóxicos (em particular, o glutamato). O influxo de cálcio é iniciado por meio de diferentes cascatas e resulta em necrose e apoptose celulares.

Perfusão cerebral e autorregulação

O fluxo sanguíneo cerebral é mais alto em crianças quando comparadas a adultos, por conta de seu alto metabolismo. É regulado pela pressão arterial e suas variações de resistência. Como as crianças possuem baixa pressão sanguínea, a hipotensão leva rapidamente à isquemia cerebral, pois sua capacidade limitada de autorregulação é sobrecarregada. Em pacientes hígidos, o aumento da pressão sanguínea causa a diminuição da pressão intracraniana por vasoconstrição cerebral.

TRATAMENTO

Hemodinâmico

Hipotensão e hipoxia contribuem para lesão cerebral secundária. Nas primeiras 6 horas, a hipotensão é gravemente lesiva, o que exige um controle de pressão arterial muito precoce e rigoroso. Porém, mais importante que o controle da pressão arterial seria a avaliação da perfusão cerebral e, por meio dela, a manutenção de medições para controle da pressão arterial.

Aparelho ventilatório

Pacientes com TCE devem, obrigatoriamente, manter uma via aérea artificial avançada e ser submetidos a ventilação pulmonar mecânica. A hipoxia deve ser afastada e a normocapnia um alvo a ser alcançado, a pCO_2 deve ser mantida entre 36 e 42 mmHg. Os casos de hipocapnia frequentemente alcançados com estratégias de hiperventilação estão associados ao agravamento dos casos da função neurológica; também a hipercapnia está associada ao aumento da mortalidade dos pacientes com TCE. As estratégias protetoras de ventilatórias devem ser empregadas.

Hiperoxigenação

Alguns estudos têm proposto que a hiperoxinação, ou seja, uma PaO_2 de 200 mmHg, leva a uma vasoconstrição arterial cerebral, reduzindo a pressão intracraniana e melhorando a resposta da autorregulação; isso ocorreria por ela evitar o metabolismo anaeróbico, reduzindo os efeitos da hipoxia. Porém, os efeitos colaterais da hiperoxia ainda precisam ser mais bem entendidos.

Sedação

Sedativos e analgesia são utilizados para reduzir a demanda metabólica cerebral, reduzindo, assim, o volume sanguíneo cerebral e, consequentemente, a pressão intracraniana (PIC).

Neuromonitoramento

Este monitoramento é fundamental em pacientes com TCE grave. O objetivo é manter a PIC < 20 mmHg para conservar a pressão de perfusão cerebral (PPC) > 40 mmHg; recomenda-se manter PPC entre 40 e 65 mmHg. Esse monitoramento auxilia nas estratégias de tratamento secundárias, ou seja, no ajuste desses níveis pressóricos por meio de outros recursos, evitando episódios de isquemia (Tabela 1).

TABELA 1	Estratégias para ajuste da pressão intracraniana
Modalidade	Indicação
Hiperventilação agressiva (pCO_2 < 30 mmHg)	Curto prazo HIC com FSC normal ou alto
Alta dose de barbitúricos	HIC refratária com estabilidade hemodinâmica
Hipotermia terapêutica	Não é indicada caso temperatura > 38,5 °C
Craniotomia descompressiva	HIC refratária com lesão cerebral reversível

HIC: hipertensão intracraniana; FSC: fluxo sanguíneo cerebral.

Demais estratégias para controle da HIC

Quando a HIC atinge valores acima de 20 mmHg, a estabilização ventilatória e a estabilização hemodinâmica devem ser consideradas. A drenagem do fluido cérebro-espinhal (FCE), por meio de um cateter no ventrículo lateral, melhora o FSC, o que reduz a PIC. A hiperventilação promove a vasoconstrição das arteríolas cerebrais, o que leva a uma redução do FSC, diminuindo, assim, a PIC. Essa estratégia, porém, está comumente associada à hipoperfusão cerebral, por sua vez, associada à isquemia cerebral, que leva a danos neurológicos. Há risco da hipoperfusão cerebral em valores de pCO_2 menores que 34 mmHg. Agressivas estratégias de hiperventilação estão indicadas somente para a HIC refratária, sem evidências de FSC baixo. A seguir, encontra-se um fluxograma para monitorização da HIC (Figura 1).

A monitorização da PIC é de grande valia. Uma metanálise demonstrou que pacientes com TCE grave que foram agressivamente monitorizados tinham mortalidade 12% menor e resultados 6% mais favoráveis quando comparados a pacientes sem monitorização da PIC.

Fisioterapia

Nos quadros agudos de TCE grave, a função do fisioterapeuta é entender o contexto geral, por meio dos quadros hemodinâmico, neurológico e ventilatório. A monitorização ventilatória pelo aparelho de ventilação pulmonar mecânica é imprescindível para manter os níveis de $PaCO_2$ já comentados. A manutenção da permeabilidade da via aérea artificial também é um objetivo, pois

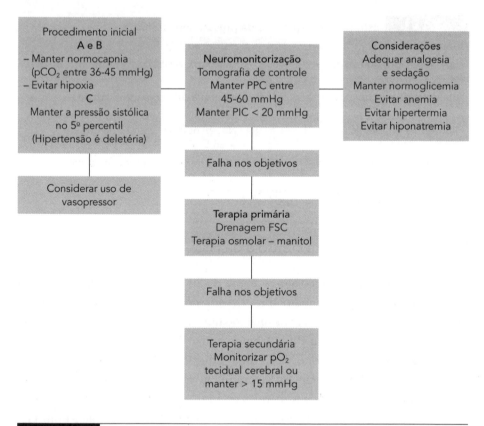

FIGURA 1 Fluxograma para monitorização de pressão intracraniana.

FSC: fluxo sanguíneo cerebral; PIC: pressão intracraniana; PPC: pressão de perfusão cerebral.

uma via aérea obstruída pode levar a um rápido aumento dos níveis de pCO_2, o que gera grave alteração da PIC e da PPC. Nesse caso, deve-se lembrar que todo aumento de pressão intratorácica e pressão intra-abdominal reflete no aumento da PIC.

Procedimentos como manobra de desobstrução brônquica devem ser sobretudo evitados. Como muitos dos pacientes encontram-se sob ventilação pulmonar mecânica, eles requerem aspiração endotraqueais. As aspirações do tubo endotraqueal devem ser feitas de maneira rápida e não devem estimular o reflexo de tosse para que não haja aumento da PIC. Procedimentos como intubação endotraqueal e aspirações do tubo endotraqueal induzem à estimulação laríngea e à resposta simpática, aumentando temporariamente a frequência cardíaca e a pressão média de vias aéreas (PAM), o que leva ao aumento da PIC. Esse aumento compromete a PPC e causa lesão cerebral secundária e prejuízos na função cerebral.

Alguns estudos sugerem que o uso de lidocaína intravenosa 3 minutos antes do procedimento deve atenuar o aumento da PIC. Outro estudo demonstrou que, com o uso de lidocaína, houve um aumento de 6 mmHg na PIC e de 10 mmHg sem o uso de agentes anestésicos.

Em pacientes com cateter ventricular cerebral, a abertura para drenagem deve ser considerada e indicada pelo neurocirurgião, além da sedação pré-atendimento, a fim de evitar agitação do paciente com aumento da pressão arterial, o que refletiria no aumento da PIC e na diminuição da PPC.

TRAUMA TORÁCICO

O Registro Nacional de Traumatismos Pediátricos nos Estados Unidos aponta os traumas torácicos como a segunda maior causa de mortalidade entre crianças: 50% das crianças com trauma torácico morrem antes de chegar ao hospital. Sua incidência aumenta com a idade, com pico entre 8 e 9 anos e aos 15 anos.

É um trauma grave, de extrema preocupação, associado a lesões de vários órgãos, algumas vezes, sem evidência clínica, o que retarda o diagnóstico. Entre suas causas, encontram-se a síndrome do tanque e acidentes de trânsito.

Sua gravidade deve-se às diferenças anatômicas da criança, cuja parede torácica apresenta estruturas ósseas cartilaginosas, mais flexíveis e complacentes, facilitando, assim, a transmissão de forças externas para o mediastino. Tais forças são aplicadas numa superfície corporal com menos tecido adiposo, menos tecido elástico e maior proximidade entre os órgãos, ocasionando um trauma mais extenso. Os traumas torácicos são divididos em: lesões com risco de vida imediato (obstrução da via respiratória, pneumotórax, tórax instável), que evoluem com deterioração rápida dos sinais clínicos; e lesões potencialmente letais (contusão pulmonar, contusão de miocárdio, ruptura aórtica, ruptura diafragmática, ruptura esofágica), que devem ser monitorados com avaliação clínica periódica. A contusão pulmonar está presente em 48 a 61% dos traumas torácicos. A fratura costal está presente em 52% dos casos.

Os traumatismos fechados são os mais frequentes (85 a 90% dos casos) e ocorrem por golpe direto e por mecanismo indireto (compressão, alterações de velocidade, torção).

Síndrome do tanque

É causada pela queda do tanque de lavar roupas sobre vários segmentos corporais, mais frequentemente sobre o tórax e o abdome. O tórax é afetado em 50 a 70% dos casos; a queda do tanque sobre o tórax é a segunda maior causa de mortalidade por meio de trauma torácico em crianças. O quadro clínico depende do órgão atingido e da gravidade da pancada.

O tratamento é igual ao de politraumatizados, com ênfase na permeabilidade das vias aéreas, na ventilação e na circulação.

Contusão pulmonar

É a lesão mais frequente (50% dos casos), apresenta poucas evidências no exame clínico inicial, com mínimas alterações radiológicas que tardam de 24 a 36 horas a aparecer. A lesão causa alterações na relação ventilação/perfusão e leva à hipoxemia.

Seu tratamento é expectante e consiste em administração de oxigênio e analgesia.

Fratura de costelas

É a segunda lesão mais frequente e corresponde a 35% dos traumas torácicos. É causada, na maioria das vezes, por trauma em acidentes de trânsito. Suas lesões localizam-se entre a quinta e a nona costelas. Em crianças menores de 12 meses, 82% das fraturas de costelas são por maus tratos.

As fraturas com mais de duas costelas comprometidas são um preditor de gravidade, já a fratura de costela única apresenta bom prognóstico e não está associa a lesões significativas.

Fraturas de primeira e segunda costelas estão associadas a lesões traqueobrônquicas e de grandes vasos. Fraturas de terceira a sétima costelas estão associadas a lesões pleurais e parenquimatosas. Fraturas de décima e décima segunda costelas estão associadas a lesões hepáticas, esplênicas e renais.

O diagnóstico é realizado por meio da palpação e da radiografia de tórax. Suas principais complicações (atelectasias e pneumonais) se devem à dor e à hipoventilação.

TRAUMA ABDOMINAL

O abdômen é a terceira região do corpo mais afetada nos politraumatizados. O trauma abdominal é grave, pois existe a possibilidade de lesões viscerais, que podem gerar peritonite e hemorragia e levar à morte imediata.

As causas mais comuns são os acidentes de viação, atropelamentos e quedas. O trauma abdominal fechado é o mais comum (85% dos casos) e é a principal causa de morte por lesão não reconhecida.

É primordial identificar, por meio do exame físico e de imagem, a presença de hemorragia, definindo, assim, a necessidade de tratamento cirúrgico (laparotomia).

Trauma abdominal fechado

Atualmente, o exame de imagem para diagnóstico de ruptura de vísceras substitui a rotineira punção peritoneal para diagnóstico de hemoperitôneo. O controle clínico em unidade de terapia intensiva tem proporcionado um tratamento conservador em vez de cirúrgico para as lesões por trauma abdominal.

O início dos sintomas é variável e pode ser rápido nos casos de hemorragias maciças. O diagnóstico é feito por meio do exame clínico do abdome e de exames de imagem.

Os órgãos mais afetados são o baço, o fígado e o pâncreas.

BIBLIOGRAFIA RECOMENDADA

Abramovici S, Souza RL. Abordagem em criança politraumatizada. J Pediatr (Rio de J). 1999;75 (suppl 2):268-78.

Adelson PD, Bratton SL, Carney NA, Chesnut RM, du Condray HE, Goldstein B, et al. Guidelines for the acute medical management of severe traumatic brain injury in infants, children, and adolescents. Chapter 1: Introduction. Pediatr Crit Care Med. 2003;4(3 Suppl):S2-4.

Adelson PD, Bratton SL, Carney NA, Chesnut RM, du Coudray HE, Goldstein B, et al. Guidelines for the acute medical management of severe traumatic brain injury in infants, children, and adolescents. Chapter 12. Use of hyperventilation in the acute management of severe pediatric traumatic brain injury. Pediatr Crit Care Med. 2003;4(3 Suppl):S45-8.

Adelson PD, Bratton SL, Carney NA, Chesnut RM, du Coudray HE, Goldstein B, et al. Guidelines for the acute medical management of severe traumatic brain injury in infants, children, and adolescents. Chapter 8: Cerebral perfusion pressure. Pediatr Crit Care Med. 2003;4(3 Suppl):S31-3.

Andriessen TM, Jacobs B, Vos PE. Clinical characteristics and pathophysiological mechanisms of focal and diffuse traumatic brain injury. J Cell Mol Med 2010;14:2381-92.

Brady KM, Shaffner DH, Lee JK, Easly RB, Smulewski P, Czosnyka M, et al. Continuous monitoring of cerebrovascular pressure reactivity after traumatic brain injury in children. Pediatrics. 2009;124(6):e1205-12.

Chaiwat O, Sharma D, Udomphorn Y, Armstead WM, Vavilala MS. Cerebral hemodynamic predictors of poor 6-month Glasgow outcome score in severe pediatric traumatic brain injury. J Neurotrauma. 2009;26:657-63.

Coelho, MS. et al. Trauma de tórax em crianças e adolescentes [monografia]. 2000.

Cooke RS, McNicholl BP, Byrnes DP. Early management of severe head injury in Northern Ireland. Injury. 1995;26:395-7.

Curley G, Kavanagh BP, Laffey JG. Hypocapnia and the injured brain: more harm than benefit. Crit Care Med. 2010;38:1348-59.

Dean NP, Boslaugh S, Adelson PD, Pineda JA, Leonard JR. Physician agreement with evidencebased recommendations for the treatment of severe traumatic brain injury in children. J Neurosurg. 2007;107:387-91.

Dumont TM, Visioni AJ, Rughani AI, Armstead WM, Vavilala MS. Inappropriate prehospital ventilation in severe traumatic brain injury increases in-hospital mortality. J Neurotrauma. 2010;27:1233-41.

Figaji AA, Zwane E, Fieggen AG, Argent AC, LeRoux PD, Siesjo Peter, et al. Pressure autoregulation, intracranial pressure and brain tissue oxygenation in children with severe traumatic brain injury. J Neurosurg Pediatr. 2009;4:420-8.

Figaji AA, Zwane E, Graham Fieggen A, Argent AC, LeRoux PD, Peter JC. The effect of increased inspired fraction of oxygen on brain tissue oxygen tension in children with severe traumatic brain injury. Neurocrit Care. 2010;12:430-7.

Forbes AM, Dally FG. Acute hypertension during induction of anaesthesia and endotracheal intubation in normotensive man. Br J Anaesth. 1970;42:618-24

Freitas ASG. Trauma abdominal fechado [dissertação]. Porto: Faculdade de Medicina da Universidade do Porto, 2010.

Gausche M, Lewis RJ, Stratton SJ, Haynes BE, Gunter CS, Goodrich SM, et al.. Effect of out-of-hospital pediatric endotracheal intubation on survival and neurological outcome: a controlled clinical trial. JAMA. 2000;283:783-90.

Hamill JF, Bedford RF, Weaver DC, Colohan AR. Lidocaine before endotracheal intubation: intravenous or laryngotracheal? Anesthesiology. 1981;55:578-81.

Jaeger M, Dengl M, Meixensberger J, Schuhmann MU. Effects of cerebrovascular pressure reactivity-guided optimization of cerebral perfusion pressure on brain tissue oxygenation after traumatic brain injury. Crit Care Med 2010;38:1343-7.

Kochanek PM. Pediatric traumatic brain injury: quo vadis? Dev Neurosci 2006;28:244–55.

Langlois JA, Rutland-Brown W, Thomas KE. Traumatic brain injury in the United States. In: CDC, ed. National Center For Injury Prevention and Control, 2006.

Lowe GJ, Ferguson ND. Lung-protective ventilation in neurosurgical patients. Curr Opin Crit Care. 2006;12:3-7.

Mattos AA, Imamura JH, Vieira GK, Santos EL. Síndrome do tanque: relato de caso. Pediatria (São Paulo). 2008;30(3):185-8.

Meyer MJ, Megyesi J, Meythaler J, Murie-Fernandez M, Aubut JA, Foley N, et al. Acute management of acquired brain injury. Part I: an evidence-based review of nonpharmacological interventions. Brain Inj 2010;24(5):694-705.

Meyer MJ, Megyesi J, Meythaler J, Murie-Fernandez M, Aubut JA, Foley N, et al. Acute management of acquired brain injury. Part II: an evidence-based review of pharmacological interventions. Brain Inj. 2010;24(5):706-21.

National Center for Injury Prevention and Control. Traumatic brain injury in the United States: assessing outcomes in children. CDC, 2006. Disponível em: http://www.cdc.gov/ncipc/tbi/tbi_report/index.htm (Acessado em 1 de novembro de 2008).

Pádron MAG. Trauma de tórax em pediatria. Revista Nacional de Pediatria – Foro Clínico de Alta Especialidad. 2010;1(2).

Pereira GA, Andreghetto AC, Basile A, Andrade JI. Trauma no Paciente Pediátrico. In: Simpósio Trauma I, Capítulo III. Ribeirão Preto, 1999;32:262-81.

Rangel-Castilla L, Lara LR, Gopinath S, Swank PR, Valadka A, Robertson C. Cerebral hemodynamic effects of acute hyperoxia and hyperventilation after severe traumatic brain injury. J Neurotrauma. 2010;27:1853-63.

Rockswold SB, Rockswold GL, Zaun DA, Zhang X, Cerra CE, Bergman TA, et al. A prospective, randomized clinical trial to compare the effect of hyperbaric to normobaric hyperoxia on cerebral metabolism, intracranial pressure, and oxygen toxicity in severe traumatic brain injury. J Neurosurg. 2010;112:1080-94.

Samant UBt, Mack CD, Koepsell T, Rivara FP, Varilala MS. Time of hypotension and discharge outcome in children with severe traumatic brain injury. J Neurotrauma. 2008;25:495-502.

Silverston P. Pulse oximetry at the roadside: a study of pulse oximetry in immediate care. BMJ. 1989;298:711-3.

Solas MLO, Torre AC, Villanueva AM. Manejo inicial Del politraumatismo pediátrico. Bol Pediatr. 2008;48:160-70.

Tam S, Chung F, Campbell M. Intravenous lidocaine: optimal time of injection before tracheal intubation. Anesth Analg. 1987;66:1036-8.

Tannuri, U. Trauma abdominal fechado em crianças. Pediatria (São Paulo). 2005;27(3):153.

Ventura AMC, Goes PF, Otoch JP, Fernandes JC. Ruptura traumática de via aérea em criança: um desafio diagnóstico. Jornal de Pediatria. 2005;81:179-82.

SEPSE: ABORDAGEM FISIOTERAPÊUTICA NA EMERGÊNCIA

16

Tatiana de Faria Scanavachi
Marília de Melo Farinazzo
Sergio Elia Mataloun
Marcelo Moock

INTRODUÇÃO

Sepse é uma síndrome caracterizada pelo conjunto de manifestações graves em todo o organismo que tem como causa uma infecção. Antigamente era conhecida como septicemia, na atualidade o nome atribuído é infecção generalizada, embora a infecção não esteja necessariamente em todos os órgãos. Em geral, o diagnóstico infeccioso se resume a um órgão ou um sistema – como a pneumonia, a peritonite, a meningite e a erisipela –, mas que é suficiente para causar um processo inflamatório em todo o organismo, chamado síndrome de resposta inflamatória (SIRS). Trata-se de uma comorbidade com alta mortalidade e prevalência, porém com curso clínico heterogêneo e ampla variação clínica. A razão para esse fato está relacionada a diferentes etiologias, como a origem do sítio da infecção, a virulência do agente etiológico, o estado de competência imunológica do paciente, entre outros.

Por mais de uma década tem havido considerável interesse no manejo da sepse. Recentemente foi observado que o tratamento precoce com metas específicas é capaz de reduzir de forma importante sua mortalidade. Em 2003, foi instituída a Campanha Sobrevivendo à Sepse (*Surviving Sepsis Campaign*), reunindo as melhores evidências com o objetivo de reduzir a mortalidade da doença. Em 2010, os primeiros resultados publicados da campanha, monitorada em 30 países, mostraram-se satisfatórios com redução da mortalidade hospitalar por sepse. No Brasil, o Instituto Latino-Americano de Sepse (ILAS) faz parte do grupo das renomadas instituições ligadas à campanha.

DEFINIÇÃO

Atualmente a sepse é definida como uma síndrome clínica em que a resposta inflamatória sistêmica está associada à infecção. Diversos são os sinais e sintomas que podem estar presentes. Deve ser ressaltada a importância do diagnóstico precoce, de maneira que as intervenções de alto impacto na morbimortalidade da sepse possam ser instituídas no tempo adequado.

1. SIRS – resposta inflamatória generalizada do organismo a diversos agressores, como trauma, queimaduras, pancreatite, sepse etc. Dois ou mais critérios são necessários para estabelecer o diagnóstico:
➤ Temperatura > 38,3 °C ou central < 36 °C.
➤ Frequência cardíaca > 90 bpm.
➤ Frequência respiratória (FR) > 20 irpm, ou $PaCO_2$ < 32 mmHg, ou necessidade de ventilação mecânica por um processo agudo.
➤ Leucocitose > 12.000 ou leucopenia < 4.000.

2. Sepse – todo paciente que apresentar pelo menos dois sinais e sintomas dos descritos secundários a um processo infeccioso é considerado como séptico.

3. Sepse grave – sepse associada à hipoperfusão tecidual, hipotensão ou disfunção orgânica (cardiovascular, neurológica, renal, respiratória, hepática, hematológica, metabólica).

As principais disfunções orgânicas são:
➤ Cardiovascular – hipotensão arterial (pressão arterial sistólica ≤ 90 mmHg ou pressão arterial média < 70 mmHg).
➤ Respiratória – lesão pulmonar aguda levando à hipoxemia. Relação PaO_2/FiO_2 < 300.
➤ Renal – oligúria e/ou creatinina elevadas; diurese < 0,5 mL/kg/hora, por pelo menos 2 horas, mesmo após ressuscitação volêmica; ou creatinina > 2 mg/dL.
➤ Hepática – hiperbilirrubinemia direta. Bilirrubina total > 2 mg/dL; alterações da coagulação – INR > 1,5 ou TTPa > 60 segundos.
➤ Hematológica – plaquetopenia (plaquetas < 100.000/mm^3 ou queda de 50% ou mais nas últimas 72 horas).

> Sistema nervoso central – encefalopatia, alteração do estado mental (agitação psicomotora, confusão mental, rebaixamento do nível de consciência, *delirium*).

> Metabólica – hiperlactatemia; pH < 7,3 ou excesso de base ≤ 5 mEq/L com lactato plasmático > 1,5 vez o normal.

4. Choque séptico – situação em que o paciente com quadro de sepse grave desenvolve hipotensão refratária à reposição volêmica, necessitando de drogas vasopressoras para estabilizar a pressão arterial.

5. Síndrome de disfunção de múltiplos órgãos – presença de função orgânica alterada em pacientes gravemente enfermos, nos quais a homeostase do organismo não pode ser mantida sem intervenção.

EPIDEMIOLOGIA

A sepse responde por mais de 200 mil casos de morte por ano nos Estados Unidos. Angus et al. estimaram a incidência anual, nos Estados Unidos, de 750 mil (3 casos em 1.000) e a evolução para óbito em 215 mil casos (28,6%).

Trata-se da principal causa de morte nas unidades de terapia intensiva (UTI), correspondendo a 11% das internações e mortalidade de 20 a 80%.

Pneumonia é a infecção mais comumente identificada. Pacientes com mais de 65 anos apresentam maior mortalidade e a tendência é que o número de casos de sepse aumente, em razão do envelhecimento da população, do maior número de procedimentos cirúrgicos e da melhora na sobrevida de pacientes imunossuprimidos. O uso indiscriminado de antimicrobianos e o consequente surgimento de resistência bacteriana a essas drogas representam desafios ainda maiores. As principais comorbidades associadas são ligadas aos aparelhos cardiovascular e respiratório.

A doença é a principal geradora de custos nos setores públicos e privados, por conta da necessidade de utilizar equipamentos sofisticados, medicamentos caros e exigir muito trabalho da equipe.

No Brasil, o estudo Bases (Tabela 1) evidenciou um número de pacientes com sepse grave e choque séptico maior do que os relatados nas publicações europeias e norte-americanas. Mostrou também um tempo de internação baixo na UTI (1 a 6 dias). Notou-se que a idade média observada foi de 61,7 anos, com predominância do sexo masculino e sítio pulmonar. Quando se observou a evolução das disfunções orgânicas, verificou-se que o terceiro dia de evolução da sepse grave e do choque séptico parece ser um marco que discrimina a tendência para o óbito ou não. As bactérias predominantes foram as Gram-negativas, porém existem achados de patógenos multirresistentes: os *Staphylococcus aureus* meticilino resistentes.

TABELA 1 Banco de dados do Instituto Latino-Americano de Sepse (ILAS)

Data da coleta		Bases[1]	Sepse Brasil[2]	Custos[3]
		Mai 2001 a jun 2002	Set 2003	Out 2003 a mar 2004
Casos		1.383 (5 centros)	521 (75 centros)	524 (21 centros)
Mortalidade	Sepse grave	46,9% (UTI)	34,4% (UTI)	43,8 (hospitalar)
	Choque séptico	52,2% (UTI)	65,3% (UTI)	

Adaptada de [1]Silva et al., 2004; [2]Sales et al.; [3]Sogayar et al., 2006.

Dados de março de 2012 (Tabela 2) mostram que a incidência da sepse no Brasil, bem como sua mortalidade, continua maior em relação ao mundo.

TABELA 2 Mortalidade por gravidade e local de desenvolvimento

Características	Mortalidade (%)				
	Brasil – hospitais públicos (n = 5.638)	Brasil – hospitais privados (n = 4.624)	Valor de p*	Brasil geral	Mundo
Sepse grave	48,9	27	< 0,001	38,5	23,9
	73,8	55,9	< 0,001	66,2	37,4
Via pronto-socorro	57,5	30,8	< 0,001	44	26,5
Via enfermaria	65,5	45,7	< 0,001	47,5	39,8
Sepse na UTI	60,5	55,9	0,11	58,6	42,8
Global	61,5	40,3	< 0,001	51,9	30,8

Dados mundiais: Levy et al., 2010.
* (0,05)

A Figura 1 evidencia a adesão às metas preconizadas pela *Surviving Sepsis Campaign*.

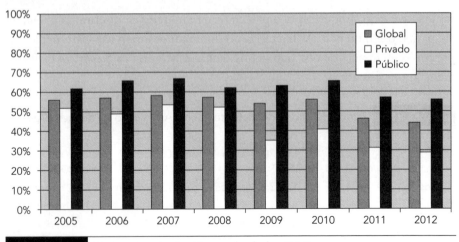

FIGURA 1 Dados de adesão. Banco de dados ILAS.

MANEJO DA SEPSE

O tratamento da sepse grave e do choque séptico passou muitas mudanças na última década por conta de evidências obtidas por importantes estudos, em particular o publicado por Rivers et al., em 2001. Além disso, a Surviving Sepsis Campaign estabeleceu a padronização para o atendimento desses pacientes. Com isso, foram instituídas condutas para o manejo da sepse que devem ser estabelecidas nas primeiras 6 horas (na sala de emergência) e nas primeiras 24 horas do diagnóstico. Essas diretrizes foram publicadas em 2004 e subsequentemente revistas em 2008.

No estudo de Rivers et al., a mortalidade hospitalar foi 30,5% no grupo designado para a terapia precoce guiada, comparada com 46,5% no grupo submetido à terapia convencional ($p = 0,009$). Os autores utilizaram como uma das metas a saturação venosa central de oxigênio ($SvCO_2$) > 70% e este objetivo foi atingido em 95% do grupo com terapia precoce guiada, comparado com apenas 60% no outro grupo ($p < 0,001$). O grupo com terapia precoce guiada recebeu mais fluidos (5,0 × 3,5 L, $p < 0,001$) e também mais transfusões de hemácias (64 × 18,5%, $p < 0,001$) nas primeiras 6 horas, ressaltando a importância da adequada ressuscitação volêmica inicial com fluidos na sepse grave.

As medidas para o manuseio da sepse incluem ressuscitação volêmica inicial, identificação do agente infeccioso, antibioticoterapia de início rápido, identificação da fonte de infecção, reposição volêmica precoce, vasopressores (quando necessário), terapia inotrópica, corticoterapia, proteína C ativada e transfusão sanguínea.

Recentemente, o uso da proteína C foi descontinuado pelo fabricante, o que implicará na retirada de sua indicação no pacote das 24 horas de tratamento da sepse, possivelmente na publicação das novas diretrizes.

As medidas terapêuticas e de suporte são a ventilação mecânica, sedação, analgesia e bloqueio neuromuscular, controle glicêmico, profilaxia para trombose venosa profunda (TVP), profilaxia para úlcera por compressão e terapia de substituição renal.

Ressuscitação volêmica inicial

O protocolo da *Surviving Sepsis Campaign* indica uma administração inicial de 20 mL/kg de cristaloides como reposição volêmica na suspeita de hipovolemia ou nos casos em que o lactato sérico for superior a 4 mmol/L (36 mg/dL). Uma dose equivalente de coloide é uma alternativa ao cristaloide, variando as doses correspondentes entre 0,2 a 0,3 g/kg, dependendo do coloide.

A reposição volêmica deve ser iniciada o mais rapidamente possível no curso do choque séptico (até mesmo antes da admissão na UTI). A demanda de infusão de fluidos não é facilmente determinada, de modo que repetidas reposições devem ser administradas.

O protocolo não restringe a quantidade de fluidos na reposição volêmica inicial, apenas define o volume mínimo a ser oferecido. Condutas adicionais no protocolo são tomadas apenas para hipotensão não responsiva à reposição volêmica ou hiperlactatemia persistente.

Nas diretrizes de 2012, a reposição de volume com coloides deverá ser excluída das recomendações, baseada nas informações de recentes trabalhos que mostram maior incidência de insuficiência renal aguda com o uso de coloides não proteicos, mesmo os mais recentes.

Esse passo é essencial para reverter a hipoperfusão tecidual induzida pela sepse. Deve-se obter um acesso venoso central e iniciar a infusão de fluidos prontamente. Sua infusão deve continuar enquanto houver melhora hemodinâmica. O fluido a ser infundido pode ser cristaloide ou coloide, visando atingir, nas primeiras 6 horas, as seguintes metas:

- Pressão venosa central (PVC) = 8 a 12 mmHg.
- Pressão arterial média (PAM) ≥ 65 mmHg.
- Débito urinário ≥ 0,5 mL/kg/hora.
- SvO_2 > 70%.

Se a SvO_2 não for atingida, deve-se:

- Considerar nova infusão de fluidos.
- Transfundir concentrado de hemácia visando um hematócrito ≥ 30%, e/ou infundir dobutamina até 20 µg/kg/min.

Uma PVC maior do que 12 mmHg é recomendada para os pacientes que estão em ventilação mecânica ou com redução da complacência ventricular prévia.

Identificação do agente infeccioso

A incidência de sepse e bacteremia em pacientes graves tem aumentado nas duas últimas décadas, 30 a 50% dos pacientes com quadro clínico de sepse grave têm hemoculturas positivas. Desse modo, amostras de sangue devem ser obtidas para realização de hemoculturas em todos os pacientes sépticos graves.

Coletar as hemoculturas antes da administração de antibióticos oferece as melhores chances de identificar o microrganismo causador da sepse grave em um paciente individual. A falha em coletar as hemoculturas antes da administração dos antibióticos pode afetar o crescimento de uma bactéria circulante e negativar os exames posteriormente.

As culturas devem ser obtidas antes do início da antibioticoterapia, mas sem atrasá-las. Duas ou mais hemoculturas devem ser coletadas em acessos periféricos distintos e culturas de outros sítios podem ser coletadas, conforme indicação clínica.

Antibioticoterapia

A antibioticoterapia empírica deve ser iniciada o mais precocemente possível. Sua administração efetiva na primeira hora após o diagnóstico está associada com aumento da sobrevida. Sua escolha depende de vários fatores, como história de intolerância a drogas pelo paciente, doença subjacente e padrão de suscetibilidade dos germes da comunidade ou do hospital. Deve-se reduzir o tempo necessário para administrar antibióticos de largo espectro aos pacientes admitidos com sepse para 1 hora ou menos na UTI e para 3 horas ou menos no pronto-socorro.

Controle do sítio de infecção

A remoção do foco infeccioso deve ser realizada precocemente, sempre que possível. Isso inclui drenagem de abscessos, debridamento de tecido necrótico infectado, retirada de acessos vasculares potencialmente infectados, entre outros.

Nem sempre é fácil determinar qual é o foco de infecção em determinado paciente, principalmente naqueles internados há mais tempo na UTI, nos idosos e nos que apresentam diversos cateteres e sondas ou cujo foco pode ser múltiplo (p. ex., cirúrgicos com ventilação mecânica).

Vasopressores

Noradrenalina ou dopamina, qualquer um deles (administrados através de um cateter central colocado o mais cedo possível), são os vasopressores de primeira escolha para corrigir a hipotensão no choque séptico.

Adrenalina ou fenilefrina não devem ser utilizadas como vasopressor de primeira linha como parte do tratamento do choque séptico. A adrenalina diminui o fluxo esplâncnico, aumenta a produção de CO_2 na mucosa gástrica e reduz o pH, sugerindo que esta droga reduz a oferta de oxigênio na circulação esplâncnica. Foi documentado que a fenilefrina reduz o fluxo sanguíneo esplâncnico e a oferta de oxigênio em pacientes com choque séptico.

O uso da vasopressina pode ser considerado nos pacientes com choque séptico refratário apesar da reposição volêmica adequada e vasopressores nas doses altas convencionais. Em razão da falta de estudos, não é recomendada como substituta da noradrenalina ou da dopamina como droga de primeira linha.

Dopamina

A dopamina aumenta a pressão arterial média primariamente por aumento do débito cardíaco com efeitos mínimos na resistência vascular sistêmica. O aumento no débito cardíaco é decorrente do aumento no volume sistólico e, em menor extensão, ao aumento na frequência cardíaca.

A perfusão esplâncnica e a integridade da mucosa gástrica podem ter um papel importante na patogênese da disfunção de múltiplos órgãos. O efeito da dopamina na tonometria gástrica e nas variáveis da circulação esplâncnica foi avaliado apresentando resultados variados. Em pequenas doses, a dopamina aumenta a oferta de oxigênio no território esplâncnico em 65%, mas o consumo de oxigênio eleva-se apenas 16%. Apesar disso, a dopamina pode reduzir o pH, talvez por um efeito direto sobre a célula da mucosa gástrica. Os efeitos da dopamina no suprimento celular de oxigênio do intestino permanecem incompletamente definidos. Estudos recentes têm mostrado que a dopamina pode alterar a resposta inflamatória no choque séptico pela redução na liberação de hormônios, incluindo a prolactina. Outro efeito potencialmente perigoso foi evidenciado em pacientes com trauma. Em um estudo de 12 pacientes estáveis sob ventilação mecânica, Dive et al. utilizaram manometria intestinal para demonstrar que a dopamina prejudica a motilidade intestinal. Permanecem dúvidas se este e outros mecanismos biológicos pouco conhecidos poderiam ter um efeito potencialmente prejudicial em pacientes com choque séptico.

Noradrenalina

A noradrenalina é um potente agonista alfa-adrenérgico com algum efeito beta-agonista. Ela geralmente produz aumento significativo na PAM por seu efeito vasoconstritor, com pequena mudança da frequência cardíaca ou do débito, levando ao aumento da resistência vascular sistêmica.

Em estudos abertos, a noradrenalina mostrou aumento da PAM em pacientes com hipotensão refratária à reposição volêmica e à dopamina. No passado, existia a preocupação de que a noradrenalina pudesse ter efeitos negativos no fluxo sanguíneo, esplâncnico e renal, resultando em isquemia regional. Isso significa que no passado a noradrenalina era comumente reservada como o último recurso, com resultados pobres previsíveis. Entretanto, a experiência recente com o uso de noradrenalina em choque séptico sugere que ela pode ser empregada com sucesso na elevação da pressão arterial sem produzir as temidas disfunções orgânicas.

A noradrenalina parece ser mais efetiva que a dopamina na reversão de hipotensão em pacientes sépticos.

Uma preocupação comum com respeito à noradrenalina é o seu efeito sobre os rins. Em pacientes com hipotensão e hipovolemia durante choque hemorrágico, por exemplo, a noradrenalina e outros agentes vasopressores podem ter efeitos prejudiciais graves na hemodinâmica renal. Apesar do aumento na pressão arterial, o fluxo sanguíneo renal não aumenta e a resistência vascular renal continua a se elevar. No entanto, no choque séptico hiperdinâmico, durante o qual o fluxo urinário acredita-se reduzido principalmente pela pressão de perfusão glomerular, o quadro é diferente. A noradrenalina aumenta bastante a PAM e a filtração glomerular. Particularmente verdade nos quadros de alto débito e estados de baixa resistência de muitos pacientes com choque séptico. Depois da restauração da hemodinâmica sistêmica, o fluxo urinário reaparece na maioria dos pacientes e a função renal melhora. O que dá suporte à hipótese de que a isquemia renal observada durante o choque séptico hiperdinâmico não é prejudicada pela noradrenalina e ainda sugere que esta droga possa ser efetiva na melhora do fluxo sanguíneo e na resistência vascular renal.

Terapia combinada

Os efeitos da dopamina no suprimento celular de oxigênio do intestino permanecem indefinidos, e os efeitos da noradrenalina isolada na circulação esplâncnica podem ser de difícil previsão. A combinação de noradrenalina com dobutamina parece ser mais previsível e mais apropriada aos objetivos terapêuticos do choque séptico do que noradrenalina com dopamina ou dopamina isolada.

A PAM deve ser mantida em ≥ 65 mmHg. Para isso, vasopressores devem ser empregados quando não for possível obtê-la somente com a administração de fluidos. Nas diretrizes a serem publicadas, a noradrenalina será indicada como vasopressor mais efetivo em relação à dopamina, a evidência está mais fomentada após o trabalho de Debacker et al., que mostraram maior efetividade no restabelecimento da pressão arterial como uso da noradrenalina do que a dopamina, apesar de não haver diferença de mortalidade em 28 dias.

Terapia inotrópica

A disfunção miocárdica pode estar presente na sepse grave e no choque séptico. Nos casos de elevadas pressões de enchimento e baixo débito cardíaco, a dobutamina está indicada.

Corticoterapia

Recomendação

Administrar corticosteroides em doses baixas na presença de hipotensão arterial ou uso de vasopressores.

Fundamentos

Corticosteroides intravenosos (hidrocortisona 200 a 300 mg/dia, por 7 dias, divididos em 3 ou 4 doses ou por infusão contínua) estão recomendados em pacientes com choque séptico que apesar da repetida reposição volêmica ainda necessitem de terapia com vasopressores para manter a pressão arterial adequada.

Durante décadas, o argumento de uso dos glicocorticoides nos estudos clínicos tem sido o seu papel fundamental na resposta à infecção e nos seus efeitos anti-inflamatórios. Estudos randomizados, controlados, utilizando doses elevadas de glicocorticoides falharam em melhorar o prognóstico levando ao ceticismo e à refratariedade a respeito do uso de glicocorticoides entre a maioria dos médicos intensivistas. No entanto, estudos recentes, controlados e utilizando doses baixas da hidrocortisona no choque séptico, fizeram renascer o uso dos corticosteroides e a discussão atual de que estes pacientes podem se beneficiar desta conduta.

No cenário da corticoterapia para a sepse grave e o choque séptico, altas doses de glicocorticoides significam uma dose de 30 mg/kg de metilprednisolona ou corticosteroide equivalente, divididos em até 4 doses ao longo de um período curto de 1 a 2 dias. Os estudos recentes com doses baixas utilizaram uma dose diária de 200 a 300 mg de hidrocortisona ou equivalente, administrados durante 5 a 7 dias, ou mais.

Escolha do esteroide

Hidrocortisona é o glicocorticoide de escolha nos pacientes com choque séptico. Apesar de não terem sido realizados estudos com diferentes corticosteroides em pacientes com choque séptico, existem vários motivos para escolher a hidrocortisona. Primeiro, a maior parte da experiência com o tratamento em doses baixas tem sido adquirida com a hidrocortisona. Segundo, a hidrocortisona sintetizada é o equivalente fisiológico da forma ativa final do cortisol. Dessa forma, o tratamento com hidrocortisona repõe diretamente o cortisol, independentemente da sua transformação metabólica. Por fim, a hidrocortisona tem atividade mineralocorticoide intrínseca, ao passo que a metilprednisolona e a dexametasona não a possuem.

Teste de estímulo com a corticotropina (ACTH)

O uso do teste de estímulo com 250 mcg de ACTH identifica os responsivos (aumento > 9 mcg/dL no cortisol 30 a 60 minutos após a administração do ACTH) e a descontinuação é opcional nesse grupo de pacientes. Os médicos não devem aguardar pelo resultado do teste com ACTH para administrar corticosteroide.

O ponto-chave é estabelecer se os pacientes sem insuficiência adrenal relativa devem ser excluídos da terapia com doses baixas de corticosteroides. Primeiro, como mencionado, a resposta aos corticosteroides pode ser menos efetiva ou mesmo nenhuma em alguns pacientes respondedores, mas os dados atuais não evidenciam que doses baixas de corticosteroides tenham um efeito perigoso nos pacientes sem insuficiência adrenal relativa. Segundo, não existe um consenso sobre os valores de referência e após o estímulo para as concentrações de cortisol. Terceiro, os pacientes com função adrenocortical adequada também podem responder ao uso de corticosteroides em dose baixa.

Suplementação de mineralocorticoides

O uso de fludrocortisona em adição às doses baixas de esteroides em pacientes com choque séptico é considerado opcional. Um argumento adequado para a suplementação é a melhora na sobrevida observada em pacientes tratados com doses baixas de hidrocortisona associada à fludrocortisona, mas um estudo comparativo entre hidrocortisona isolada e hidrocortisona com fludrocortisona não foi realizado. A suplementação com fludrocortisona é indicada para cobrir uma possível insuficiência adrenal primária, que é um evento raro (0 a 3%) no choque séptico.

Insuficiência adrenal

Diferentes mecanismos e argumentos sustentam o uso de corticosteroides em doses baixas nos pacientes com choque séptico: insuficiência adrenal relativa, resistência periférica aos esteroides, efeitos no tônus vascular e na resposta imune e aumento no período de sobrevida. Insuficiência adrenal absoluta é rara em pacientes graves (0 a 3%). Insuficiência adrenal relativa é consideravelmente mais comum, especialmente em choque séptico.

No choque séptico refratário, a prevalência de insuficiência adrenal relativa pode ser tão alta quanto 50 a 75%. O aumento absoluto de > 9 mcg/dL, 30 ou 60 minutos após uma estimulação com 250 mcg de corticotropina, foi relatado como o melhor ponto de corte para discriminar entre a resposta adrenal adequada (responsivos) e a insuficiência adrenal relativa (não responsivos).

Em uma série grande de pacientes, o cortisol basal de 34 µg/dL e o aumento de 9 µg/dL após estimulação foi o melhor ponto de corte para discriminar entre sobreviventes e não sobreviventes, e foram preditores independentes de morte. Geralmente, quanto maior o cortisol basal e quanto mais fraca a resposta à corticotropina, maior o risco de morte. Combinando ambos, uma terceira classificação prognóstica foi proposta na qual a mortalidade foi menor (26%) nos pacientes com cortisol basal < 34 µg/dL e um aumento > 9 µg/dL após estimulação.

Reversão do choque

Doses baixas de corticosteroides promovem a reversão do choque séptico. Os efeitos dos corticosteroides no tônus vascular têm sido identificados por décadas, muito antes da descoberta dos glicocorticoides e anti-inflamatórios. Os mecanismos postulados são numerosos e incluem a transdução de sinais, o metabolismo de prostaglandinas, o transporte de sódio e cálcio, a modulação de angiotensina, endotelina e receptores de mineralocorticoides, além da inibição da ciclo-oxigenase-2. Nos pacientes com choque séptico, doses baixas de hidrocortisona reduzem significativamente a relação entre as concentrações de nitrito/nitrato no plasma, indicando inibição na formação de óxido nítrico. Numerosos estudos randomizados e controlados com doses baixas de corticosteroides em pacientes sépticos confirmam a reversão e a redução da necessidade de vasopressores em poucos dias depois do início do tratamento na maioria dos pacientes. A mediana do tempo para interromper o uso de vasopressores diminuiu em um estudo de 13 para 4 dias e, em outro estudo, de 7 para 3 dias. Alguns estudos indicam que cruzado com pacientes sépticos, a pressão arterial média e a resistência vascular sistêmica aumentaram durante o tratamento com hidrocortisona em doses baixas, enquanto frequência cardíaca, índice cardíaco e necessidade de noradrenalina diminuíram significativamente.

Efeitos imunológicos e anti-inflamatórios

No choque séptico, os efeitos imunológicos dos corticosteroides podem depender de condições preexistentes e, talvez de modo mais importante, da dosagem e da cronologia. As evidências de efeitos benéficos dos esteroides incluem a queda de marcadores pró-inflamatórios e anti-inflamatórios (interleucina-6, interleucina-8, interleucina-10, receptor solúvel de fator de necrose tumoral), bem como o aumento em outros mediadores pró-inflamatórios (p. ex., interleucina-12). No mesmo estudo, doses baixas de hidrocortisona não induziram a imunossupressão nem interferiram na imunidade inata como o *respiratory burst* e a fagocitose. Atenuar o espectro da resposta inflamatória sem causar imunossupressão parece ser uma abordagem terapêutica promissora que tem significado muito além da estabilização hemodinâmica.

Aumento da sobrevivência

Corticosteroides em doses baixas melhoram a sobrevida no choque séptico. Em um estudo francês recente, multicêntrico, randomizado e controlado, incluindo 300 pacientes com choque séptico grave refratário a volume e catecolaminas, o principal resultado foi a sobrevivência em 28 dias dos pacientes com insuficiência adrenal relativa. Os pacientes receberam 50 mg de hidrocortisona, a cada 6 horas, ou fludrocortisona 50 mcg, uma vez ao dia, ou placebo durante o período de 7 dias. A análise de distribuição da mortalidade revelou aumento significativo no tempo de sobrevida naqueles que eram não responsivos tratados (*hazard ratio*, 0,67; IC 0,95, 0,47-0,95; p = 0,02) e na população geral (*hazard ratio*, 0,71; IC 0,95, 0,53-0,97; p = 0,03), mas não nos responsivos. Esse estudo demonstrou pela primeira vez que doses baixas de hidrocortisona reduzem o risco de morte em pacientes com choque séptico e insuficiência adrenal relativa. Uma revisão recente reforça o dado estatístico de que existe evidência apenas de aumento do tempo que antecede a morte de pacientes com choque séptico, mas não existe um efeito com significância estatística sobre a mortalidade.

Redução na mortalidade

Os dados preliminares de um metanálise da Cochrane considerando 15 estudos randomizados e controlados de corticosteroides em doses baixas envolvendo 2.022 pacientes com choque séptico fornece evidências adicionais. A mortalidade global de 28 dias por todas as causas não difere entre o grupo-placebo e o grupo-tratado (risco relativo, 0,98; IC 95%, 0,87-1,10; p = 0,7). A análise de subgrupo em 5 estudos com doses baixas de corticosteroides reduziu a mortalidade de 28 dias por todas as causas de modo significativo (risco relativo, 0,99; IC 95%, 0,8-1,17; p = 0,01), ao passo que doses altas não reduziram (risco relativo, 0,99; IC 95%, 0,83-1,17; p = 0,9). O número necessário para tratar com doses baixas de corticosteroides para salvar uma vida foi de 9 (IC 95%, 5-33). Adicionalmente, doses baixas de corticosteroides reduziram a mortalidade na UTI e mortalidade hospitalar além de aumentar significativamente o número de pacientes que reverteram o choque séptico nos dias 7 e 28.

O estudo Corticus não conseguiu demonstrar benefício da hidrocortisona em relação à mortalidade de pacientes com choque séptico, mesmo naqueles com ausência de resposta ao teste da cortrosina, que é o critério de definição de insuficiência adrenal relacionada à doença crítica, o que contradiz os resultados do estudo de Annane e da metanálise de Minneci. O presente estudo foi a maior casuística em trabalhos desse tipo, com quase 500 pacientes, comparados aos 300 do estudo de Annane, mas ainda assim foi estranho verificar que a amostra calculada para encontrar diferença estatística (com poder de 80%) seria de 800 pessoas. O estudo, portanto, não recrutou o número previsto de participantes, comprometendo seu poder estatístico (ver Dicas de Epidemiologia e Medicina Baseada em Evidências) para demonstrar uma diferença na taxa de desfechos entre os dois grupos. Outro ponto que merece discussão é que os pacientes foram arrolados até 72 horas após o aparecimento do choque, contra até 8 horas no estudo de Annane. Estudos recentes sugerem que medidas realizadas nas primeiras horas do choque séptico apresentam maior benefício, assim, é possível que a intervenção com a reposição de glicocorticoides seja benéfica apenas nas primeiras horas de evolução. Outra diferença entre este estudo e o de Annane que merece ser citada é a não reposição de mineralocorticoide no estudo CORTICUS, embora não exista motivo fisiopatológico para achar que exista diferença relacionada a este fato (a dose de hidrocortisona usada apresenta efeito mineralocorticoide). Uma análise posterior mostrou que os pacientes que apresentaram maior mortalidade foram os não responsivos à cortrosina, embora não tenham ocorrido diferenças com a intervenção, demonstrando que este provavelmente é o melhor critério para o diagnóstico da insuficiência adrenal associada à doença crítica.

Após os resultados deste estudo, foi publicado um consenso sobre insuficiência adrenal nos pacientes com doença crítica, recomendando que apenas pacientes com choque sem resposta adequada a volume e vasopressores sejam candidatos a esta terapia.

O uso de corticoesteroides está justificado somente para os pacientes que já foram ressuscitados com fluidos e apresentaram pobre resposta ao uso de vasopressores, permanecendo em choque.

Suporte ventilatório na sepse

Recomendação

Empregar ventilação mecânica com volume corrente baixo, limitar a pressão de platô inspiratório.

Fundamentos

Os pacientes com sepse estão sob maior risco de desenvolver falência respiratória aguda, a maioria dos pacientes com sepse grave e choque séptico necessitará de intubação traqueal e ventilação mecânica. Aproximadamente 50% dos pacientes com sepse grave desenvolverão lesão pulmonar aguda (LPA) ou síndrome do desconforto respiratório agudo (SDRA). Os pacientes com LPA terão áreas com infiltrados bilaterais na radiografia de tórax, relação PaO_2/FiO_2 baixa (< 300 para LPA e > 200 para SDRA) e pressão de oclusão da artéria pulmonar < 18 mmHg, apesar de que esta última variável não esteja disponível na maioria dos casos.

Os volumes correntes elevados associados aos valores altos da pressão de platô devem ser evitados na LPA/SDRA. Os médicos devem utilizar como um ponto de partida a redução do volume corrente ao longo de 1 a 2 horas até um valor "baixo" (6 mL/kg de peso seco) como uma das metas em conjunto com a manutenção de pressão de platô inspiratório < 30 cmH_2O.

Redução de mortalidade

O maior estudo sobre limitação de pressão e volume na estratégia de ventilação mecânica mostrou redução de 9% na mortalidade geral de pacientes ventilados com volume corrente de 6 mL/kg do peso seco estimado (contra 12 mL/kg no grupo contrário) enquanto a pressão de platô se mantivesse < 30 cmH_2O.

O protocolo formal da SDRA (ARDSnet) para ventilação mecânica está disponível em http://www.ardsnet.org/6mL.php e o seu uso é incentivado nos pacientes sépticos.

HIPERCAPNIA PERMISSIVA

Hipercapnia (permitindo que a $PaCO_2$ se eleve acima do normal, chamada hipercapnia permissiva) pode ser tolerada em pacientes com LPA/SDRA, se necessário, para reduzir as pressões de platô ou os volumes correntes.

Apesar de a elevação aguda da $PaCO_2$ poder apresentar consequências fisiológicas que incluem vasodilatação e aumento da frequência cardíaca, pressão arterial e do débito cardíaco, a hipercapnia moderada em conjunto com a limitação do volume corrente tem se monstrado segura em pequenos estudos não randomizados. Nenhum limite superior foi estabelecido para a $PaCO_2$. Algumas autoridades recomendam manter o pH > 7,2 a 7,25, mas isto não foi estabelecido de modo prospectivo. O uso de hipercarbia é limitado a pacientes com acidose metabólica preexistente e está contraindicado em pacientes com aumento da pressão intracraniana. A infusão de bicarbonato de sódio deve ser considerada na seleção de pacientes para facilitar o uso da hipercapnia permissiva. Os modelos experimentais sugerem que a acidose respiratória pode conferir alguma proteção contra várias formas de agressão inflamatória.

PRESSÃO POSITIVA FINAL EXPIRATÓRIA

Deve-se proporcionar a adequada oferta de oxigênio para manter a oximetria de pulso ≥ 90%. Uma quantidade mínima de pressão positiva final expiratória (PEEP) deve ser empregada para prevenir colapso pulmonar ao final da expiração. Ajustar a PEEP com base na gravidade do déficit de oxigenação e guiando-se pela FiO_2 necessária para manter a oxigenação adequada é uma abordagem aceitável.

Nos pacientes sob ventilação mecânica ou naqueles candidatos à ventilação não invasiva, PEEP ou pressão contínua nas vias aéreas (CPAP) devem ser utilizadas para aumentar a pressão expiratória e permitir a redução de concentração de oxigênio abaixo dos níveis potencialmente tóxicos (FiO_2 < 60%).

Os pacientes sépticos, mesmo os sem comprometimento pulmonar, apresentam taquipneia e aumento da ventilação-minuto como resposta do sistema respiratório à sepse. Os pulmões também podem ser acometidos, sendo o foco primário da sepse ou pela SDRA.

Para tornar mais didático o tratamento, os pacientes sépticos serão divididos entre estáveis e instáveis hemodinamicamente e subdivididos em sob ventilação espontânea ou mecânica, com ou sem comprometimento pulmonar.

1. Paciente séptico estável hemodinamicamente, sob ventilação espontânea e sem comprometimento pulmonar: nesse tipo de paciente, observa-se o aumento do trabalho respiratório e do gasto energético pelo aumento da frequência

respiratória e do volume-minuto. No intuito de diminuir esse trabalho ventilatório, pode-se acoplar o paciente à ventilação mecânica não invasiva, oferecendo níveis de pressão suficientes para reduzir o esforço muscular.

2. Paciente séptico estável hemodinamicamente, sob ventilação espontânea e com comprometimento pulmonar: neste caso, além do aumento do trabalho respiratório, podem haver graus variados de hipoxemia, de acordo com a intensidade do acometimento pulmonar. Deve-se, obrigatoriamente, oferecer oxigênio através de cateter de oxigênio ou máscara de Venturi para a manutenção da $SpO_2 > 93\%$. Para isso, pode ser necessário o uso de ventilação mecânica não invasiva, oferecendo níveis de EPAP suficientes para obter a $SpO_2 > 93\%$, níveis de $FIO_2 < 40\%$ e níveis de IPAP para manter o volume corrente acima de 350 mL e FR < 28 irpm. O paciente que necessitar de $FiO_2 > 50\%$ apesar de níveis ótimos de EPAP, deve ser intubado e conectado à ventilação mecânica invasiva. Níveis de IPAP > 25 cmH_2O para manutenção de um volume corrente acima de 350 mL e/ou uma FR < 28 irpm, também são indicações de ventilação mecânica invasiva.

3. Paciente séptico estável hemodinamicamente, sob ventilação mecânica e sem comprometimento pulmonar: este tipo de paciente necessitaram de intubação orotraqueal e ventilação mecânica invasiva por outros motivos que não os pulmonares, como diminuição do nível de consciência, proteção de vias aéreas, necessidade de anestesia nos casos de politraumatismo ou para procedimentos cirúrgicos. Nesses casos, deve-se manter a PEEP que garanta a $FiO_2 < 40\%$ e a relação $PaO_2/FiO_2 > 300$. Os níveis de volume corrente devem ser mantidos entre 6 e 8 mL/kg respeitando a pressão de platô máxima de 35 mmHg, com FR entre 15 e 20 irpm.

4. Paciente séptico estável hemodinamicamente, sob ventilação mecânica e com comprometimento pulmonar: esse paciente apresenta, geralmente, pneumonia grave e/ou SDRA associados à sepse. Deve-se avaliar cuidadosamente a extensão da lesão por meio de exames de imagem e a resposta pulmonar à aplicação de pressão positiva pela administração de vários níveis de PEEP. Esses níveis devem ser ajustados para a manutenção da troca gasosa adequada ($PaO_2/FiO_2 > 300$) com ventilação pulmonar homogênea. O volume corrente deve ficar entre 6 e 8 mL/kg, respeitando a pressão de platô máxima de 35 mmHg.

5. Paciente séptico instável hemodinamicamente, sob ventilação mecânica e sem comprometimento pulmonar: esse paciente deve ser mantido sedado e monitorado. Os níveis de PEEP devem ser mantidos para garantir a relação

PaO_2/FiO_2 mais alta possível (de preferência > 300). O volume corrente deve ser mantido entre 6 e 8 mL/kg, respeitando a pressão de platô máxima de 35 cmH_2O e a FR entre 15 e 20 irpm para evitar o desenvolvimento de lesão induzida pela ventilação mecânica.

6. Paciente séptico instável hemodinamicamente, sob ventilação mecânica e com comprometimento pulmonar: esse paciente também deve ser mantido sedado e monitorado. Deve ser ventilado com volume corrente de 6 mL/kg, usando modos ventilatórios com limitação de pressão de platô. A FR deve ser mantida em 20 irpm e os níveis de PEEP 2 cmH_2O acima do ponto de inflexão inferior da curva pressão-volume do sistema respiratório (geralmente entre 15 e 25 cmH_2O), pelo método de volumes aleatórios. Deve-se manter, se possível, FiO_2 < 50%. Para os pacientes que apresentem comprometimento cardíaco associado, estando os níveis de CO_2 acima de 50 mmHg, com pH < 7,2 ou houver intolerância cardiovascular aos níveis aumentados de CO_2 (aumento importante de pressões de artéria pulmonar), pode-se associar o uso de insuflação intratraqueal de gases e/ou aumentar os níveis de volume corrente para 8 mL/kg, se os níveis de pressão de platô permitirem.

Para os pacientes sépticos que desenvolvem SDRA (35% dos pacientes sépticos), existem evidências de que a manutenção do volume-corrente de 6 mL/kg diminua a mortalidade se comparado à oferta de volumes maiores.

Dependendo da extensão do comprometimento pulmonar, manobras de recrutamento alveolar com níveis de PEEP progressivos (até 45 cmH_2O) e com níveis de pressão controlada fixos em 15 cmH_2O, podem ser necessárias. Nos casos de hipoxemia refratária a essas manobras, deve-se utilizar a posição prona, nos casos em que não haja resposta mesmo com suporte ventilatório máximo, pode-se utilizar a oxigenação extracorpórea com oxigenador de membrana (ECMO).

Durante o período de ventilação mecânica, o paciente deve ser mantido com a cabeceira elevada, visando limitar a aspiração e prevenindo o desenvolvimento de pneumonia associada à ventilação. A partir do momento que o paciente apresentar condições de interromper a VM, um protocolo de desmame deve ser colocado em prática. Pode-se colocá-lo em ventilação espontânea com suplementação de oxigênio em tubo T, CPAP ou em pressão de suporte ventilatório. Para isso, o paciente deve preencher os seguintes critérios: estar alerta, hemodinamicamente estável, não apresentar nenhuma nova condição de gravidade, tolerar baixos níveis de PEEP e FiO_2, além de apresentar relação $PaO_2/FiO_2 > 300$.

ARDS foi definido em 1994 na Conferência de consenso Euro-Americana. Apesar de servir de base para múltiplos estudos e ensaios, logo foram levantadas várias dúvidas sobre a sua validade e fiabilidade.

Uma força-tarefa da ESICM, com a participação da American Thoracic Society e da Society Critical Care Medicine, reuniu um painel de peritos que desenvolveu uma nova definição, com especial atenção para prática, validade, fiabilidade e avaliação objetiva, que foi apresentada no Congresso Europeu, em Berlim. Esse artigo pode ser lido no JAMA na página http://jama.jamanetwork.com/article.aspx?articleID=1160659.

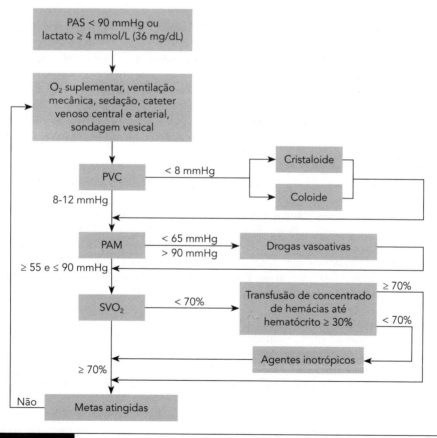

FIGURA 2 Algoritmo.

PAS: pressão arterial sistêmica; PVC: pressão venosa central; PAM: pressão arterial média.
Adaptada de Rivers et al., 2001.

BIBLIOGRAFIA RECOMENDADA

Angus DC, Linde-Zwirble WT, Lidicker J, Clermont G, Carcillo J, Pinsky MR. Epidemiology of severe sepsis in the United States: analysis of incidence, outcome, and associated costs of care. Crit Care Med. 2001;29:1303-10.

Bailey AR, Burchett KR. Effect of low-dose dopamine on serum concentrations of prolactin in critically ill patients. Br J Anaesth. 1997;78:97-9.

Bellomo R, Kellum JA, Wisniewski SR, Pinsky MR. Effects of norepinephrine on the renal vasculature in normal and endotoxemic dogs. Am J Respir Crit Care Med. 1999;159:1186-92.

Campanha "Sobrevivendo à sepse" – relatório trimestral, junho 2010. Disponível em: http://www.sepsisnet.org [Acessado em 3 de novembro de 2010].

Dellinger RP, Carlet JM, Masur H, Gerlach H, Calandra T, Cohen J, et al. Surviving Sepsis Campaign Management Guidelines Committee Surviving Sepsis Campaign guidelines for management of severe sepsis and septic shock. Crit Care Med. 2004;32:858-73.

Desjars P, Pinaud M, Bugnon D, Tasseau F. Norepinephrine therapy has no deleterious renal effects in human septic shock. Crit Care Med. 1989;17:426-9.

Desjars P, Pinaud M, Potel G, Tasseau F, Touze MD. A reappraisal of norepinephrine therapy in human septic shock. Crit Care Med. 1987;15:134-7.

Dive A, Foret F, Jamart J, Bulpa P, Installé E. Effect of dopamine on gastrointestinal motility during critical illness. Intensive Care Med. 2000;26:901-7.

El Solh AA, Akinnusi ME, Alsawalha LN, Pineda LA. Outcome of septic shock in older adults after implementation of the sepsis "bundle". J Am Geriatr Soc. 2008;56:272-8.

Fukuoka T, Nishimura M, Imanaka H, Taenaka N, Yoshiya I, Takezawa J. Effects of norepinephrine on renal function in septic patients with normal and elevated serum lactate levels. Crit Care Med. 1989;17:1104-7.

Gatell JM, Trilla A, Latorre X, Amela M, Mensa J, Moreno A, et al. Nosocomial Bacteremia in a large spanish teaching hospital: analysis of factors influencing prognosis. Rev Infect Dis. 1988;10:203-10.

Gattinoni L, Brazzi L, Pelosi P, Latini R, Tognoni G, Pesenti A, et al. A trial of goal-oriented hemodynamic therapy in critically ill patients. N Engl J Med. 1995;333:1025-32.

Hesselvik JF, Brodin B. Low-dose norepinephrine in patients with septic shock and oliguria: Effects on after load, urine flow, and oxygen transport. Crit Care Med. 1989;17:179-80.

Ibrahim EH, Sherman G, Ward S, Fraser V, Kollef MH. The influence of inadequate antimicrobial treatment of bloodstream infections on patient outcomes in the ICU setting. Chest. 2000;118:146-55.

Kumar A, Roberts D, Wood KE, Light B, Parrillo JE, Sharman S, et al. Duration of hypotension before initiation of effective antimicrobial therapy is the critical determinant of survival in human septic shock. Crit Care Med. 2006;34:1589-96.

Leibovici L, Shraga I, Drucker M, Konigsberger H, Samra Z, Pitlik SD. The benefit of appropriate empirical antibiotic treatment in patients with bloodstream infections. J Intern Med. 1998;244:379-86.

Levy B, Bollaert FE, Charpentier C, Nace L, Audibert G, Bauer P, et al. Comparison of norepinephrine and dobutamine to epinephrine for hemodynamics, lactate metabolism, and gastric tonometric variables in septic shock. Intensive Care Med. 1997;23:282-7.

Levy MM, Dellinger RP, Townsend SR, Linde-Zwirble WT, Marshall JC, Bion J, Schorr C, et al.; Surviving Sepsis Campaign. The Surviving Sepsis Campaign: results of an international guideline-based performance improvement program targeting severe sepsis. Crit Care Med. 2010;38(2):367-74.

Levy MM, Fink MP, Marshall JC, Abraham E, Angus D, Cook D, et al. SCCM/ESICM/ACCP/ATS/SIS (2003) 2001 SCCM/ESICM/ACCP/ATS/SIS international sepsis definitions conference. Crit Care Med. 2003;31:1250-6.

Marin C, Eon B, Saux P, Aknin P, Gouin F. Renal effects of norepinephrine used to treat septic shock patients. Crit Care Med. 1990;18:282-5.

Martin C, Papazian L, Perrin G, Saux P, Gouin F. Norepinephrine or dopamine for the treatment of hyperdynamic septic shock? Chest. 1993;103:1826-31.

Martin GS, Mannino DM, Eaton S, Moss M. The epidemiology of sepsis in the and fungemia in adults. II: Clinical observations with special reference to factors influencing prognosis. Rev Infect Dis. 1983;5:54-70.

Martin GS, Mannino DM, Eaton S, Moss M. The epidemiology of sepsis in the United States from 1979-2000. N Engl J Med. 2003;348:1546-54.

McCabe W, Jackson GG. Gram-negative bacteremia I – etiology and ecology. Arch Intern Med 1962;110:847-55.

Meadows D, Edwards JD, Wilkins RG, Nightingale P. Reversal of intractable septic shock with norepinephrine therapy. Crit Care Med. 1988;16:663-6.

Meier-Hellmann A, Reinhart K, BredLe DL, Specht M, Spies CD, Hannemann L. Epinephrine impairs splanchnic perfusion in septic shock. Crit Care Med. 1997;25:399-404.

Mills LC, Moyer JH. The effects of various catecholamines on specific vascular hemodynamics in hypotensive and normotensive subjects. Am J Cardiol. 1960;5:652-9.

Neviere R, Mathieu D, Chagnon JL, Lebleu N, Wattel F. The contrasting effects of dobutamine and dopamine on gastric mucosal perfusion in septic patients. Am J Respir Crit Care Med. 1996;154:1684-8.

RedL-Wenzl EM, Armbruster C, Edelmann G, Fischl E, Kolacny M, Wechsler-Fördös A, et al. The effects of norepinephrine on hemodynamics and renal function in severe septic shock states. Intensive Care Med. 1993;19:151-4.

Reinelt H, Radermacher P, Kiefer P, Fischer G, Wachter U, Vogt J, et al. Impact of exogenous adrenoreceptor stimulation on hepatosplanchnic oxygen kinetics and metabolic activity in septic shock. Crit Care Med. 1999;27:325-31.

Rivers E, Nguyen B, Havstad S, Ressler J, Muzzin A, Knoblich B, et al.; Early Goal-Directed Therapy Collaborative Group. Early goal-directed therapy in the treatment of severe sepsis and septic shock. N Engl J Med. 2001;345:1368-77.

Ruokonen E, Takala J, Kari A, Saxén H, Mertsola J, Hansen EJ. Regional blood flow and oxygen transport in septic shock. Crit Care Med. 1993;21:1296-303.

Salomão R, CasteloFilho A, Pignatari AC, Wey SB. Nosocomial and Community acquired bacteremia: variables associated with outcomes. Rev Paul Med. 1993;111(6):456-61.

Silva E, Pedro Mde A, Sogayar AC, Mohovic T, Silva CL, Janiszewski M, et al. Brazilian Sepsis Epidemiological Study. Brazilian Sepsis Epidemiological Study (BASES study). Crit Care. 2004;8(4):R251-60.

Souza Dias MBG. Estudo epidemiológico comparativo das infecções da corrente sanguínea no final das décadas de 80 e 90 no Hospital Sírio-Libanês. [tese] São Paulo: Universidade de São Paulo, Faculdade de Medicina, 2002.

Townsend SR, Schorr C, Levy MM, Dellinger RP. Reducing mortality in severe sepsis: The Surviving Sepsis Campaign. Clin Chest Med. 2008;29:721-33.

Van den Berghe G, de Zegher F, Lauwers P, Veldhuis JD. Growth hormone secretion in critical illness: Effect of dopamine. J Clin Endocrinol Metab. 1994;79:1141-6.

Van den Berghe G, de Zegher F, Lauwers P, Veldhuis JD. Luteinizing hormone secretion and hypoandrogenaemia in critically ill men: effect of dopamine. Clin Endocrinol. 1994;41:563-9.

Van den Berghe G, de Zegher F, Lauwers P. Dopamine and the sick euthyroid syndrome in critical illness. ClinEndocrinol. 1994;41:731-7.

Van den Berghe G, de Zegher F, Wouters P, Schetz M, Verwaest C, Ferdinande P, et al. Dehydroepiandrosteronesulphate in critical illness: effect of dopamine. Clin Endocrinol. 1995;43:457-63.

Weinstein MP, Murphy JR, Reller LB, Lichtenstein KA. The clinical significance of positive blood cultures: a comprehensive analysis of 500 episodes of bacteremia and fungemia in adults. I. Laboratory and epidemiologic observations. Rev Infect Dis. 1983;5(1):35-53.

Weinstein MP, Towns ML, Quartey SM, Mirrett S, Reimer LG, Parmigiani G, Reller LB. The clinical significance of positive blood cultures in the 1990s: a prospective comprehensive evaluation of the microbiology, epidemiology and outcome of bacteremia and fungemia in adults. Clin Infect Dis. 1997;24:584-602.

Winslow EJ, Loeb HS, Rahimtoola SH, Kamath S, Gunnar RM. Hemodynamic studies and results of therapy in 50 patients with bacteremic shock. Am J Med. 1973;54:421-32.

Yu M, Burchell S, Hasaniya NW, Takanishi DM, Myers SA, Takiguchi SA. Relationship of mortality to increasing oxygen delivery in patients > 50 years of age: A prospective randomised trial. Crit Care Med. 1998;26:1011-9.

Zhou SX, Qiu HB, Huang YZ, Yang Y, Zheng RQ, et al. Effects of norepinephrine, epinephrine, and norepinephrine-dobutamine on systemic and gastric mucosal oxygenation in septic shock. Acta Pharmacol Sin. 2002;23:654-8.

17
INTOXICAÇÕES EXÓGENAS: ABORDAGEM FISIOTERAPÊUTICA EM PRONTO-SOCORRO

Heloiza Azevedo
Luana Gomes

INTRODUÇÃO

A intoxicação exógena tem sido um problema bastante frequente nos serviços de emergência dos grandes hospitais. O paciente que chega à emergência hospitalar com quadro de intoxicação exógena difere daqueles assistidos diariamente, em razão de normalmente serem pessoas saudáveis e que, por algum motivo, desenvolveram ou adquiriram por exposição, acidental ou intencionalmente, sinais e sintomas decorrentes do contato com substâncias que fazem mal à saúde.

Essas intoxicações podem ocorrer pelas vias oral, respiratória e dérmica. A absorção oral ocorre nas intoxicações agudas acidentais e nas tentativas de suicídio, sendo a principal forma encontrada nos serviços de emergência. Já a via dérmica, seguida da via respiratória, são as intoxicações mais comuns no meio ocupacional.

Considerando o universo das intoxicações, das leves às graves, as mais comuns são provocadas por medicamentos e produtos de limpeza domiciliar, por conta do fácil acesso. Em razão da alta toxidade desses produtos e da rápida absorção e repercussão no organismo, tais intoxicações são responsáveis por inúmeros óbitos.

Os casos de intoxicação desempenham um papel importante, pela alta frequência, custos de tratamento, possibilidade de sequelas irreversíveis e pelo sofrimento causado à vítima e à família. Sendo assim, torna-se imprescindível o diagnóstico rápido diante da avaliação dos sinais/sintomas e agilidade nas medidas para inativação do agente.

CONCEITO

As intoxicações exógenas podem ser definidas como conjunto de efeitos adversos produzidos por um agente químico ou físico em decorrência de sua ação com o organismo, sendo evidenciado por um conjunto de sinais e sintomas tóxicos.

EPIDEMIOLOGIA

A intoxicação exógena por produtos químicos é um problema comum de alta morbimortalidade e necessita de rapidez no controle e na prevenção, medidas essas que devem ser adotadas pelas unidades de saúde.

Segundo dados colhidos no Sistema Nacional de Informações Tóxico-Farmacológicas (Sinitox), em 2007, no Brasil, foram registrados 102.403 casos de intoxicação humana com letalidade próxima de 0,5%. Entre os agentes tóxicos envolvidos, 66% dos casos foram provocados por substâncias químicas, como o uso de medicamentos (30%), domissanitários (11%), produtos químicos industriais (5,9%) e agrotóxicos de uso agrícola (5,6%). A maior taxa de letalidade foi registrada para o uso agrícola (3,3%), drogas de abuso (1,7%) e raticidas (1,0%). Esses casos são o resultado da falta de estratégia de controle e prevenção das intoxicações associadas ao fácil acesso da população a um número crescente de substâncias lícitas e ilícitas com alto grau de toxidade. Segundo o Departamento de Informática do Sistema Único de Saúde (Datasus), no primeiro semestre de 2013, foram notificados 35.869 casos de intoxicação exógena no Brasil.

ETIOLOGIA

No Brasil, a intoxicação exógena constitui um importante problema de saúde pública, sendo os medicamentos os principais agentes responsáveis, seguidos pelas intoxicações por animais peçonhentos, produtos domissanitários, pesticidas e produtos químicos de uso industrial.

SINAIS E SINTOMAS

Os sinais clínicos da intoxicação podem aparecer de forma imediata ou tardia. Caso o produto seja inalado, os primeiros sintomas aparecerão em poucos minutos, enquanto pela ingestão oral ou exposição dérmica o aparecimento do primeiros sinais e sintomas será tardio.

A maioria das intoxicações não causa sintomatologia exuberante em relação ao sistema nervoso central, porém quando esses sinais estão presentes são considerados sinais de gravidade (Quadro 1).

QUADRO 1 Locais e manifestações clínicas na intoxicação exógena

Locais afetados	Manifestações clínicas
Glândulas exócrinas	Sialorreia, lacrimejamento, sudorese
Olhos	Miose, ptose palpebral, borramento de visão, hiperemia conjuntival
Trato gastrointestinal	Náuseas, vômito, dor abdominal, diarreia, tenesmo, incontinência fecal
Trato respiratório	Hipersecreção brônquica, rinorreia, broncoespasmo, dispneia, cianose
Sistema cardiovascular	Bradicardia ou taquicardia, hipotensão ou hipertensão, palidez
Bexiga	Incontinência urinária
Músculo esquelético	Fasciculações, câimbras, diminuição de reflexos tendinosos, fraqueza muscular generalizada, paralisia, tremores
Sistema nervoso central	Sonolência, letargia, fadiga, labilidade emocional, confusão mental, perda de concentração, cefaleia, coma com ausência de reflexos, ataxia, tremores, respiração Cheyne-Stokes, dispneia, convulsões, depressão dos centros respiratório e cardiovascular

Existem ainda relatos de casos em que podem ocorrer hiperglicemia transitória até cinco vezes superior ao valor normal, pancreatite acompanhada por todas as possíveis manifestações abdominais, elevação da amilase sanguínea três ou mais vezes superior ao valor normal, parotidite e até 72 horas após a intoxicação podem ocorrer arritmias cardíacas (fibrilação atrial e ventricular) (Figura 1). O principal efeito do tóxico nos pulmões ocorre 24 a 48 horas após sua ingestão, apresentando sintomatologia semelhante à síndrome do desconforto respiratório agudo (SDRA), provocando hemorragia e congestão pulmonar, culminando com fibrose intra-alveolar obstrutiva, progressiva e irreversível.

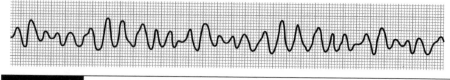

FIGURA 1 Fibrilação ventricular.

De acordo com os sintomas, a intoxicação exógena pode ser classificada em leve, moderada ou grave (Quadro 2).

QUADRO 2 Classificação do nível de gravidade da intoxicação exógena

Nível de gravidade	Sintomas
Leve	Cefaleia, sialorreia, enjoo, náuseas, miose, broncoespasmo leve, tosse, fraqueza, dor abdominal, vômitos e vertigem
Moderada	Tremor, fasciculações, bradicardia, taquicardia, dispneia, estridor, hipoxemia, bradipneia, confusão, agitação, ansiedade, broncorreia, extrassístoles
Grave	Cianose, dispneia grave, fraqueza, miofasciculações, coma, paralisia, convulsão, disfunção autonômica, arreflexia, edema pulmonar e arritmias

Em alguns casos podem ocorrer manifestações tardias, tais como:

➤ Síndrome intermediária: ocorre em pacientes que foram extubados precocemente ou que não foram intubados, após longo período de estimulação colinérgica dos músculos cervicais, pares cranianos (motores) e da respiração. Essa síndrome consiste em manifestações neurológicas como a diminuição da força de músculos proximais, principalmente de cintura escapular, que aparece de 24 a 96 horas após a crise, podendo ainda ocorrer a falência respiratória associada a processo de necrose da placa mioneural.

➤ Polineuropatia retardada: caracteriza-se por uma neuropatia sensitivo-motora que se manifesta de modo ascendente nas extremidades de membros superiores e inferiores (tipo luvas e botas) até um mês após a exposição. Inicialmente o paciente apresenta formigamento e queimação dos dedos que vai tomando os membros superiores seguido por fraqueza e ataxia dos membros inferiores.

DIAGNÓSTICO

O diagnóstico da intoxicação exógena é realizado pela história coletada com o paciente ou familiares, das manifestações clínicas e exames laboratoriais. Na maioria das vezes, não é necessário exame clínico adicional, porém, em algumas situações, pode-se pedir: hemograma, glicemia, eletrólitos, gasometria, função hepática, função da urina, entre outros.

Na avaliação clínica inicial, deve-se verificar se o paciente apresenta algum distúrbio que represente risco à vida, para tanto é indispensável um exame físico rápido e rigoroso para avaliar as seguintes situações: condições respiratórias, circulatórias e neurológicas; quando as condições clínicas do paciente permitirem, a avaliação poderá incluir pele, temperatura e estado de hidratação.

Entre os achados de exames laboratoriais mais comuns estão: leucocitose ou leucopenia reversíveis, alteração na coagulação sanguínea, hiperglicemia transitória, níveis de amilase e lipase acima do normal e TGO/TGP aumentados. Radiografia pneumônica e com áreas de hipotransparência. Ecocardiograma: bloqueio atrioventricular, alterações dos segmentos ST, T, QT e assistolias (Figuras 2 e 3).

Para um melhor diagnóstico, deve-se atentar ao exame físico detalhado e repetido sistematicamente, assim como aos exames laboratoriais em decorrência da sua fundamental importância. Somente com uma avaliação rigorosa, o paciente receberá um tratamento eficaz, com medidas de inativação do agente, contribuindo para uma redução das possíveis sequelas, com menor tempo de internação e letalidade.

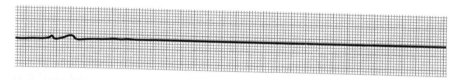

FIGURA 2 Assistolia.

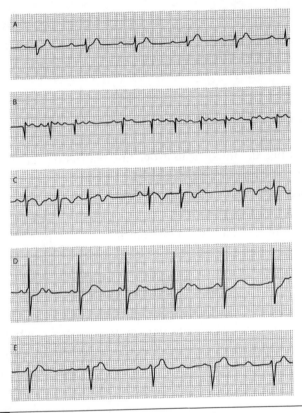

FIGURA 3 Bloqueio atrioventricular de 1º, 2º e 3º graus.

TRATAMENTO

O tratamento das intoxicações exógenas se inicia com o fim da exposição ao agente causador, devendo ser iniciado o mais rapidamente possível. Pode ser dividido em medidas gerais, específicas e outros procedimentos.

Medidas gerais

> Prevenir a absorção e aumentar a excreção dos tóxicos.
> Manter a permeabilidade das vias aéreas: posicionamento em decúbito elevado, abertura das vias aéreas, higiene brônquica, lateralização da cabeça em casos de vômito, avaliação em relação à capacidade de proteção das vias aéreas e indicação de intubação e ventilação mecânica (VM) precoce, se necessário.

- Oxigenoterapia, se necessário.
- Hidratação venosa.
- Lavagem gástrica.
- Lavagem corporal, nos casos de intoxicação dérmica.
- Carvão ativado.
- Irrigação intestinal.
- Diurese forçada e alcalinização da urina.
- Uso de catártico e antídotos quando indicado.

Medidas específicas

- Atropinização.
- Oximas.
- Outros procedimentos:
– Tratamento sintomático nos casos em que a intoxicação não estiver excluída.
– Em casos de convulsões: benzodiazepínicos.
– Correção dos distúrbios hidroeletrolíticos.
- Fisioterapia respiratória: como prevenção de complicações respiratórias e nos casos em que elas já estiverem presentes.
- Fisioterapia motora: como prevenção de encurtamentos, deformidades e contraturas e nos casos em que o paciente apresentar manifestações neurológicas com sequelas motoras já descritas.

Está contraindicado o uso de morfina, barbitúricos, reserpina, fenotiazínicos, aminofilina, teofilina e insulina. Nos pacientes sintomáticos, o tratamento das complicações com risco de morte exige avaliação diagnóstica aprofundada. Todas as exposições potencialmente significativas devem ser observadas em unidades de terapia intensiva.

ABORDAGEM FISIOTERAPÊUTICA

Na intoxicação exógena, a fisioterapia atua de acordo com as manifestações clínicas apresentadas. Seguem os tratamentos fisioterapêuticos que se enquadram para esses pacientes.

Oxigenoterapia

A administração de oxigênio em concentração superior a encontrada no ar ambiente (21%) com o propósito de corrigir a hipóxia é denominada oxigenoterapia. Está indicada para melhorar a oxigenação tecidual, mantendo a $SaO_2 \geq 92\%$ e PaO_2 de 60 a 70 mmHg (Quadro 3).

QUADRO 3 Condições que comprometem a oxigenação dos tecidos

Processo	Definição	Exemplos clínicos
Insuficiência da oxigenação arterial	Anormalidade da captação de O_2 refletida na gasometria arterial	Asma grave, DPOC, SDRA
Insuficiência do transporte de O_2	Limitação da oferta de O_2 aos tecidos periféricos, de modo que o metabolismo aeróbio não é suficiente	Anemia, intoxicação por CO, choque cardiogênico
Insuficiência da extração de O_2	Incapacidade do tecido periférico em extrair O_2 sanguíneo e utilizá-lo para o metabolismo aeróbio	Envenenamento por cianeto, choque distributivo

CO: monóxido de carbono; DPOC: doença pulmonar obstrutiva crônica; O_2: oxigênio; SDRA: síndrome do desconforto respiratório agudo.

A hipoxemia apresenta alguns sinais e sintomas clínicos, os mais comuns são:

> Respiratórios: taquipneia, retração intercostal, batimento de asa do nariz e cianose progressiva.
> Cardíacos: taquicardia precoce, bradicardia, hipotensão e parada cardíaca.
> Neurológicos: inquietação, confusão, prostração, convulsão e coma.
> Outros: palidez.

Os métodos de administração de O_2 podem ser classificados em sistemas de baixo e alto fluxo (Figura 4).

Sistemas de baixo fluxo

> Cateter nasal: método em que o fluxo pode ser variável, estando entre 0,5 e 6 L/min e FiO_2 de 22 a 44% (Tabela 1).

17 INTOXICAÇÕES EXÓGENAS: ABORDAGEM FISIOTERAPÊUTICA EM PRONTO-SOCORRO

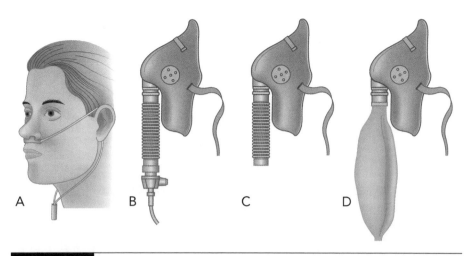

FIGURA 4 Sistemas de baixo e alto fluxo: (A) cateter nasal; (B) máscara de Venturi; (C) máscara facial simples; (D) máscara com reservatório.

TABELA 1 FiO$_2$ estimada conforme fluxo de O$_2$ ofertado

Fluxo de O$_2$ por cateter nasal (L/min)	FiO$_2$ estimada (%)
1	24
2	28
3	32
4	36
5	40
6	44

FiO$_2$: fração inspirada de oxigênio; O$_2$: oxigênio.

Deve ser utilizado apenas nos pacientes que apresentam respiração espontânea, sendo importante lembrar que a quantidade de O$_2$ inspirada varia de acordo com o padrão respiratório do paciente. Entre as vantagens de utilização desse sistema estão: custo, conveniência e facilidade de aplicação e manutenção da posição. As desvantagens são: pacientes com problemas nos ductos nasais não podem utilizar, proporciona uma concentração de O$_2$ desconhecida, crianças não toleram bem, não permite nebulização associada, a FiO$_2$ é diminuída pela respiração bucal e irritabilidade tecidual da nasofaringe (Figura 5).

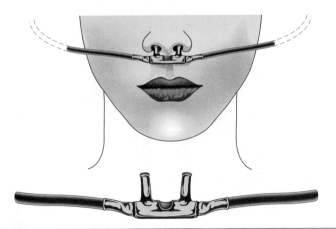

FIGURA 5 Cateter nasal.

> Máscara facial simples: tem vantagem de ser leve e pode ser utilizada com umidificação.

> Máscara de nebulização: permite concentrações de O_2 de baixo fluxo a moderados. É ligada a traqueia e o fluxo é ofertado em forma de névoa, devendo encontrar-se em alta intensidade evitando a reinalação de CO_2. A máscara permite a mistura gasosa de O_2 a 100% e ar ambiente, através de suas aberturas laterais e orifícios (Figura 6).

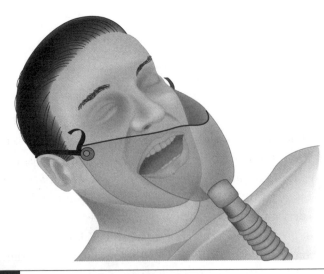

FIGURA 6 Máscara de nebulização.

➤ Máscara de traqueostomia: permite administrar O_2 via nebulização ao paciente traqueostomizado que esteja em respiração espontânea, caso o serviço não possua esse tipo de máscara, o O_2 pode ser administrado por tubo T (Figura 7).

Sistemas de alto fluxo

➤ Máscara com reservatório: tem acoplado um reservatório que permite maiores concentrações de O_2 podendo oferecer FiO_2 de 100%, com fluxo de 10 a 15 L/min. O fluxo deve ser suficiente para não haver diminuição de mais de 30% do volume do reservatório durante as inspirações (Figura 8).

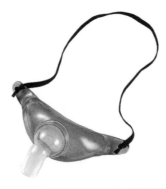

FIGURA 7 Máscara de traqueostomia.

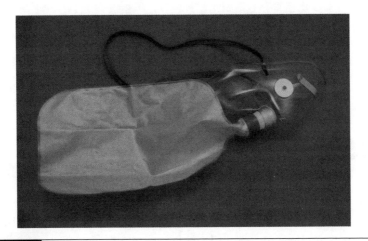

FIGURA 8 Máscara com reservatório.

➤ Máscara facial de Venturi: permite variações de FiO_2 de 24 a 60% dependendo do fluxo e do adaptador intermediário utilizado (Tabela 2). É constante e não altera com a profundidade e com a frequência respiratória do paciente (Figura 9).

TABELA 2 Sistema de Venturi e FiO_2 ofertado

Fluxo (L/min)	FiO_2 (%)
4	24
6	28
8	35
10	40
12	50
15	60

FiO_2: fração inspirada de oxigênio.

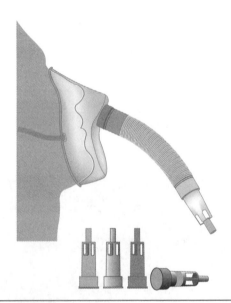

FIGURA 9 Máscara de Venturi.

➤ Unidade bolsa-válvula: é formado por um corpo de borracha ou plástico, uma conexão padronizada e uma borda ou selador facial. Para realizar a ventilação, a máscara deve ser segurada na face com uma das mãos enquanto é feita a técnica de elevação da mandíbula e a inclinação da cabeça; com a outra mão deve-se comprimir o balão de ventilação. A hiperextensão excessiva deve ser evitada, pois pode causar obstrução de vias aéreas. A ventilação deve ser realizada por 1 segundo, produzindo uma elevação visível do tórax (Figura 10).

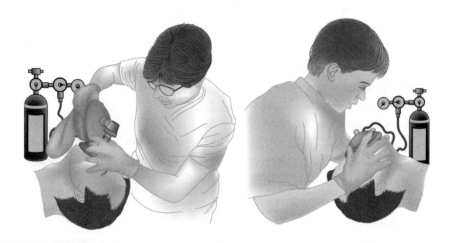

FIGURA 10 Ventilação com unidade bolsa-válvula.

Efeitos fisiológicos e tóxicos do oxigênio

O oxigênio administrado em altas concentrações pode provocar efeitos adversos aos desejados, tais como: diminuição do estímulo ventilatório, causando hipoventilação levando a retenção de CO_2 e narcose; atelectasia de absorção; disfunção mucociliar da árvore traqueobrônquica, causando irritação das vias aéreas, ressecamento de mucosas, tosse, dor faríngea e subesternal; obstruções e hemorragia nasais; e, por fim, fibroplastia retrolenticular.

Assim, é importante o fisioterapeuta ter conhecimento das modalidades e das indicações da oxigenoterapia, proporcionando um tratamento adequado ao paciente em emergência.

Manobras de higiene brônquica

A utilização dessas técnicas e recursos é justificada nas situações em que ocorrem alterações do processo de depuração das vias aéreas. Alguns fatores podem comprometer o mecanismo de depuração: tosse ineficaz, utilização de vias aéreas artificiais, tubo endotraqueal ou tubo de traqueostomia, estimulação direta, bloqueio ocasionado pelo balonete ao movimento ciliar, umidificação inadequada, drogas anestésicas, opiáceos, narcóticos e o próprio procedimento de aspiração que pode ocasionar lesão na mucosa favorecendo a retenção de muco.

O objetivo na utilização dessas técnicas é proporcionar o deslocamento e a remoção das secreções, desde os segmentos broncopulmonares distais até os grandes brônquios, promovendo a limpeza das vias aéreas. Podem ser associadas a outros exercícios, favorecendo a eliminação da secreção.

A terapia de higiene brônquica deve ser realizada naqueles pacientes com retenção de secreção, com dificuldade de expectoração, diminuição do nível de cooperação e entendimento.

Os pacientes que estão sob VM têm risco maior de reter secreção em razão do impacto da doença, interrupção do sistema mucociliar, modificação do muco, imobilidade no leito, fraqueza generalizada e restrição de líquidos que pode contribuir para o aumento da viscosidade do muco.

A escolha para a realização da terapia deve-se atentar ao princípio ativo e indicação. Seguem algumas técnicas utilizadas.

> Drenagem postural: promove a mobilização e o deslocamento das secreções do trato respiratório por meio do uso da gravidade. Tem objetivo de direcionar as secreções para as áreas centrais pulmonares facilitando a remoção pela tosse ou aspiração. O fisioterapeuta, baseado na anatomia, ausculta pulmonar e radiografia de tórax, deve identificar onde existe acúmulo de secreção e, em seguida, escolher o posicionamento no qual o brônquio segmentar da região afetada esteja na posição vertical em relação à gravidade (Figura 11).

> Percussão: é realizada com auxílio das mãos, em forma de concha com o punho ou com os dedos, de forma ritmada, obedecendo sempre a mesma cadência de movimentos, dando origem a ondas de energia mecânica. São aplicadas à parede torácica e transmitidas aos pulmões com o objetivo de mobilizar a secreção ao longo da árvore brônquica.

> Vibração: são movimentos rítmicos, finos por contrações isométricas alternadas, rápidas dos membros superiores e intensos para mobilizar as secreções no nível brônquico facilitando seu deslocamento.

> Compressão: realizada pela compressão dos arcos costais para a expulsão da secreção brônquica durante a fase expiratória. O objetivo da técnica é

aumentar o fluxo expiratório, auxiliando o deslocamento da secreção brônquica. Essa manobra é comumente associada à técnica de vibração, sendo denominada vibrocompressão.

➤ Tosse: expulsão do ar dos pulmões com alto fluxo aéreo. Tem o objetivo de deslocar o muco brônquico utilizando o fluxo aéreo. Pode ser realizada voluntariamente, assistida ou provocada.

➤ Técnica de expiração forçada (*Huffing*): são realizadas duas a três expirações forçadas com o objetivo de eliminar a secreção.

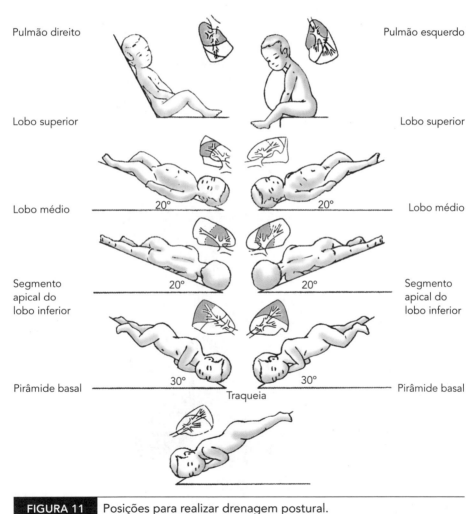

FIGURA 11 Posições para realizar drenagem postural.

> Hiperinsuflação manual: técnica que pode ser associada à vibração e à compressão torácica. Tem o objetivo de promover o deslocamento de secreções brônquicas por meio do aumento do fluxo inspiratório, originando, assim, maior fluxo expiratório. Realizada por meio de um reanimador manual ou ambu, sendo necessário que o paciente esteja em uso de uma via aérea artificial, tubo endotraqueal ou traqueostomia.

> Aspiração: técnica realizada de maneira asséptica, com o uso de uma sonda conectada a um gerador de pressão negativa, devendo a duração não ser maior do que 10 a 15 segundos. Pode ser aplicada de três maneiras: traqueal, nasotraqueal e orotraqueal. Deve ser aplicada em pacientes com tosse ineficaz ou uso de via aérea artificial. Nos casos em que o paciente possuir uma via aérea artificial, o sistema pode ser aberto ou fechado. No sistema aberto, há necessidade de tirar o paciente do ventilador e introduzir uma sonda na via aérea, interrompendo a ventilação. Já no sistema fechado, o paciente não é retirado e a ventilação é mantida, nesse sistema a sonda é protegida por um envolvente plástico e deve ser trocada a cada 24 horas. A aspiração somente deve ser realizada quando houver necessidade (Figura 12).

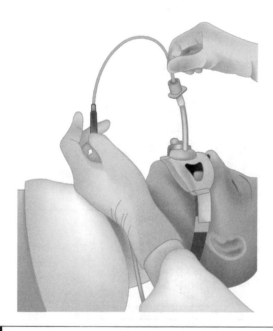

FIGURA 12 Aspiração.

Manobras de reexpansão pulmonar e exercícios respiratórios

Os recursos terapêuticos para expandir e/ou reexpandir o pulmão surgiram em razão da necessidade de se prevenir e/ou tratar o pulmão com redução do volume corrente (pode levar à hipoxemia, aumento de risco de infecção e lesão pulmonar quando não é revertido). Isso ocorre com maior frequência em pacientes com doenças respiratória e neuromuscular, acamados, intubados e em pós-operatório de cirurgia abdominal e torácica.

Essas técnicas proporcionam aumento do volume pulmonar otimizando a ventilação e as trocas gasosas, uma vez que são indispensáveis à prevenção e à reversão das atelectasias.

> Frenolabial: expiração realizada com lábios franzidos ou dentes semifechados. O objetivo é aumentar o volume corrente e diminuir a frequência respiratória, melhorando a oxigenação por manutenção de pressão positiva nas vias aéreas.
> Exercício diafragmático: realizado priorizando o músculo diafragma, tem o objetivo de melhorar a ventilação nas bases pulmonares, aumentar a capacidade residual funcional e o volume de reserva inspiratório. Diferentes posicionamentos podem ser realizados na execução desse exercício considerando-se as condições clínicas do paciente e o objetivo a ser alcançado.
> Exercício intercostal: prioriza a atividade da musculatura intercostal. Tem como objetivo aumentar a ventilação pulmonar em zonas mediais e laterais, a capacidade residual funcional e o volume de reserva inspiratório. O paciente deve estar em decúbito dorsal elevado ou na posição sentada e, então, é solicitado que realize uma inspiração nasal (procurando deslocar a respiração para a região superior do tórax).
> Exercício de expansão torácica localizada: tem o objetivo de expandir a caixa torácica por meio de estímulos manuais na região que se deseja aumentar. Promove aumento da ventilação pulmonar nas regiões em que há maior deslocamento da caixa torácica.
> Soluços inspiratórios: padrão específico de sucessivos e pequenos volumes inspiratórios até que se alcance a capacidade respiratória máxima. O objetivo é aumentar a ventilação nas zonas basais com elevação da capacidade e do tempo inspiratório.
> Inspiração em tempos: realizada a partir dos suspiros inspiratórios aos quais se adiciona uma pausa inspiratória entre os volumes sucessivos, tem o ob-

jetivo de melhorar a complacência do tórax e dos pulmões e aumentar a capacidade inspiratória.

> Expiração abreviada: utiliza inspirações fracionadas intercaladas por breves expirações até que se atinja a capacidade pulmonar total. Tem como objetivo aumentar o volume pulmonar e o tempo inspiratório. O paciente deve inspirar pelo nariz e, em seguida, expirar pequena quantidade de ar entre os lábios, essa manobra é repetida três ou mais vezes, alcançando-se, assim, a capacidade inspiratória máxima.

> Exercícios em tempos respiratórios equivalentes: consiste na adoção de um padrão ventilatório utilizando volumes correntes pequenos com frequência respiratória alta, tem o objetivo de diminuir a turbulência do ar inspirado, o trabalho respiratório e a capacidade residual funcional. Orienta-se realizar inspirações nasais com pequenos e constantes volumes correntes e a expirar pela boca, mantendo uma relação 1:1.

> Descompressão torácica abrupta localizada: compressão do tórax durante a expiração e descompressão abrupta na inspiração. Tem como objetivo restaurar a ventilação alveolar comprometida, utilizando variações de pressão pleural e alveolar.

> Incentivador respiratório: é um dispositivo utilizado para incentivar o paciente a realizar esforços inspiratórios máximos. Funciona como estímulo visual, quantificado pela elevação de esferas plásticas contidas em uma ou mais câmaras do equipamento. O objetivo é aumentar a pressão transpulmonar e restaurar volumes e capacidades pulmonares. O paciente deve estar sentado e o equipamento deve ser posicionado perante o campo visual do paciente, enquanto ele é orientado a manter o bocal com vedação labial e a realizar inspiração lenta, profunda e uniforme.

> Treino dos músculos inspiratórios: utilizado em pacientes com via aérea artificial quando os músculos respiratórios estão enfraquecidos, em razão do desequilíbrio entre a força muscular e a carga imposta ao sistema respiratório, principal causa de falha no desmame da VM. O treinamento pode ser feito por meio de dispositivos, da sensibilidade do ventilador ou com períodos intermitentes de suporte ventilatório mínimo e ventilação espontânea.

Ventilação mecânica não invasiva e invasiva

Atualmente, nos prontos-socorros dos hospitais são frequentemente encontrados pacientes com dificuldades respiratórias, sendo muitas vezes necessário o suporte mecânico não invasivo ou invasivo. Assim, o conhecimento das modalidades ventilatórias, do funcionamento dos equipamentos e das repercussões hemodinâmicas que os pacientes podem apresentar são fundamentais para o sucesso do tratamento.

Ventilação mecânica não invasiva

Assiste as ventilações espontâneas dos pacientes, não sendo necessária uma via aérea artificial. Nessa técnica, utiliza-se uma máscara ou dispositivo semelhante que funciona como uma interface paciente/ventilador, em substituição às próteses endotraqueais. É utilizada em pacientes que apresentam exacerbação de uma patologia, reduzindo o número de complicações relacionadas à ventilação mecânica invasiva (VMI) e, por consequência, o custo hospitalar. Os principais objetivos são fornecer adequada troca gasosa e reduzir o trabalho respiratório.

Está indicada nos casos de exacerbação da doença pulmonar obstrutiva crônica (DPOC), exacerbação da asma, edema agudo de pulmão, insuficiência respiratória hipoxêmica, pacientes terminais, insuficiência respiratória pós-extubação e insuficiência respiratória hipoxêmica provocada por imunossupressão, pneumonia, pós-ressecção pulmonar ou lesão pulmonar aguda. Sua indicação deve ser avaliada cuidadosamente e o profissional responsável pela aplicação deve ter conhecimento e treinamento adequado para o manuseio do equipamento.

É possível instituir a VNI de acordo com as seguintes indicações:

> Indicações absolutas (pelo menos dois critérios): desconforto respiratório moderado ou grave com uso de musculatura acessória, respiração paradoxal, pH < 7,35 e $PaCO_2$ > 45 mmHg, FR para pacientes adultos > 25 rpm.
> Contraindicações absolutas: parada respiratória, instabilidade cardiovascular, paciente não colaborativo, pós-operatório de cirurgia facial, esofágica ou gástrica, trauma ou queimadura facial, risco de aspiração e dificuldade de manipulação de secreções, incapacidade de manter permeabilidade de vias aéreas, alterações anatômicas da nasofaringe.
> Contraindicações relativas: ansiedade extrema, obesidade mórbida e secreção abundante.

Diferentes tipos de interface podem ser utilizados: máscaras nasais, máscaras oronasais ou faciais e máscara facial total ou capacete. As máscaras faciais permitem maior volume corrente (VC) quando comparadas às nasais e as máscaras que possuem orifícios de exalação na própria superfície podem diminuir a reinalação do CO_2. A máscara facial total acopla melhor à face do paciente, são mais confortáveis, além de permitirem o uso de maiores pressões inspiratórias com mínimo vazamento de gás (Figura 13).

Pode ser realizada por meio de ventiladores específicos para esta finalidade: pressão positiva contínua nas vias aéreas (CPAP) ou dois níveis de pressão nas vias aéreas, tanto na fase inspiratória quanto na fase expiratória (BIPAP), ou ventiladores mecânicos convencionais, nesses últimos, são utilizados os modos limitados à pressão com fluxo livre, tais como pressão de suporte, modo assistido controlado à pressão, além dos modos VAPS e PAV que promovem boa sincronia do paciente com o ventilador.

Diante de tantas opções o fisioterapeuta deve saber escolher a interface e o tratamento do paciente.

➤ RPPI: é uma técnica de pressão positiva nas vias aéreas durante a fase inspiratória com o objetivo principal de aumentar o volume corrente e, consequentemente, aumentar o volume-minuto, otimizando as trocas gasosas. Realizada em séries, ou seja, de forma intermitente.

➤ CPAP: é uma técnica que utiliza gerador de fluxo na aplicação de um nível de PEEP associada a fluxo inspiratório contínuo nas vias aéreas (Figura 14).

➤ Binível: modo de ventilação que utiliza dois níveis de pressão positiva, aplicadas na fase inspiratória e expiratória, gerando aumento do volume pulmonar.

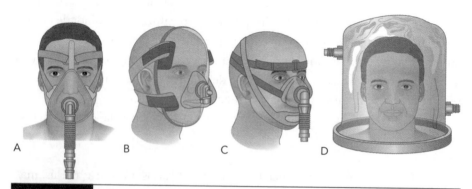

FIGURA 13 Diferentes tipos de interface para VNI: (A) máscara facial simples; (B) máscara facial total; (C) máscara nasal; (D) capacete.

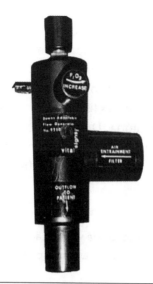

FIGURA 14 Gerador de fluxo.

Esses recursos têm sido efetivos na redução das taxas de intubação e mortalidade, principalmente se instituído precocemente.

Ventilação mecânica invasiva

Consiste na aplicação de ventilação artificial por intermédio de um aparelho que substitua ou auxilie a ventilação por meio de uma via aérea artificial, que pode ser o tubo orotraqueal, nasotraqueal ou traqueostomia.

O procedimento de intubação é realizado pela equipe médica e envolve a inserção de um tubo plástico composto por um balonete na orofaringe ou nasofaringe que permite a aplicação de ventilações por pressão positiva diretamente na traqueia do paciente. Esses tubos têm diferentes tamanhos e cabe ao médico definir qual o mais adequado ao paciente.

Durante o procedimento de intubação o fisioterapeuta deve auxiliar o médico, testando o balonete, após a intubação, insuflando o balonete, conectando o tubo a um dispositivo bolsa-valva-máscara, ventilando e checando o correto posicionamento do tubo pela ausculta pulmonar (evitando, assim, ventilação seletiva e/ou hipoventilação). É de responsabilidade do fisioterapeuta também a monitoração e a manutenção da via aérea instalada, devendo, sempre, verificar se houve deslocamento desse tubo, prevenindo a tração ou a introdução do tubo, além de observar a pressão do balonete (*cuff*) periodicamente, devendo ficar entre 20 a 30 cmH$_2$O, evitando que pressões acima de 30 cmH$_2$O gerem lesões na parede da traqueia e pressões abaixo de 20 cmH$_2$O levem à broncoaspiração.

A VMI pode ser aplicada em situações clínicas em que o paciente não consegue manter valores adequados de oxigênio e dióxido de carbono sanguíneos, determinando alteração nas funções fisiológicas do organismo promovendo a falência da musculatura respiratória. Dos pacientes admitidos no pronto-socorro, existe grande variedade de situações que requerem a instalação de uma via aérea artificial e suporte mecânico ventilatório, entre elas encontra-se o uso abusivo de tóxicos (Quadro 4).

QUADRO 4 Principais indicações da ventilação mecânica invasiva

Reanimação em decorrência de parada cardiorrespiratória
Hipoventilação e apneia
Insuficiência respiratória em razão de doença pulmonar intrínseca e hipoxemia
Diminuição de PaO$_2$ resultante das alterações da ventilação/perfusão
Insuficiência da oxigenação
Falência mecânica do aparelho respiratório
Comando respiratório instável
Parede torácica instável
Insuficiência ventilatória aguda com acidose respiratória grave

PaO$_2$: pressão parcial de oxigênio no sangue arterial.

De acordo com o III Consenso de Ventilação Mecânica, nas situações de urgência em que o fisioterapeuta não tem tempo hábil para uma avaliação rigorosa da função respiratória, alguns parâmetros clínicos e laboratoriais podem orientá-lo (Tabela 3).

A proteção de vias aéreas, a melhora das trocas gasosas e a garantia de ventilação adequada aos pacientes sedados ou em uso de bloqueador neuromuscular são alguns dos objetivos da VMI.

A VMI pode desencadear uma série de repercussões hemodinâmicas, dependendo do estado volêmico do paciente, da função ventricular e pulmonar, da pós-carga e da complacência do sistema toracoabdominal, além do modo e pressões ventilatórias a que o paciente estiver sendo submetido.

A pressão aplicada às vias aéreas é transferida para as estruturas intratorácicas e pleuras, sendo assim, a utilização de PEEP pode ocasionar diminuição

TABELA 3 Parâmetros que auxiliam na indicação da VMI

Parâmetros	Normal	Considerar VM
FR	12-20	> 35
Volume corrente (mL/kg)	5-8	< 5
Capacidade vital (mL/kg)	65-75	< 50
Volume-minuto (L/min)	5-6	> 10
Pressão inspiratória máxima (cmH$_2$O)	80-120	> -25
Pressão expiratória máxima (cmH$_2$O)	80-100	< +25
Espaço morto (%)	25-40	> 60
PaCO$_2$ (mmHg)	35-45	> 50
PaO$_2$ (mmHg) FiO$_2$ 21%	> 75	< 50
P(A – a) O (FiO$_2$ 100%)	25-80	> 350
PaO$_2$/FiO$_2$	> 300	< 200

FiO$_2$: fração inspirada de oxigênio; FR: frequência respiratória; PaCO$_2$: pressão parcial de dióxido de carbono no sangue arterial; PaO$_2$: pressão parcial de oxigênio no sangue arterial; VM: ventilação mecânica; VMI: ventilação mecânica invasiva.

do retorno venoso, resultando na diminuição do débito cardíaco. Dependendo dos níveis de pressão utilizados, diminui a pós-carga do ventrículo esquerdo, facilitando o trabalho ventricular de pacientes portadores de insuficiência cardíaca. Pacientes portadores de quadro hipoxêmico devem receber uma atenção especial já que ocorre a liberação de catecolaminas pelo sistema nervoso autônomo, levando ao aumento do débito cardíaco e da resistência vascular sistêmica, provocando, com isso, hipertensão pulmonar. Assim, a adequação dos parâmetros ventilatórios para cada caso em específico é de suma importância, prevenindo e evitando complicações associadas à VMI.

No pronto-socorro, espera-se que o fisioterapeuta saiba manipular o ventilador mecânico de seu serviço, seu funcionamento, suas características técnicas e configurações, podendo decidir qual será a melhor estratégia a ser adotada. Independentemente do equipamento utilizado, deve-se sempre promover um volume-minuto adequado à demanda metabólica do paciente, minimizando o risco de complicações iatrogênicas.

Os ventiladores mecânicos podem ser classificados em quatro tipos de acordo com a ciclagem:

> Ciclados a tempo: a inspiração termina após um tempo inspiratório predeterminado.

➤ Ciclados à pressão: a inspiração termina quando é alcançada a pressão máxima predeterminada.
➤ Ciclados a volume: a inspiração cessa quando se completa o VC predeterminado.
➤ Ciclados a fluxo: a inspiração termina quando o fluxo predeterminado é alcançado.

Os modos mais utilizados nas salas de emergência são: espontâneo; controlado a volume ou pressão; assistido a volume ou pressão e os combinados assistido-controlado, ventilação mandatória intermitente sincronizada (SIMV).

➤ Modo controlado: pode ser controlado o volume ou a pressão é indicado para pacientes sem estímulo nervoso do centro respiratório ou totalmente sedados.
➤ Modo assistido-controlado: indicado para pacientes que possuem estímulo nervoso do centro respiratório, podendo realizar respiração espontânea, além da que foi ajustada e na ausência da respiração espontânea, a frequência respiratória passa a ser controlada pelo que foi predeterminado.
➤ Modo SIMV: combina ventilação controlada ou assistido-controlada intercalada com ventilações espontâneas do paciente.
➤ Modo pressão de suporte ventilatório (PSV): o paciente necessita de estímulo respiratório efetivo, enquanto o ventilador fornece um fluxo para que o paciente alcance uma pressão pré-ajustada. O mesmo cicla quando o fluxo inspiratório diminuir 25% do fluxo inicial.
➤ Modo CPAP: o paciente respira espontaneamente e o ventilador oferece um fluxo adicional para manter uma pressão contínua no circuito do ventilador e nas vias aéreas do paciente. A pressão contínua na expiração é obtida pela utilização da PEEP, aumentando, assim, o volume residual funcional, além de melhorar as trocas gasosas e diminuir o trabalho respiratório.

Atualmente, existem novas modalidades ventilatórias em ventiladores mecânicos mais modernos, porém como não são muito utilizadas nas situações de emergências, não serão descritas neste capítulo.

Antes da acoplagem do ventilador mecânico ao paciente, o ventilador e todos os seus adicionais (circuitos, conectores, filtros) devem ser checados. O modo ventilatório e os parâmetros adicionais variam de acordo com os protocolos instucionais, porém devem ser sempre respeitadas as condições fisiológicas e clínicas dos pacientes (Figura 15).

A Tabela 4 sugere os parâmetros ventilatórios iniciais a serem programados no ventilador mecânico, porém é de suma importância, antes e após a programação do ventilador, a avaliação clínica do paciente, devendo essa programação ser modificada para atender às necessidades fisiológicas, fisiopatológicas e clínicas dos pacientes sempre que necessário.

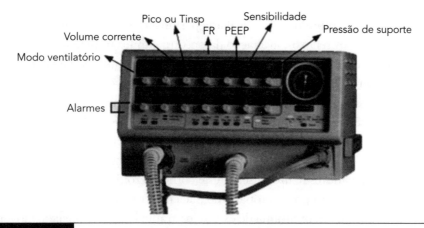

FIGURA 15 Ventilador mecânico e principais parâmetros.

TABELA 4 Parâmetros iniciais no ventilador mecânico

Parâmetros	Valores
VC	8 a 10 mL/kg
Fluxo inspiratório	50 a 60 L/min
FR	12 a 16 rpm
PEEP	5 cmH$_2$O
Sensibilidade	-1 a -2
FiO$_2$	100%

FiO$_2$: fração inspirada de oxigênio; FR: frequência respiratória; PEEP: pressão positiva final nas vias aéreas; VC: volume corrente.

Deve-se estar atento para algumas patologias que requerem VC menores, em torno de 6 a 8 mL/kg, como na SDRA em que requer VC baixos com uso de PEEP elevado.

O fisioterapeuta deve estar atento ao bom funcionamento do ventilador mecânico, verificando a umidificação e o aquecimento do gás ofertado, avaliando com frequência os circuitos que devem ser trocados regularmente, os alarmes que devem estar sempre ligados e ajustados adequadamente, alcançando sempre o sincronismo entre paciente e ventilador. Diariamente, deve ser avaliada a possibilidade de desmame e extubação do paciente.

Fisioterapia motora

A resposta motora pode ser avaliada pela inspeção de movimentos espontâneos, de todos os reflexos, avaliação da postura e tônus muscular.

Alguns fatores são responsáveis pela fraqueza muscular do paciente, entre eles podem ser citados: ventilação mecânica prolongada e imobilidade no leito (que resultam em dor, fraqueza e contraturas, na perda das fibras musculares levando à redução da força muscular respiratória e periférica), déficit nutricional caracterizado por perda de peso, desnutrição e até mesmo caquexia, em razão da diminuição da ingestão de alimentos e à exposição a agentes farmacológicos (como os bloqueadores neuromusculares e corticosteroides), podendo, ainda, o paciente desenvolver a polineuropatia do paciente crítico.

Sendo assim, um programa de exercícios gradual deve ser iniciado tão logo o paciente se torne hemodinamicamente estável, quando encaminhado para uma unidade de terapia intensiva (UTI), com objetivo de melhorar a função cardiopulmonar e respiratória, fortalecer a musculatura, prevenir a osteoporose e promover o bem-estar psicológico. Para isso, o fisioterapeuta deve se atentar a alguns procedimentos, como:

> ➤ Posicionamento: é utilizado de forma passiva ou ativa para estimulação do sistema neuro-musculoesquelético, promovendo melhora da estimulação vestibular, postura antigravitacional, prevenção de contraturas musculares, edema linfático e minimização dos efeitos da imobilização.
> ➤ Mobilização: durante todo o atendimento, deve-se avaliar o paciente por meio das frequências cardíaca e respiratória, oxigenação e nível de consciência, além de iniciar a mobilização precoce e o treinamento físico rapidamente, com a finalidade de prevenir futuras complicações. A mobilização nos pacientes visa manter a amplitude de movimento articular, prevenir encurtamento muscular, evitar úlceras por compressão, tromboembolismo pulmonar, osteoporose e re-

dução de força muscular. É recomendado fazer mudanças de decúbito, mobilização passiva, ativo-assistida e ativa, sentar no leito, beira-leito e na poltrona associando a exercícios e, se possível, caminhada.

Esse tipo de treinamento faz com que diminua a sensação de dispneia, aumente a tolerância ao exercício, reduza a rigidez e a dor muscular, proporcione melhora das funções pulmonar, muscular e funcional, acelerando a recuperação e diminuindo o tempo de permanência em UTI.

> Ortostatismo: é muito utilizado em hospitais de grande porte e em pacientes estáveis clinicamente. Pode ser feito pelo fisioterapeuta de forma ativa ou passiva, estimulando a parte motora, diminuindo os efeitos causados pela imobilização prolongada e melhorando a troca gasosa. Recomendado para readaptar o paciente à posição vertical.

Requer atenção especial do fisioterapeuta, o paciente que evolui com sequelas motoras, devendo ser enfatizados os alongamentos e a orientação para a colocação de prótese funcional ou órtese de posicionamento. O fisioterapeuta deve ter em mente que os exercícios aplicados dependem não somente dos exames laboratoriais (de imagem ou de testes de função cardíaca ou pulmonar), mas também da união do bom senso do profissional com a necessidade do paciente. É importante sentir o que melhor se adapta ao paciente, de forma a respeitá-lo, tomando os cuidados necessários, realizando uma avaliação crítica sem se acomodar com aquilo que foi estabelecido.

CONSIDERAÇÕES FINAIS

Neste capítulo, pode-se perceber que a avaliação inicial e o acompanhamento diário são fundamentais para proporcionar tratamento adequado aos pacientes admitidos com quadro de intoxicação exógena no setor de emergência. O fisioterapeuta deve ter conhecimento e estar preparado para auxiliar a equipe multidisciplinar, deve promover um tratamento eficaz, utilizando as diferentes técnicas fisioterapêuticas, melhorando assim o prognóstico desses doentes.

BIBLIOGRAFIA RECOMENDADA

Caldas LQA. Intoxicações exógenas agudas por carbamatos, organofosforados, compostos bipiridílicos e piretróides. Centro de Controle de Intoxicações Hospital Universitário Antonio Pedro – Universidade Federal Fluminense, Niterói – RJ; 2000.

Datasus. Disponível em: http://dtr2004.saude.gov.br/sinanweb/tabnet/tabnet?sinannet/iexogena/bases/Intoxbrnet.def (Acessado em 2013).

Domingues PW, Almeida AF, Stegani B, Honório FM, Ballan LS, Silva NMS. Efeitos da intervenção fisioterapêutica como tratamento complementar em portadores de doenças respiratórias. Revista F@pciência. 2010;6(2):9-18.

França EET, Ferrari F, Cavalcanti R, Duarte A, Martinez BP, Aquim EE, et al. Fisioterapia em pacientes críticos adultos: recomendações do Departamento de Fisioterapia da Associação de Medicina Intensiva Brasileira. Rev Bras Fisio Intensa. 2012;24(1):6-22.

Guimarães HP, Lopes RD, Lopes AC. Parada Cardiorrespiratória. São Paulo: Atheneu; 2005.

III Consenso Brasileiro de Ventilação Mecânica. J Bras Pneumologia. 2007;33(Supl 2):142-50.

III Consenso Brasileiro de Ventilação Mecânica. J Bras Pneumologia. 2007;33(Supl. 2):92-105.

Laranjeira LN, Regenga MM, Correa DCT, Guimarães HP. Guia de Urgência e Emergência para Fisioterapia. São Paulo: Atheneu, 2012.

Liebano RE, Hassen MA, Reacy HHMJ, Correa JB. Principais manobras cinesioterapêuticas manuais utilizadas na fisioterapia respiratória: descrição das técnicas. Rev Ciências Médicas. 2009;18(1):35-45.

Lima MA, Bezerra EP, Andrade LM, Caetano JA, Miranda MC. Perfil epidemiológico das vítimas atendidas na emergência com intoxicação por agrotóxicos. Ciênc Cuid Saúde. 2008;7(3):288-94.

Martins HS, Brandão Neto RA, Scalabrini Neto A, Velasco IT. Emergências clínicas: abordagem prática. 3. ed. Barueri: Manole, 2007.

McLean B, Zimmerman JL. Suporte básico em cuidados intensivos. (FCCS). 2. ed. São Paulo: SCCM, 2008.

Monteiro CN, Vieira RCPA, Ferreira AS, Chicourel EL, Raposo NRB. Perfil das intoxicações fatais registrada no instituto médico legal de Juiz de Fora, Minas Gerais. Revista APS, Juiz de Fora. 2010;13(3):331-7.

Mota DM, Porto EAS, Costa JA, França RFS, Cerroni MP, Nóbrega AA, et al. Intoxicação por exposição à rapadura em três municípios do Rio Grande do Norte, Brasil: uma investigação de epidemiologia de campo. Saúde e Sociedade. 2011;20(3).

Oliveira RDR, Menezes JB. Intoxicações exógenas em clínica médica. Medicina, Ribeirão Preto. 2003;36:472-9.

Passos AIM, Lira MDV, Flores TFA, Rodrigues CDA, Figueiredo LC. Técnicas fisioterapêuticas de higiene brônquica em adultos. Rev Inspirar – Movimento & Saúde. 2011;3(5).

Paula FAR. Intoxicações exógenas agudas. Protocolos Clínicos da Cooperclin – AM. s/ano.

Sarmento GJV. Fisioterapia respiratória no paciente crítico. Barueri: Manole, 2005.

Schvartsman C, Schvartsman S. Intoxicações exógenas agudas. J Pediatria. 1999;75(Supl 2):244-50.

Silva ACS, Vilela FP, Brandão GMON. Intoxicação exógena por "chumbinho" como forma de autoextermínio do Estado de Goiás, 2003-2007. Rev Eletr Enfermagem. 2010;12(4):686-91.

Silva CCS, Souza KS, Marques MFL. Intoxicações exógenas: perfil dos casos que necessitaram de assistência intensiva em 2007. Rev Bras Ciências Saúde. 2011;15(1):65-8.

Zambolim CM, Oliveira TP, Hoffmann AN, Vilela CEB, Neves D, Anjos FR, et al. Perfil das intoxicações exógenas em um hospital universitário. Rev Med Minas Gerais. 2008;18(1):5-10.

18 O PACIENTE GRANDE QUEIMADO

Roberto Navarro Morales Junior
Luis Paulo Oliveira de Vasconcelos

INTRODUÇÃO

As queimaduras corporais consistem em lesões cutâneas ocasionadas pela ação direta ou indireta do calor. Suas principais causas são: a chama direta, o contato com líquidos quentes, o contato com superfície aquecida, a corrente elétrica e agentes químicos.

Essas lesões podem comprometer diversas estruturas orgânicas e, conforme a profundidade do trauma nos tecidos, são classificadas em graus. Uma das complicações mais expressivas no paciente grande queimado é a sepse que, em muitos casos, pode evoluir para óbito.

Os indivíduos vítimas de lesões causadas por queimaduras necessitam de atendimento emergencial com cuidados e tratamento intensivo por profissionais capacitados e qualificados, que devem contribuir na identificação dos aspectos epidemiológicos e clínicos na elaboração dos protocolos institucionais que assegurem uma assistência eficaz e com qualidade.

INCIDÊNCIA

Segundo estudos realizados em 2009, os índices brasileiros demonstram que ocorrem cerca de 1.000.000 de casos de queimaduras por ano. Desse montante, apenas 100.000 casos procuram o atendimento emergencial. O contexto em que os acidentes ocorrem podem ocasionar lesões graves e fatais, sendo as lesões por chama as mais comuns pela utilização inapropriada do álcool, combustível que aparece envolvido com maior frequência nesses acidentes.

A inalação de fumaças de incêndio é encontrada em cerca de 5 a 35% das vítimas de queimaduras, sendo o trauma térmico, isoladamente, resultante em complicações das disfunções de múltiplos órgãos e sistemas (DMOS), sendo responsável pelo aumento da mortalidade destes casos em torno de 20%. Segundo Clark e colaboradores, apontam que pacientes com lesão inalatória, com superfície corporal íntegra, apresentam taxa de mortalidade inferior a 10%, enquanto naqueles com queimadura, essa taxa sobe para 25 a 65%.

CLASSIFICAÇÃO

As queimaduras são classificadas de acordo com a sua extensão, profundidade e gravidade (Quadro 1).

A queimadura de 1º grau envolve um comprometimento restrito à epiderme; os sinais e sintomas são eritema, calor, e dor local; a evolução é rápida, com descamação e praticamente não há repercussão sistêmica.

Na queimadura de 2º grau o comprometimento abrange parte da derme, além de toda a epiderme; os sinais e sintomas são dor, eritema, edema, flictemas, erosão e ulceração locais; a cicatrização ocorre de forma mais lenta e podem evoluir com sequelas como a discromia ou a cicatriz.

Já na queimadura de 3º grau há destruição da epiderme e derme podendo atingir também o tecido subcutâneo, tendões, ligamentos, músculos e ossos; a área da lesão apresenta-se esbranquiçada ou negra, seca, dura e inelástica; nesses casos, não há dor, pois ocorre destruição das terminações nervosas; não há retorno capilar e os vasos sanguíneos estão comprometidos por coagulação; nessa situação, a regeneração espontânea não ocorre, sendo indicada enxertia e, quando há cicatrização, esta apresenta retração de bordas.

No paciente grande queimado, é fundamental a avaliação da extensão da superfície corporal queimada (SCQ), que deve ser realizada de forma possível, pois tem alto impacto sobre as possíveis repercussões sistêmicas e sobrevida do paciente.

Outro fator de grande importância, é a localização das lesões, pois determinadas regiões, como face, pescoço e mãos, merecem especial atenção, a fim de reduzir os danos estéticos e funcionais.

QUADRO 1 Classificação de queimaduras conforme sua complexidade		
Primeiro grau	Segundo grau	Terceiro grau
Compromete apenas a epiderme	Compromete totalmente a epiderme e parcialmente a derme	Destrói todas as camadas da pele, atingindo até o subcutâneo, podendo atingir tendões, ligamentos, músculos e ossos
Apresenta eritema, calor e dor	Apresenta eritema, edema, dor, bolhas, erosão ou ulceração	Causa lesão branca ou marrom, seca, dura, inelástica
Não há formação de bolhas	Há regeneração espontânea	É indolor
Evolui com descamação em poucos dias	Ocorre reepitelização a partir dos anexos cutâneos (folículos pilosos e glândulas)	Não há regeneração espontânea, necessitando de enxertia
Regride sem deixar cicatriz		Eventualmente pode cicatrizar, porém com retração
Repercussão sistêmica é desprezível	Cicatrização mais lenta (2-4 semanas)	
Não é considerada na avaliação da área atingida	Pode deixar sequelas: discromia (superficial) e cicatriz profunda	

Fonte: Sivieiro, 2005.

Dessa forma, existem vários métodos utilizados para calcular a área de extensão da lesão. Os mais utilizados são a regra dos noves de Wallace e o método de Lund-Browder.

O método de Lund-Browder corrige as modificações de SCQ de diversas regiões anatômicas de acordo com a idade, ao dividir o corpo em pequenas áreas e dar uma estimativa de porcentagem para essas pequenas partes. Em relação à gravidade, podemos classificar as queimaduras como (Quadro 2 e Figura 1):

> Mínima: queimaduras de segundo grau < 5% da SCQ.
> Moderada: queimaduras de segundo grau de 5 a 15% da SCQ ou queimadura de terceiro grau < 2% da SQC.
> Grave: queimaduras de segundo grau > 15% da SCQ ou queimadura de terceiro grau > 2% da SQC, com acometimento de mãos, face, olhos, orelhas, pés e períneo.

QUADRO 2 Método de Lund-Browder para determinação da superfície corpórea queimada

Área	0-1	1-4	5-9	10-14	15	Adulto
Cabeça	19	17	13	11	9	7
Pescoço	2	2	2	2	2	2
Tronco anterior	13	13	13	13	13	13
Tronco posterior	13	13	13	13	13	13
Nádega direita	2 ½	2 ½	2 ½	2 ½	2 ½	2 ½
Nádega esquerda	2 ½	2 ½	2 ½	2 ½	2 ½	2 ½
Genitália	1	1	1	1	1	
Braço direito	4	4	4	4	4	4
Braço esquerdo	4	4	4	4	4	
Antebraço direito	3	3	3	3	3	3
Antebraço esquerdo	3	3	3	3	3	3
Mão direita	2 ½	2 ½	2 ½	2 ½	2 ½	2 ½
Mão esquerda	2 ½	2 ½	2 ½	2 ½	2 ½	2 ½
Coxa direita	5 ½	6 ½	8	8 ½	9	9 ½
Coxa esquerda	5 ½	6 ½	8	8 ½	9	9 ½
Perna direita	5	5	5 ½	6	6 ½	7
Perna esquerda	5	5	5 ½	6	6 ½	7
Pé direito	3 ½	3 ½	3 ½	3 ½	3 ½	3 ½
Pé esquerdo	3 ½	3 ½	3 ½	3 ½	3 ½	3 ½

Adaptado de Arte e Monocrief, 1969.

Já a regra dos noves de Wallace, é utilizada em pacientes com idade acima de 10 anos, e assume a SCQ, sendo (Figura 2 e Quadro 3):

> 9% para cabeça e pescoço.
> 9% para cada extremidade dos membros superiores (MMSS).
> 18% para cada extremidade dos membros inferiores (MMII).
> 18% para a porção anterior do tórax.
> 18% para a porção posterior do tórax.
> 1% para a região do períneo.

18 O PACIENTE GRANDE QUEIMADO

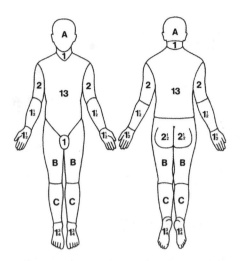

Ignorar eritema simples

☐ Superficial ☐ Profundo

Região	%
Cabeça	
Pescoço	
Tronco anterior	
Tronco posterior	
Braço direito	
Braço esquerdo	
Nádegas	
Genitália	
Perna direita	
Perna esquerda	
Total da área queimada	

Porcentagem relativa da área da superfície corpórea afetada pelo crescimento

Área	Idade 0	1	5	10	15	Adulto
A = $1/2$ of head	9 $1/2$	8 $1/2$	6 $1/2$	5 $1/2$	4 $1/2$	3 $1/2$
B = $1/2$ of one thing	2 $3/4$	3 $1/4$	4	4 $1/2$	4 $1/2$	4 $3/4$
C = $1/2$ of one leg	2 $1/2$	2 $1/2$	2 $3/4$	3	3 $1/4$	3 $1/2$

FIGURA 1 Método de Lund-Browder para determinação da superfície corpórea queimada.
Adaptada de Arte e Monocrief, 1969.

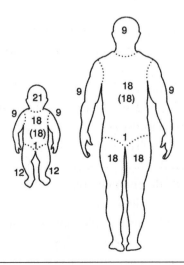

FIGURA 2
Adaptada de Gomes, Serra e Pellon, 1997.

QUADRO 3 Regra dos noves de Wallace para cálculo da superfície queimada em crianças até 10 anos de idade

	Segmento corporal	Porcentagem (SC)
Até 1 ano	Cabeça e pescoço	19
	Cada membro inferior	13
	Demais segmentos	= adulto
1-10 anos	Cabeça e pescoço	19 – idade
	Cada membro inferior	13 + (idade ÷) 2
	Demais segmentos	= adulto

Adaptada de Gomes, Serra e Pellon, 1997

LESÃO INALATÓRIA INDUZIDA PELA FUMAÇA

A fumaça é composta por uma fase gasosa e uma fase de partículas. O tamanho das partículas e o volume inalado determinam sua distribuição no pulmão. Fisiologicamente, a nasofaringe filtra o ar inspirado da maioria das partículas com um diâmetro maior do que 5 µm. Durante um incêndio, no entanto, as vítimas (conscientes e inconscientes) respiraram pela boca, causando progressiva lesão celular e lesão pulmonar grave.

A lesão por inalação de fumaça pode ser dividida em três tipos diferentes:

Lesão de vias áreas superiores

A lesão nas vias aéreas superiores, acima das cordas vocais, ocorre em razão da troca de calor altamente eficiente na oro-nasofaringe. A lesão desencadeada pelo calor leva à destruição da camada epitelial, desnaturação das proteínas e ativação da cascata inflamatória conduzindo à liberação de histamina, e a formação da xantina oxidase. Essa enzima catalisa a quebra de purinas em ácido úrico, liberando um composto conhecido como superóxido. Ao mesmo tempo, o óxido nítrico (NO) tem sua concentração elevada pela estimulação da histamina. Compostos liberados pela formação do superóxido e NO causam um aumento da permeabilidade do endotélio para proteínas, resultando na formação de edema. Em paralelo, os irritantes da fumaça provocam vasodilatação, aumentando a produção de NO ocasionando piora do edema.

Sintomas clínicos, tais como estridor, dispnéia ou aumento do trabalho respiratório podem não ser evidentes até que o edema seja suficientemente grande de modo a comprometer o diâmetro das vias aéreas. Essa diferença de tempo pode atingir até 18 horas ou mesmo um período maior. Além da inflamação, os danos da função ciliar prejudicam o processo de limpeza fisiológico das vias aéreas, resultando no risco aumentado de infecções bacterianas durante várias semanas. Além disso, o aumento da produção de secreções viscosas provoca obstrução das vias aéreas distais e atelectasia, resultando em prejuizo para a troca gasosa.

Pode-se também encontrar alteração mecânica, como a redução da expansibilidade torácica, acarretando na diminuição dos volumes e capacidades pulmonares e aumento à predisposição a quadros infecciosos, como a pneumonia (principal fator responsável por óbitos nesses pacientes). Idosos possuem maior risco de desenvolver essas complicações, pois já têm prejuízo da mecânica respiratória e, na maioria das vezes, já apresentam patologias coexistentes como doença cardiovascular e diabetes.

Lesões traqueobrônquicas

A via aérea é ricamente inervada por terminações nervosas sensoriais e vasomotoras. A inalação de fumaça estimula os nervos a liberar neuropeptideos, que são potentes broncoconstritores. Sob condições fisiológicas, a mucosa produz endopeptidases neutras, que neutralizam esses agentes tóxicos. Assim, em razão do grave dano celular, essa neutralização é perdida. Histologicamente, existe evidência de danos no revestimento da mucosa e inflamação peribrônquica.

Além da obstrução das vias aéreas em massa, existem características adicionais da lesão por inalação de fumaça incluindo broncoespasmo, aumento da circulação brônquica e aumento do fluxo de fluido transvascular. Todas essas alterações promovem o desenvolvimento de edema nas vias aéreas. Outros sintomas clínicos incluem tosse persistente e sibilos, secreções contendo fuligem das vias aéreas, aumento do trabalho respiratório, resultando em hipoventilação, eritema, hiperemia e aumento de *shunt* pulmonar. A última é causada pela perda da vasoconstrição hipóxica pulmonar em decorrência da elevada produção de NO.

Lesão do parênquima pulmonar

O dano causado pela lesão pulmonar por inalação de fumaça acontece posteriormente. Existe diferença de tempo entre o trauma inicial com uma diminuição da tensão de oxigénio arterial e a redução da relação (PaO_2/FiO_2) com relação direta na gravidade da lesão pulmonar.

A lesão alveolar é caracterizada por colapso alveolar e atelectasia por conta do aumento do fluxo transvascular, redução de surfactante e uma perda de vasoconstrição pulmonar hipóxica, o que resulta em oxigenação diminuída. Além disso, um desequilíbrio grave na hemostasia alveolar, ação pró-coagulante aumentada e diminuição da atividade antifibrinolítica, leva à deposição de fibrina na via aérea, o que impede a ventilação normal e acarreta alterações na relação ventilação/perfusão. A associação entre a inibição do surfactante e a formação de fibrina levam à formação de atelectasias, além de atrair células inflamatórias.

RESPOSTA SISTÊMICA E TOXICIDADE

A resposta sistêmica à lesão por inalação de fumaça é caracterizada por uma síndrome da resposta inflamatória sistêmica (SIRS) causada, pelo menos em parte, pela circulação sistêmica de mediadores pró-inflamatórios por meio da vasculatura brônquica para órgãos sistêmicos. A redução do oxigênio, em virtude da elevada concentração sistêmica de caboxi-hemoglobina (COHb) e uma diminuição da função cardíaca, podem representar novos mecanismos potenciais. Após queimaduras e lesão por inalação de fumaça, o estado hipermetabólico é caracterizado por um alto consumo de oxigênio e uma modificação do fluxo sanguíneo arterial a partir do intestino para tecidos moles ou músculos, aumentando assim o risco de falha do órgão em razão da translocação bacteriana. Além disso, os mediadores inflamatórios liberados pela lesão primária do pulmão acarretam o aumento da permeabilidade vascular sistêmica e estresse oxidativo.

A permeabilidade vascular pulmonar é representada por um aumento no fluxo linfático do pulmão, causada pela inalação de fumaça. Outra observação interessante é que a queimadura causa depressão imediata do miocárdio, que provavelmente está relacionada à hipovolemia em virtude das perdas de fluidos por meio da área queimada. Entretanto, a disfunção do miocárdio ocorre aproximadamente 18-24 horas após a inalação da fumaça isoladamente e em grande parte causada pela SIRS.

Ao mesmo tempo, mecanismos de proteção antioxidante podem ser gravemente afetados pelo processo da doença. Por conseguinte, é relatada uma redução importante nos níveis de antioxidantes em pacientes gravemente queimados.

Um dos efeitos sistêmicos da lesão por inalação de fumaça é causada por inalação de gases tóxicos durante a combustão de compostos orgânicos e inorgânicos. Com relação à morbidade e mortalidade, os dois gases mais relevantes são o monóxido de carbono (CO) e o cianeto (CN).

Monóxido de carbono

CO é um gás inodoro e incolor com afinidade para a hemoglobina mais de 200 vezes maior do que a de oxigênio. Por conseguinte, a inalação de apenas 0,1% de CO pode resultar em um nível COHb com risco de morte de 50%. O transporte de oxigênio para os órgãos é ainda mais reduzido por um desvio para a esquerda da curva de dissociação da hemoglobina, prejudicando a disponibilidade de oxigênio nos tecidos.

Os sintomas clínicos variam dependendo da concentração de CO e a duração da exposição. Geralmente, níveis de COHb de mais de 90% podem levar a parada cardíaca imediata. Os sintomas clínicos envolvem principalmente as manifestações neurológicas e cardiovasculares. Em virtude da falta de alternativas, o diagnóstico de intoxicação por CO ainda é baseado na medição dos níveis de COHb (carboxi-hemoglobina). Mecanismos celulares, tais como a apoptose, podem desempenhar um papel adicional no envenenamento por CO. Vale ressaltar que os oxímetros convencionais não têm capacidade de diferir os comprimentos de ondas gerados pela oxi-hemoglobina daqueles gerados pela carboxi-hemoglobina, fornecendo, portanto, valores falsamente elevados de saturação de hemoglobina pelo oxigênio.

Cianeto

Ácido cianídrico (HCN) representa a forma gasosa de CN, que é um gás incolor com um odor de amêndoas amargas. O HCN é de difícil deteção no local de um incêndio, como a maioria das lesões por inalação representam intoxicações mistas.

O mecanismo da intoxicação por CN ainda é controverso na literatura. Segundo Souza, Rogério et al., a toxicidade do cianeto é causada pela inibição da oxigenação celular, o que causa anóxia tecidual pela inibição reversível das enzimas citocromo oxidase (Fe^{3+}). A inibição da via glicolítica aeróbia desvia o metabolismo para a via anaeróbia alternativa, produzindo então o acúmulo de subprodutos ácidos. O diagnóstico de envenenamento por CN representa um desafio, pois os sintomas geralmente descritos são aumento dos níveis de lactato ou acidose metabólica que podem ser causados por asfixia, envenenamento por CO ou associado a lesão traumática. No entanto, em razão da alta probabilidade de sua presença numa cena de incêndio e o potencial de intoxicação letal por CN, deve ser cuidadosamente considerado em todo paciente com lesão por inalação de fumaça.

EXAMES COMPLEMENTARES

Realizar gasometria arterial, dosagem da concentração de carboxi-hemoglobina e lactato sérico, se houver suspeita de lesão inalatória por fumaça. A avaliação da hipóxia tecidual não deve ser guiada apenas pela cianose, pressão parcial de oxigênio (PaO_2) e oximetria de pulso que podem estar normais mesmo em concentrações elevadas de carboxi-hemoglobina.

A broncoscopia é o exame das vias aéreas superiores e da traquéia que permite o diagnóstico de lesão inalatória. Os sinais mais sugestivos de lesão inalatória são a presença de edema ou eritema, com ulcerações nas vias aéreas inferiores ou, ainda, presença de fuligem em ramificações mais distais. A ausência desses sinais, porém, deve sempre ser analisada tendo-se em vista o estado hemodinâmico do paciente, uma vez que pacientes ainda não ressuscitados volemicamente podem não apresentar áreas de eritema ou edema visíveis ao exame broncoscópico inicial. Com essa ressalva, o exame broncoscópico tem aproximadamente 100% de acurácia no diagnóstico de lesão inalatória instalada.

É importante salientar que as alterações anatômicas evidenciadas pelo exame broncoscópico precedem as alterações na troca gasosa e, mais ainda, as alterações radiológicas. Por isso é importante a avaliação broncoscópica precoce em todos os pacientes com suspeita clínica de lesão inalatória.

TRATAMENTO E SUPORTE VENTILATÓRIO

Sabendo-se que o paciente grande queimado, em sua maioria, evolui com lesão pulmonar dos quais em média 32,6% progridem com síndrome do desconforto respiratório agudo (SDRA).

Pensando nisso, o tratamento desses pacientes consiste basicamente em estabilidade hemodinâmica, com hidratação vigorosa, curativos, antibioticoterapia e vasopressores se necessário.

Além disso, o suporte ventilatório é de extrema importância, visto os dados acima, sendo primordial o diagnóstico precoce de SDRA no grande queimado para o manejo ventilatório adequado. De maneira geral, o mesmo consiste em baixo volume corrente entre 3 a 6 mL/kg do peso predito, pressão de platô menor ou igual a 30 cmH$_2$O, buscar o diferencial de pressão de platô – PEEP (chamado de pressão de distensão ou *driving-pressure*) menor ou igual a 15 cmH$_2$O, ajuste de frequência respiratória de acordo com a PaCO$_2$ adequada (manter abaixo de 80 mmHg), em casos de SDRA moderada ou grave adotar a estratégia de hipercapnia permissiva e o ajuste da PEEP que ainda se mostra incerta, porém a recomendação é usar as tabelas a seguir[24].

Em casos de SDRA leve:

TABELA 1	PEEP baixo × FiO$_2$												
FIO$_2$	0,3	0,4	0,4	0,5	0,5	0,6	0,7	0,7	0,7	0,8	0,9	0,9	0,9	1,0
PEEP	5	5	8	8	10	10	10	12	14	14	14	16	18	18↔24

PEEP: pressão positiva ao final da expiração.
Fonte: Diretrizes Brasileiras de Ventilação Mecânica, 2013.

Em casos de SDRA moderada e grave:

TABELA 2	Alveoli (PEEP alto × FiO$_2$)									
FIO$_2$	0,3	0,3	0,4	0,4	0,5	0,5	0,5↔0,8	0,8	0,9	1,0
PEEP	12	14	14	16	16	18	20	22	22	22↔24

PEEP: pressão positiva ao final da expiração.
Fonte: Diretrizes Brasileiras de Ventilação Mecânica, 2013.

TABELA 3	Lovs (PEEP alto × FiO$_2$)							
FIO$_2$	0,3	0,4	0,5	0,6	0,7	0,8	0,9	1,0
PEEP	5↔10	10↔18	18↔20	20	20	20↔22	22	22↔24

PEEP: pressão positiva ao final da expiração.
Fonte: Diretrizes Brasileiras de Ventilação Mecânica, 2013.

Essas tabelas são utilizadas como alternativa à técnica de cálculo da PEEP ideal na fase decremental.

BIBLIOGRAFIA RECOMENDADA

American Burn Association. Advanced burn life support course provider's manual. Chicago: American BurnAssociation, 2005.

Arte CP, Monocrief JA. The Treatment of Burns. 2. ed. Philadelphia: LunbSaundersCompany, 1969.

Belenkiy SM, Buel AR, Cannon JW, Sine CR, Aden JK, Henderson JL et al. Acute respiratory distress syndrome in wartime military burns: application of the Berlin criteria. J Trauma Acute Care Surg. 2014;76(3):821-7.

Bozeman WP, Myers RA, Barish RA. Confirmation of the pulse oximetry gap in carbon monoxide poisoning. Ann Emerg Med. 1997;30(5):608-11.

Brigham PA, Mcloughlin E. Burn incidence and medical care in the United States: trends and data source. J Burn Care Rehabil. 1996;17:95-107.

Cavalcante IL, Cantinho FAF, Assada A. Medicina peri-operatória. Sociedade de Anestesiologia do Estado do Rio de Janeiro. SBA. 2005;1:803-15.

Clark WR. Smoke inhalation: diagnosis and treatment. Word J Surg. 1992;16:24-9.

Darling GE, Keresteci MA, Ibanez D, Pugash RA, Peters WJ, Neligan PC. Pulmonary complications in inhalation injuries with associated cutaneous burn. J Trauma. 1996;40(1):83-9.

Diretrizes brasileiras de ventilação mecânica. Revista Brasileira de Terapia Intensiva. 2013;69-76.

Ernest A, Zibrak JD. Carbon monoxide poisoning. N Engl J Med. 1998;339(22):1603-8.

Gomes DR, Serra MC, Pellon MA. Tratado de queimaduras: um guia prático. São José: Revinter, 1997.

Hay JR WW, Levin MJ, Sondheimer JM, Deterding RR. Current: pediatric diagnosis and treatment. 15. ed. Lange Medical Books/McGraw-Hill, 2000. p. 289-91.

Lee-Chiong TL Jr. Smoke inhalation injury. Postgrad Med. 1999;105(2):55-62.

Macedo SLJ. Complicações infecciosas e fatores preditivos de infecção em pacientes queimados. Comum Ciênc Saúde. 2006;17(1):63-5.

Medeiros AIL, Fonseca VR, Nassif AC, Pedroni PU, Marcelino TF, Muller L. Avaliação do clearance mucociliar nasal em pacientes com queimaduras de face. Acta ORL. 2008;26(2):107-11.

PiantadosiI CA. Diagnosis and treatment of carbon monoxide poisoning. Respir Care Clin N Am 1999;5(2):183-202

Piva JP, Carvalho P, Garcia PC. Terapia intensiva em pediatria. 4. ed. São Paulo: Medsi, 1997. p.668-75.

Rabello E, Batista VF, Lago PM, Alvares RAG, Martinusso CA, Silva JRL. Análise do lavado broncoalveolar em vitimas de queimaduras faciais graves. Jornal Brasileiro de Pneumologia. 2009;35(4):343-50.

Ramakrishnan MK, Sankar J, Venkatraman J, Ramesh J. Infections in burn patients: experience in a tertiary care hospital. Burns. 2006; 32:594-6.

Rehberg S, Maybauer OM, Enkhbaatar P, Maybauer DM, Yamamoto Y, Traber DL. Pathophysiology, management and treatment of smoke inhalation injury. Expert Rev Respir Med. 2009;1;3(3):283-97.

Ryan CM, Schoenfeld DA, Thorpe WP, Sheridan RL, Cassem EH, Tompkins RG. Objective Estimates of the probability of death from burn injuries. N Engl J Med. 1998;338(6):362-6.

Sivieiro ECV. Primeiro atendimento em queimaduras. An Bras Dermatologia. 2005;80(1): 9-19.

Soares de Macedo JL, Santos JB.Nosocomial infections in a Brazilian burnunit. Burns. 2006; 32:477-81.

Souza R, Jardim C, Salge MJ, Carvalho RRC. Lesão por inalação de fumaça. J Bras Pneumol. 2004;30(5)557-65.

Torquato AJ, Pardal MMD, Lucato JJJ, FU C, Gómes SD. O curativo compressivo usado em queimadura de tórax influencia na mecânica do sistema respiratório. Rev Bras Queimaduras. 2009;8(1):28-33.

SEÇÃO 4
EMERGÊNCIAS DE SISTEMAS ESPECÍFICOS

INSUFICIÊNCIA CARDÍACA   19

Joaquim Minuzzo Vega
Bruno Tadeu Martins de Oliveira
Allysson Alves da Silva

INTRODUÇÃO

Nos últimos anos, com o crescimento da proporção de idosos na população e a diminuição da taxa de mortalidade por infarto agudo do miocárdio, a incidência de insuficiência cardíaca (IC) vem aumentando. A IC é, comumente, a via final de várias patologias que acometem o coração.

As doenças cardiovasculares estão entre as principais causas de óbito no Brasil e no mundo. Entre as doenças cardiovasculares, a IC participa de maneira importante para essa alta taxa de morbimortalidade. No Brasil, segundo dados do Departamento de Informática do Sistema Único de Saúde (Datasus), do Ministério da Saúde, responsável por 80% dos atendimentos médicos da população brasileira, mostram que as doenças cardiovasculares são a terceira causa de internação, sendo a IC a causa mais frequente entre as doenças cardiovasculares após os 60 anos de idade. Segundo o Instituto Brasileiro de Geografia e Estatística (IBGE), as perspectivas para 2050 são de um cenário populacional brasileiro de 260 milhões de habitantes, nos quais cerca de 50 milhões de indivíduos estarão acima de 65 anos de idade.

Existem cerca de 6,5 milhões de pacientes com IC no Brasil, sendo que um terço necessita anualmente de hospitalização. Em 2007, entre as doenças cardiovasculares, as internações por IC foram responsáveis por 16% das hospitalizações (Figura 1). Estima-se que os pacientes com IC que apresentam descompensação aguda e geralmente necessitam de internação hospitalar representam 60% dos custos totais com a doença.

Todos esses dados demonstram que o impacto socioeconômico com a IC é alto, atualmente pode se tornar ainda maior. A descompensação aguda da IC vem se tornando um problema muito comum nas salas de emergência e existe a necessidade de diretrizes bem definidas para a abordagem terapêutica da equipe multiprofissional na condução do tratamento emergencial desses doentes. Neste capítulo, será dado ênfase ao papel do fisioterapeuta na condução dos pacientes com descompensação aguda da IC no setor de emergência hospitalar.

INSUFICIÊNCIA CARDÍACA AGUDA

A insuficiência cardíaca aguda (ICA) é definida como uma síndrome clínica, na qual as anomalias cardíacas estruturais ou funcionais fazem com que o coração seja incapaz de ejetar e/ou acomodar o sangue dentro de valores pressóricos fisiológicos, causando, assim, limitação funcional e exigindo intervenção terapêutica imediata. A ICA pode ser nova, ou em razão da piora de uma IC, preexistente (IC crônica descompensada).

Nem sempre é possível identificar as razões da descompensação da IC e alguns estudos demonstraram que, em aproximadamente 30% dos casos, não foi possível identificar as razões das descompensações. O Quadro 1 demonstra as causas de maior frequência de descompensação da IC.

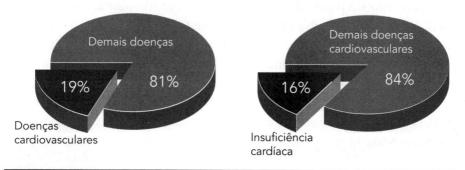

FIGURA 1 Representação das porcentagens do total de internações por todas as doenças, doenças cardiovasculares e insuficiência cardíaca no Sistema Único de Saúde (SUS).
Adaptada de Datasus, 2007.

QUADRO 1 Causas de descompensação de insuficiência cardíaca

Redução inapropriada da terapia
Embolia pulmonar
Arritmias
Infecção sistêmica
Retenção de sódio ou medicamentos cardiossupressores
Excessos físicos, emocionais ou ambientais
Desenvolvimento de comorbidades
Infarto agudo do miocárdio
Endocardite
Miocardite aguda

Adaptado de Vilas-Boas e Follath, 2006.

A classificação dos pacientes com ICA considera a apresentação clínica (de início recente ou crônica agudizada), as implicações terapêuticas e as prognósticas. Os pacientes com ICA podem ser classificados clinicamente como:

> IC aguda com pressão arterial elevada: apresenta pressão arterial elevada, com sintomas que aparecem rapidamente. Em geral, costuma ser o primeiro episódio de IC aguda, ou o paciente era assintomático ou foi pouco sintomático por longo período. Ocorre aumento da pressão capilar pulmonar e redistribuição dos líquidos sistêmicos para o pulmão. A resposta à terapia apropriada normalmente é rápida.

> IC aguda com pressão arterial normal: apresenta pressão arterial normal, com histórico prévio de piora dos sintomas de IC crônica. Os sinais e sintomas desenvolvem-se gradualmente, em questão de dias, e além da congestão pulmonar há edema periférico. A fração de ejeção é usualmente reduzida. O tratamento é mais difícil e muitos pacientes mantêm os sintomas apesar da terapia otimizada.

> IC aguda com pressão arterial baixa: apresenta-se em menor porcentagem, com sinais e sintomas de hipoperfusão tecidual, pressão arterial baixa ou choque cardiogênico.

Já a classificação fisiopatológica da ICA tem uma subdivisão voltada para a disfunção vascular ou a disfunção cardíaca, com exibição clínica distinta, conforme demonstrado na Tabela 1.

TABELA 1 Mecanismos fisiopatológicos da insuficiência cardíaca aguda	
Disfunção vascular	Disfunção cardíaca
Hipertensão arterial	Pressão arterial normal
Início rápido da congestão pulmonar	Piora gradual (dias)
Pressão capilar pulmonar elevada	Pressão capilar pulmonar elevada cronicamente
Estertores pulmonares	Estertores podem estar presentes
Importante congestão venocapilar (radiografia de tórax)	Congestão pode estar presente
Ganho ponderal mínimo	Ganho ponderal significativo (edema)
Função sistólica preservada (frequentemente)	Baixa fração de ejeção do VE
Resposta terapêutica rápida	Resposta terapêutica lenta, redução da congestão sistêmica, melhora sintomática inicial

Adaptada de Montera et al., 2009.

No quadro fisiopatológico da ICA, é relevante salientar que a disfunção miocárdica pode ser sistólica e/ou diastólica. O comprometimento sistólico apresenta significativa queda do débito cardíaco e hipotensão arterial, promovendo déficit da perfusão sistêmica e coronariana. A frequência cardíaca tende a aumentar em resposta à queda do débito cardíaco e da pressão arterial, o que pode diminuir ainda mais a perfusão coronariana e promover isquemia do miocárdio, levando a arritmias e piora da função cardíaca. Esse quadro tem como agravante o desenvolvimento de choque cardiogênico e decorrente óbito. Vale lembrar que durante um quadro de descompensação cardiovascular, o paciente também desenvolve expressiva hipoxemia, já que o aumento da frequência cardíaca pode aumentar a pressão diastólica final do ventrículo esquerdo (PDFVE), com consequente aumento da pressão capilar pulmonar, ocasionando quadro de edema agudo de pulmão.

Já o comprometimento diastólico tende a aumentar rapidamente a PDFVE, promovendo edema agudo de pulmão e hipoxemia. O aumento da PDFVE, também pode ocasionar isquemia do miocárdio que, em conjunto com a hipoxemia, tende a aumentar a disfunção cardíaca e o risco de óbito. Toda disfunção miocárdica, que promove acentuado déficit de perfusão sistêmica, levará a uma resposta imunoinflamatória sistêmica, ocasionando vasodilatação periférica do aumento da expressão do óxido nítrico sintase induzível (INOS), com produção do óxido nítrico e persistência do quadro de choque (Figura 2).

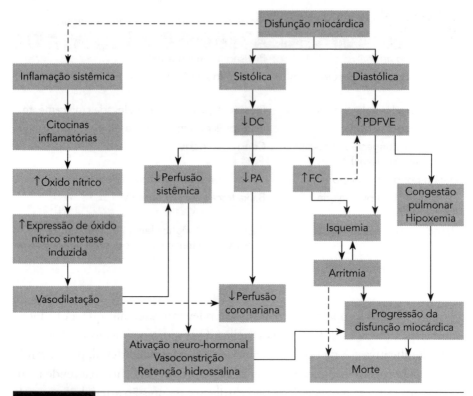

FIGURA 2 Representação da sequência de anormalidades fisiopatológicas da disfunção cardíaca aguda.

DC: débito cardíaco; PDFVE: pressão diastólica final do ventrículo esquerdo; FC: frequência cardíaca; PA: pressão arterial.

Adaptada de Montera et al., 2009.

Um criterioso exame físico pode definir objetivamente o perfil clínico-hemodinâmico do paciente com ICA, auxiliando a equipe multiprofissional na condução da terapêutica adequada, bem como, na avaliação do prognóstico, utilizando-se de parâmetros de congestão e perfusão.

Pode-se deduzir a congestão, presente na maioria dos pacientes com ICA, quando são encontrados sinais de taquipneia, estertores pulmonares, terceira bulha, elevação de pressão venosa jugular, edema de membros inferiores, hepatomegalia dolorosa, derrame pleural e ascite. Já na dedução de déficit de perfusão, encontram-se achados de taquipneia, hipotensão arterial, galope de terceira bulha, pulso alternante, tempo de enchimento capilar lentificado, cianose e alteração do nível de consciência.

Alguns conceitos foram validados e difundidos na avaliação de pacientes com ICA. Segundo o algoritmo desenvolvido por Stevenson, os pacientes que apresentam congestão são classificados como "úmidos", enquanto pacientes sem congestão são chamados "secos". Pacientes com perfusão inadequada são classificados como "frios", ao passo que pacientes com boa perfusão são classificados como "quentes". As categorias foram denominadas como: A (quente e seco), B (quente e úmido), L (frio e seco) e C (frio e úmido), conforme representado na Figura 3.

No ano de 2005, foi publicado um estudo realizado em 285 hospitais norte-americanos, em que foram analisados dados de 159.168 internações de pacientes com ICA, denominado ADHERE. O levantamento desse banco de dados trouxe informações importantes para se predizer o pior prognóstico para a internação desses pacientes. Foi constatado que pacientes que na admissão apresentam ureia sérica acima de 90 mg/dL, pressão arterial sistólica (PAS) menor do que 115 mmHg e creatinina sérica acima de 2,75 mg/dL têm risco de 21,9% de mortalidade na internação; em contrapartida, pacientes que não apresentam essas características têm um baixo risco de mortalidade (2,14%).

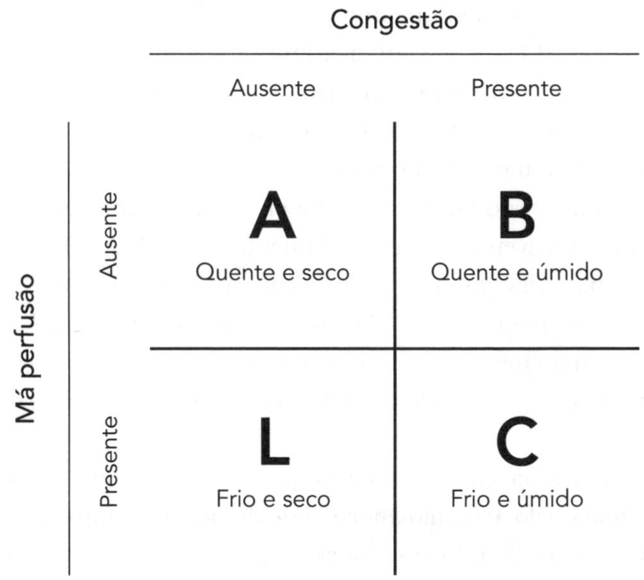

	Congestão	
	Ausente	Presente
Má perfusão — Ausente	A — Quente e seco	B — Quente e úmido
Má perfusão — Presente	L — Frio e seco	C — Frio e úmido

FIGURA 3 Representação das categorias do algoritmo de Stevenson, definidas pela presença de congestão pulmonar e/ou hipoperfusão sistêmica.
Adaptada de Nohria, 2003.

CONDUTAS FISIOTERAPÊUTICAS NA EMERGÊNCIA CARDIOLÓGICA

O setor de emergência e urgência é a porta de entrada do hospital para o paciente que apresenta iminente risco de morte causado por alterações patológicas.

Por definição, emergência se dá quando um paciente apresenta sinais e sintomas que indicam risco à vida, necessitando de tratamento imediato. A urgência é a situação em que o paciente exige tratamento em poucas horas, pois há grande risco de complicações graves. Na última década, o trabalho na fisioterapia na emergência conquistou esse espaço agregando assistência especializada à equipe multidisciplinar no setor de emergência.

O grande diferencial do trabalho da fisioterapia nesse setor está na assistência no momento da triagem e no auxílio durante o processo a monitoração necessária para manter o paciente em segurança.

A intervenção fisioterapêutica tem como objetivo amenizar sinais e sintomas clínicos apresentados pelo paciente de maneira a otimizar o tratamento clínico proposto pela equipe, refletindo diretamente em: um atendimento mais rápido e eficiente; em menores índices de falha; menos tempo de intubação orotraqueal (IOT) e de ventilação mecânica invasiva e/ou não invasiva; menor número de complicações relacionadas ao uso de ventilação invasiva ou não invasiva; prevenção de complicações de infecções e, consequentemente, menor tempo de internação hospitalar.

Ao admitir no pronto-socorro uma emergência cardiológica é preciso encontrar a causa do evento o mais rapidamente possível, ou o fator desencadeante do evento, para que possa ser tratado com maior eficiência. Assim, uma correta avaliação do quadro clínico do paciente determina o tipo de intervenção a ser iniciada. Uma emergência cardiológica muito frequente e que aumenta as estatísticas é o de edema agudo de pulmão cardiogênico (EAPC) que ocorre durante uma ICA.

O EAPC é uma síndrome clínica que caracteriza uma emergência médica, determinada pelo acúmulo anormal de fluidos no compartimento extravascular pulmonar, resultando em hipoxemia, aumento do trabalho respiratório, diminuição da complacência pulmonar e alteração da relação ventilação-perfusão. Ocorre pelo desequilíbrio entre a pressão hidrostática capilar elevada e a pressão intersticial normal.

Geralmente, é decorrente da alteração aguda do relaxamento miocárdico, o que leva ao aumento da pressão diastólica final de VE, que se transmite ao átrio esquerdo e, consequentemente, ao sistema venoso e capilar pulmonar. A adaptação dos vasos linfáticos para remover o excesso de líquido no interstício é insuficiente, ocasionando um edema intersticial e, posteriormente, a infiltração de líquido para o espaço intra-alveolar, prejudicando a troca gasosa e gerando o quadro de insuficiência respiratória aguda hipoxêmica (Figura 4). Sendo assim, no EAPC encontra-se um quadro de insuficiência respiratória hipoxêmica e um quadro de descompensação cardíaca.

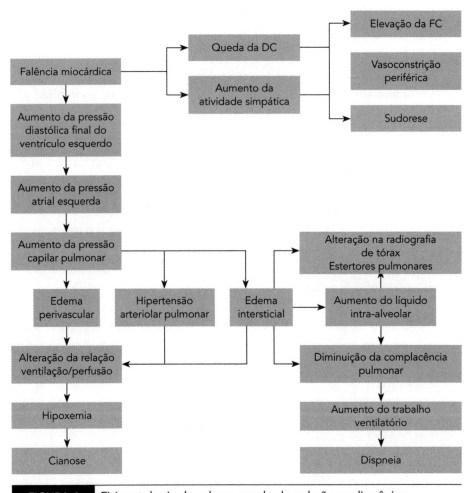

FIGURA 4 Fisiopatologia do edema agudo de pulmão cardiogênico.
DC: débito cardíaco; FC: frequência cardíaca. Adaptada de Knobel, 1998.

Entretanto, em muitos outros quadros de descompensação respiratória, se encontra a hipoxemia como achado clínico, assim, o diagnóstico diferencial é muito importante para escolha correta da terapêutica a ser tomada. O diagnóstico diferencial deve ser rápido e afastar as seguintes hipóteses: pneumotórax, broncoespasmo (doença pulmonar obstrutiva crônica [DPOC] descompensado), crise asmática, embolia pulmonar, uso de entorpecentes e síndrome conversiva (simulação de mal-estar).

Segmentar tantas variáveis não é, às vezes, tão simples, portanto deve-se lembrar que: o achado clínico mais importante é ser portador prévio de algum tipo de cardiopatia (geralmente nas classes funcionais III e IV – AHA [American Heart Association]) e hipertensão arterial sistêmica.

Ao admitir o paciente deve-se observar os seguintes itens:

> O estado das vias aéreas para que estejam livres.
> O posicionamento do paciente em decúbito elevado de no mínimo 45°.
> Monitoração (FC, FR, PA, ECG e SaO_2).
> O oxigênio deve ser administrado por máscara de não reinalação. Inicialmente, 6 a 7 L/minuto ou o suficiente para manter a saturação arterial de oxigênio acima de 90%.
> Os valores hemodinâmicos devem ser observados, pois sinais de instabilidade, arritmias, diminuição do nível de consciência (Glasgow ≤ 8) são parâmetros que caracterizem choque cardiogênico e contraindicam o uso de ventilação mecânica não invasiva (VMNI).
> Expansibilidade torácica simétrica e presença de ausculta pulmonar bilateral podem afastar a hipótese de pneumotórax.

A conduta fisioterapêutica deve ser objetiva, segura e eficiente. As ferramentas mais utilizadas pela fisioterapia em emergências cardiológicas são: assistência ventilatória não invasiva, oxigenoterapia e posicionamento adequado ao paciente cardiológico.

ASSISTÊNCIA VENTILATÓRIA NÃO INVASIVA

O uso da VMNI, na sala de emergência, cresceu muito nos últimos anos em razão das fortes evidências científicas sobre seus efeitos positivos em situações de disfunções respiratórias.

Com ensaios clínicos bem delineados mostrando, em muitas situações, a queda na taxa de IOT, além de otimizar o tratamento clínico nas principais doenças respiratórias, como pneumonia, EAP, DPOC descompensado e asma, o uso da VMNI, bem como sua aceitação por parte da equipe multiprofissional, é cada vez maior nas salas de emergência.

No Brasil, o fisioterapeuta é o principal responsável pela instalação e evolução terapêutica da VMNI, acompanhando a clínica do paciente e definindo parâmetros. Um estudo brasileiro avaliou os conhecimentos dos profissionais da saúde sobre indicações, contraindicações, escolha de interface e manuseio da VMNI, verificando que o profissional que estava com maior habilidade para indicá-la e conduzi-la como terapia foi o fisioterapeuta. A justificativa empregada no estudo, para tais resultados foi que o fisioterapeuta, durante sua formação acadêmica, tem esse tema abordado de maneira ampla, além de receber treinamento específico, em estágios práticos supervisionados, e treinamento técnico-científico sobre como aplicar a VMNI nas diferentes doenças/síndromes.

A aplicação de VMNI por pressão positiva tem sido sugerida em associação com o tratamento convencional medicamentoso e oxigenoterapia, como uma modalidade terapêutica eficaz no EAPC. Ela fornece a recuperação mais rápida dos sinais vitais e da gasometria arterial quando comparado com o tratamento convencional, no qual a oxigenação é mantida apenas com a máscara. Estudos também mostraram redução real na necessidade de IOT com a utilização da VMNI nos casos de insuficiência respiratória hipoxêmica por EAPC.

Um dos estudos que corroboram o incentivo de sua utilização nesses casos foi realizado por Nava et al., em 2003. Participaram do estudo, indivíduos assistidos em sala de emergência que apresentavam EAP e fizeram uso de VMNI associado à terapia medicamentosa. Nesse estudo, foi observado que o uso precoce da VMNI, durante insuficiência respiratória aguda por EAPC, acelerou a melhora na relação PaO_2/FiO_2, com queda da $PaCO_2$, sensação de dispneia e frequência respiratória, além de apresentar redução na taxa de IOT, principalmente no subgrupo de pacientes hipercápnicos.

Uma metanálise recente, incluindo 23 estudos, comparou a utilização de VMNI e terapêutica médica convencional no EAPC. A utilização da VMNI demonstrou reduzir a necessidade de IOT e a mortalidade desses pacientes.

Existem duas formas para a aplicação da VMNI, uma é por meio de pressão positiva contínua nas vias aéreas (CPAP), representada na Figura 5, enquanto a outra é pela aplicação da ventilação assistida com dois níveis de pressão (binível), representada na Figura 6.

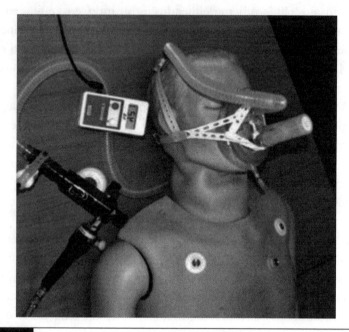

FIGURA 5 Representação de um sistema de pressão positiva contínua nas vias aéreas.

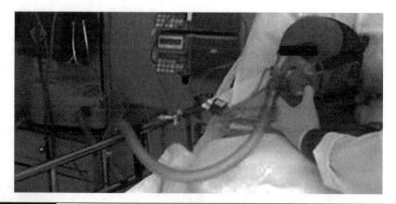

FIGURA 6 Aplicação da ventilação não invasiva com sistema binível.

As revisões científicas atuais sugerem que a CPAP deveria ser a terapêutica de VMNI inicial no EAPC. Já que os seus efeitos fisiológicos, para esse quadro clínico, são muito similares aos da aplicação com binível além de possuir a vantagem de ser uma forma terapêutica de baixo custo.

Os efeitos fisiológicos da CPAP incluem alguns respiratórios, como: o aumento da capacidade residual funcional; o recrutamento alveolar; a redistribuição da água extravascular no interstício pulmonar; a diminuição do *shunt*; a melhora na complacência pulmonar, com redução do trabalho respiratório e da hipoxemia. E também inclui alguns efeitos hemodinâmicos, como a diminuição da pré e da pós-cargas, com diminuição da pressão transmural do VE, promovendo uma possível melhora do volume sistólico (Figura 7).

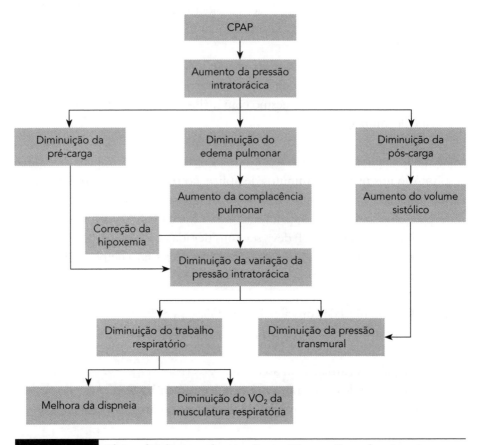

FIGURA 7 | Efeitos fisiológicos da pressão positiva contínua das vias aéreas.
CPAP: pressão positiva contínua nas vias aéreas; VO_2: consumo de oxigênio.

A VMNI deve ser iniciada em conjunto com o tratamento farmacológico indicado. Alguns tópicos devem ser lembrados para instalar a VMNI no paciente com EAPC.

> Esclarecer a importância e a necessidade do uso da VMNI.
> Fixar uma máscara adequada de maneira que não haja vazamentos significativos.
> Adaptar o paciente, inicialmente, em CPAP de 10 cmH$_2$O.
> Monitorar FC, PA, FR e SpO$_2$.
> Se SpO$_2$ permanecer menor do que 90%, avaliar o aumento no nível da pressão positiva expiratória final (PEEP) e/ou na fração inspirada de oxigênio (FiO$_2$).
> A gasometria arterial pode ser considerada ao se instalar a VMNI.
> Observar a função respiratória enquanto a terapêutica farmacológica é administrada.
> Sinais de esforço respiratório e a não melhora dos sinais clínicos na primeira hora de aplicação são indicativos formais de insucesso da VMNI.
> Intolerância à VMNI mesmo com melhora clínica pode significar a necessidade de intubação.

A não melhora da função respiratória e a diminuição dos sinais de esforço respiratório nos primeiros minutos de aplicação requer atenção redobrada, a conduta farmacológica e o suporte ventilatório (aumento da PEEP e/ou na FiO$_2$) devem ser otimizados, caso haja aumento da FR e da PaCO$_2$, a ventilação com dois níveis de pressão (binível) deve ser considerada.

Ao se instalar a VMNI, devem ser observados sinais de piora da função respiratória, como:

> Piora do nível de consciência com Glasgow ≤ 8.
> Sinais de esforço respiratório.
> Distensão abdominal.
> Frequência cardíaca em ascensão.
> Incapacidade de tolerar a máscara e o uso da VMNI.
> PaO$_2$ < 60 mmHg e/ou PaCO$_2$ aumentando progressivamente.

Esses itens são fortes indicadores de falha da VMNI. Assim, o procedimento de intubação por insuficiência respiratória é indicado.

Com a reversão do quadro de desconforto respiratório, o paciente deve ser mantido em oxigenoterapia, sempre observando a SpO_2.

OXIGENOTERAPIA

A oxigenoterapia com fins terapêuticos foi descrita no século XIX. Muito utilizada no meio hospitalar, sua indicação requer grande conhecimento técnico e fisiopatológico das doenças, tem como objetivo primário fornecer oxigênio suplementar a pacientes que apresentam ou podem evoluir para insuficiência respiratória e ou incapacidade de promover oxigenação adequada ao organismo, sendo esta a conduta de primeira escolha nas emergências cardiológicas para correção de hipoxemia, em que se encontra PaO_2 menor do que 60 mmHg ou SpO_2 menor do que 90%. Além da correção da hipoxemia, ocorre melhora da oferta de oxigênio as células, proporcionando:

> Melhora da oxigenação tecidual, em casos de déficit de transporte de oxigênio.
> Redução da sensação de dispneia.
> Redução da sobrecarga cardíaca melhorando a relação extração/consumo.

Na sala de emergência, o fisioterapeuta suplementa oxigênio para que a SpO_2 atinja, pelo menos, a marca mínima de 90%. Sempre se deve levar em consideração os pacientes retentores de CO_2 e a margem de erro da oximetria de pulso, que variam em até oito pontos percentuais. O fisioterapeuta é um dos responsáveis pela evolução da oxigenoterapia, escolhendo o meio de administração do oxigênio, alterando as taxas de fração inspiratórias de O_2 e, até mesmo, fazendo o desmame e a retirada do suporte suplementar de oxigênio.

Existem diversas maneira de oferecer oxigênio dependendo do fluxo requerido, assim como da capacidade de se controlar a FiO_2. Seguem em ordem crescente de gravidade e suporte terapêutico, essas intervenções.

Cateter nasal e cânula nasal

Sistemas de baixo fluxo (0,5 a 5 L/minuto), nesses sistemas o fluxo de O_2 e a capacidade do reservatório são suficientes para atingir a ventilação total do paciente.

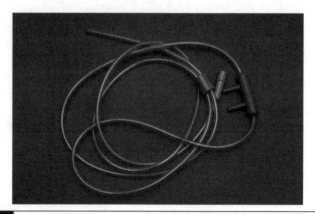

FIGURA 8 Cateter nasal.

Máscara com reservatório e máscara de Venturi

Os sistemas de alto fluxo de oxigênio são dispositivos capazes de aumentar o fluxo ofertado, assim como determinar a FiO_2 oferecida.

A escolha do sistema a ser usado dependerá da necessidade e da gravidade do paciente, a máscara Venturi é indicada para administração de oxigênio em doses reguladas com fluxos de 4 a 15 L/min, atingindo concentrações de oxigênio de 24 a 50%, com relação à máscara com reservatório, a concentração de oxigênio é de aproximadamente 100% com variações de fluxo administrados de 6 a 15 L/min.

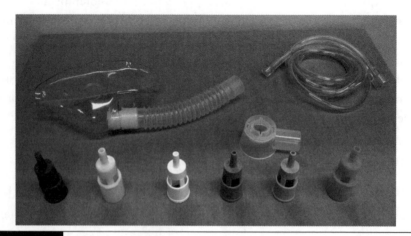

FIGURA 9 Máscara de Venturi.

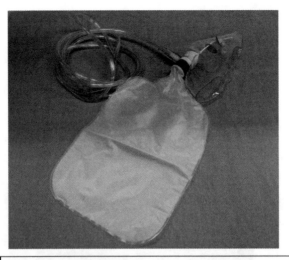

FIGURA 10 — Máscara com reservatório.

POSICIONAMENTO COMO TERAPIA NAS EMERGÊNCIAS CARDIOLÓGICAS

O posicionamento postural do paciente é muito importante na sala de emergência. Principalmente em uma emergência cardiológica, comumente em EAPC, em que os pacientes evoluem com insuficiência respiratória, fazendo uso excessivo da musculatura respiratória, com aumento do trabalho cardíaco e do consumo de oxigênio (VO_2).

Frente ao distúrbio cardiocirculatório, posicionar o paciente sentado com flexão de quadril e de joelho faz-se o "garroteamento" na beira do leito, dificultando o retorno venoso e, assim, diminuindo a sobrecarga nos ventrículos, posicionamento esse que pode auxiliá-los na mecânica cardiovascular. Além disso, a posição sentada é uma forma de auxiliar a mecânica respiratória mantendo o paciente com a cabeceira do leito elevada entre 45° e 90°, para que o músculo do diafragma encontre a melhor zona de aposição, facilitando a ventilação pulmonar.

O fisioterapeuta é um profissional habilitado para essa conduta, pois tem conhecimento sobre a cinesiologia musculoesquelética e sobre as principais disfunções que algumas doenças/síndromes promovem, além da influência das diversas posturas corporais nessas disfunções.

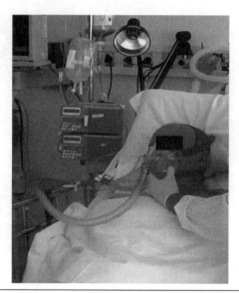

FIGURA 11 Paciente recebendo terapia de ventilação mecânica não invasiva (VMNI) em decúbito de 75°.

BIBLIOGRAFIA RECOMENDADA

Adams KF, Fonarow GC, Emerman CL, Lejemtel TH, Costanzo MR, Abraham WT, et al.; ADHERE Scientific Advisory Committee and Investigators. Characteristics and outcomes of patients hospitalized for heart failure in the United States: rationale, design and preliminary observations from the first 100,000 cases in the Acute Decompensated Heart Failure National Registry (ADHERE). Am Heart J 2005;149:209-16.

Akbar F, Campbell IA. Oxygen therapy in hospitalized patients: the impacto of guidelines. J Evaluat Clinic Pratice. 2006;(12)1:31-6.

Allen LA, O'Connor CM. Management of acute decompensated heart failure. Canadian Med Ass J. 2007;176(6):797-805.

Altheman F. Transformar. Rev Crefito. 2007;3:24-5.

American Association for Respiratory Care [AARC]. Clinical practice guideline: oxygen therapy in the care hospital. Respir Care. 1991;36:1410-3.

American Heart Association. Advanced Cardiac Life Support. 2010.

Blomqvist H, Wickerts CJ, Berg B, Frostell C, Jolin A, Hedenstierna G. Does PEEP facilitate the resolution of extravascular lung water after experimental hydrostatic pulmonary oedema ? Eur Resp J. 1991;4:1053-9.

Carlucci A, Richard JC, Wysocki M, Lepage E, Brochard L; SRLF Collaborative Group on Mechanical Ventilation. Noninvasive versus conventional mechanical ventilation. Am J Respir Crit Care Med. 2001;163:874-80.

Combes A, Costa M, Trouillet J, Baudot J, Mokhtari M, Gilbert C, et al. Morbity, mortality, and quality-of-life outecomes of patients requiring ≥ 14 days of mechanical ventilation. Crit Care Med. 2003;31:1373-81.

Coordenação de População e Indicadores Sociais [COPIS], Diretoria de Pesquisas [DPE]. Projeção da população do Brasil por sexo e idade para o período 1980-2050. Disponível em: http://www.ibge.gov.br/home/estatistica/populacao/estimativa2004/metodologia.pdf.

International Consensus Conferences in Intensive Care Medicine. Noninvasive positive pressure ventilation in acute respiratory failure. Am J Respir Crit Care Med. 2001;163:283-91.

Jones JG, Lemen R, Graf PD. Changes in airway calibre following pulmonary venous congestion. Br J Anaesth. 1978;50:743-51.

Landers MR, McWhorter JW, Filibeck D, Robinson C. Does sitting posture in chronic obstructive pulmonary disease really matter?: an analysis of two sitting postures and their effect on pulmonary and cardiovascular function. J Cardiopulm Rehabil. 2006;26(6):405-9.

Lenique F, Habis M, Lofaso F, Dubois-Randé JL, Harf A, Brochard L. Ventilatory and hemodynamic effects of continuous positive airway pressure in left heart failure. Am J Resp Crit Care Med. 1997;155:500-5.

Magalhães AMM, Paskulin LMG, Martins NGR, Silva SC. Implantação de um sistema de triagem em unidade de emergência. Rev HCPA. 1989;9(3):182-7.

Masip J, Betbesé AJ, Páez J, Vecilla F, Cañizares R, Padró J, et al. Non-invasive pressure support ventilation versus conventional oxygen therapy in acute cardiogenic pulmonary edema: a randomized trial. Lancet. 2000;356:2126-32.

Miranda CH, Castro RBP, Pazin Filho A. Abordagem da descompensação aguda da insuficiência cardíaca crônica. Medicina, Ribeirão Preto. 2003;36:179-86.

Montera MW, Almeida RA, Tinoco EM, Rocha RM, Moura LZ, Réa-Neto A, et al. II Diretriz Brasileira de Insuficiência Cardíaca Aguda. Arq Bras Cardiol 2009; 93(Suppl 3):1-65.

Nohria A, Tsang SW, Fang JC, Lewis EF, Jarcho JA, Mudge GH, et al. Clinical assessment identifies hemodynamic profiles that predict outcomes in patients admitted with heart failure. J Am Coll Cardiol. 2003;41:1797-804.

Pang D, Kenan SP, Cook D J, Sibbald WJ. The effect of positive airway support on mortality and the need of intubation in cardiogenic pulmonary edema – a systematic review. Chest. 1998;114:1185-91.

Peter JV, Moran JL, Phillips-Hughes J, Graham P, Bersten AD. Effect of non-invasive positive pressure ventilation (NIPPV) on mortality in patients with acute cardiogenic pulmonary oedema: a meta-analysis. Lancet. 2006;367:1155-63.

Philip-Joet FF, Paganelli FF, Dutau HL, Saadjian AY. Hemodynamic effects of bilevel nasal positive airway pressure ventilation in patients with heart failure. Respiration. 1999;66:136-43.

Sarmento PM, Fonseca C, Marques F, Ceia F, Aleixo A. Acutely decompensated heart failure: characteristics of hospitalized patients and opportunities to improve their care. Rev Port Cardiol. 2006;25(1):13-27.

Schmidt MI, Duncan BB, Azevedo e Silva G, Menezes AM, Monteiro CA, Barreto SM, et al. Chronic noncommunicable diseases in Brazil: burden and current challenges. Lancet. 2011;377(9781):1949-61.

Vilas-Boas F, Follath F. Tratamento atual da insuficiência cardíaca descompensada. Arq Bras Cardio. 2006;87(3):369-77.

Yap JC, Moore DM, Cleland JGF, Pride NB. Effect of supine posture on respiratory mechanics in chronic left ventricular failure. Am J Respir Crit Care Med. 2000;162(4 Pt 1):1285-91.

PARADA CARDIORRESPIRATÓRIA   20

Renata Henn Moura
Viviani Aparecida Lara Suassuna

INTRODUÇÃO E DEFINIÇÃO

Emergência é uma situação grave, perigosa, momento crítico ou fortuito; combinação inesperada de circunstâncias imprevistas e que exigem ação imediata, a parada cardiorrespiratória (PCR) é a maior situação de emergência. A PCR pode ser definida como a interrupção súbita e brusca da circulação sistêmica e da respiração, em indivíduo cuja expectativa de morte não exista. A rapidez e a eficácia no tratamento são primordiais para o sucesso do atendimento.

Periodicamente, a American Heart Association (AHA) publica diretrizes para o atendimento da PCR, baseada em ampla revisão de literatura e extensas discussões com especialistas internacionais, a fim de estabelecer diretrizes claras e objetivas, que facilitem o atendimento das vítimas de PCR, tanto em ambiente extra quanto intra-hospitalar.

Este capítulo baseia-se na mais recente publicação, a de 2015; vale lembrar que é essencial a atualização constante nesse tema. Não há atendimento a uma PCR sem auxílio, por isso em ambiente hospitalar é necessária uma integrada rede multidisciplinar para que o atendimento seja completo, rápido e eficiente. Por isso há a necessidade do conhecimento e da determinação prévia da ação de cada personagem do cenário crítico, bem como o treinamento para as situações de emergência – no caso, a PCR –, pois a organização e o entendimento da ação de cada componente da equipe fazem com que as decisões sejam efetivas e assertivas.

ETIOLOGIA

A PCR pode ser um evento primário ou secundário a outros fatores, em que os distúrbios cardíacos estejam em primeiro lugar entre as causas em adultos.

O sistema nervoso central (SNC) é muito vulnerável às condições de isquemia, tolerando de 4 a 6 minutos, no máximo, nessa condição. Por essa razão, a reanimação cardiopulmonar (RCP) tem de ser iniciada o mais precocemente possível, bem como o tratamento do fator causal.

Os pacientes com menos de 60 anos, que sofrem PCR em fibrilação ventricular (FV) ou taquicardia ventricular sem pulso (TVSP) e são atendidos rapidamente, são os indivíduos com melhor prognóstico.

INCIDÊNCIA

A incidência da PCR na população em geral é bastante variável, e não há especificações claras. Entretanto, sabe-se que indivíduos hospitalizados têm incidência mais elevada em relação à população em geral, e indivíduos cardiopatas, superior em relação ao último grupo. Quando comparada a incidência entre adultos e crianças, a maioria dos casos ocorre em adultos.

Um fator fortemente associado à sobrevida após a PCR é o fato de ser presenciada por outras pessoas (por haver rápido acionamento do serviço de emergência), com ritmo inicial de FV ou TVSP.

A associação entre PCR e anestesia geral é de cerca de um para cada 1.700 pacientes.

RITMOS

A PCR pode apresentar quatro diferentes ritmos:

1. FV: em que há atividade caótica das fibras miocárdicas (Figura 1).
2. TVSP: sucessão rápida de batimentos ectópicos ventriculares (Figura 2).
3. Atividade elétrica sem pulso (AESP): há atividade elétrica, porém não é possível detectar o pulso.
4. Assistolia: cessação de atividade elétrica (Figura 3).

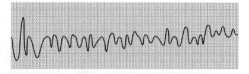

FIGURA 1 Desenho esquemático da fibrilação ventricular (FV).

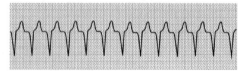

FIGURA 2 Desenho esquemático da taquicardia ventricular sem pulso (TVSP).

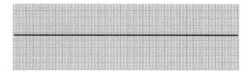

FIGURA 3 Desenho esquemático da assistolia.

A FV e a TVSP são ritmos passíveis de desfibrilação, enquanto a AESP e a assistolia não.

TRATAMENTO

A RCP é a estratégia de tratamento da PCR.

Uma vez constatada a PCR, a RCP deve ser iniciada imediatamente, e o desfibrilador deve ser disponibilizado o mais rapidamente possível. Isso porque, quando ocorre a PCR, há redução dos níveis de oxigênio e da energia miocárdica, e as compressões torácicas podem aumentar o suprimento de oxigênio e energia ao miocárdio, enquanto o desfibrilador é preparado (caso o ritmo seja passível de desfibrilação).

Na tentativa de otimizar o atendimento do paciente vítima de PCR, a AHA implementou algoritmos de atendimento, conforme demonstrado nas Figuras 4 a 6.

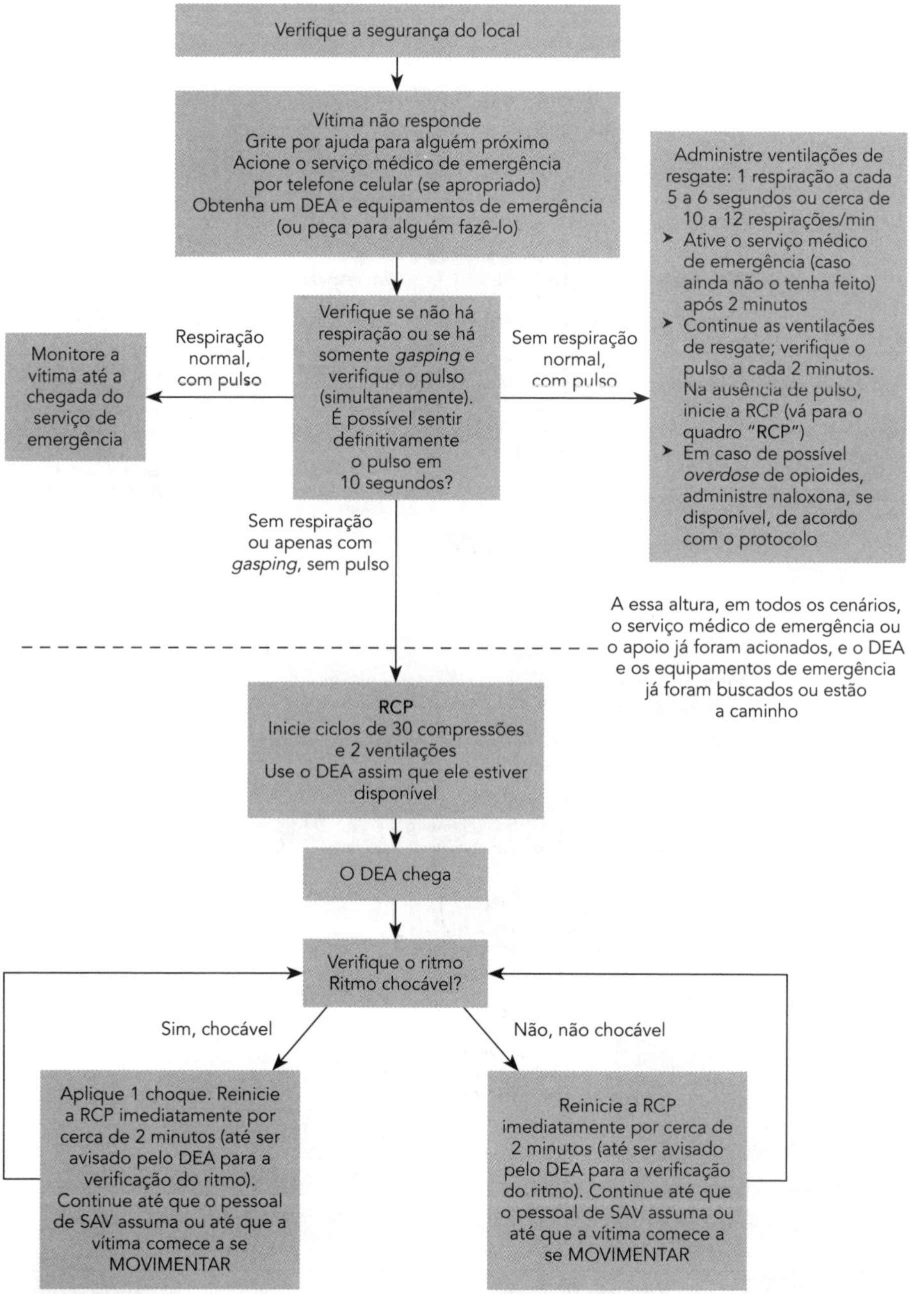

20 PARADA CARDIORRESPIRATÓRIA

```
                    Verifique a segurança do local
                                │
                                ▼
                    Vítima não responde
              Grite por ajuda para alguém próximo
              Acione o serviço médico de emergência
                 por telefone celular (se apropriado)
              Obtenha um DEA e equipamentos de emergência
                    (ou peça para alguém fazê-lo)
```

Administre ventilações de resgate: 1 respiração a cada 5 a 6 segundos ou cerca de 10 a 12 respirações/min
- Ative o serviço médico de emergência (caso ainda não o tenha feito) após 2 minutos
- Continue as ventilações de resgate; verifique o pulso a cada 2 minutos. Na ausência de pulso, inicie a RCP (vá para o quadro "RCP")
- Em caso de possível *overdose* de opioides, administre naloxona, se disponível, de acordo com o protocolo

Monitore a vítima até a chegada do serviço de emergência ← Respiração normal, com pulso — Verifique se não há respiração ou se há somente *gasping* e verifique o pulso (simultaneamente). É possível sentir definitivamente o pulso em 10 segundos? — Sem respiração normal, com pulso →

Sem respiração ou apenas com *gasping*, sem pulso

A essa altura, em todos os cenários, o serviço médico de emergência ou o apoio já foram acionados, e o DEA e os equipamentos de emergência já foram buscados ou estão a caminho

RCP
Inicie ciclos de 30 compressões e 2 ventilações
Use o DEA assim que ele estiver disponível

O DEA chega
↓
Verifique o ritmo
Ritmo chocável?

Sim, chocável → Aplique 1 choque. Reinicie a RCP imediatamente por cerca de 2 minutos (até ser avisado pelo DEA para a verificação do ritmo). Continue até que o pessoal de SAV assuma ou até que a vítima comece a se MOVIMENTAR

Não, não chocável → Reinicie a RCP imediatamente por cerca de 2 minutos (até ser avisado pelo DEA para a verificação do ritmo). Continue até que o pessoal de SAV assuma ou até que a vítima comece a se MOVIMENTAR

FIGURA 4 Algoritmo de PCR em adultos para profissionais de saúde de SBV.
DEA: desfibrilador externo automático; PCR: parada cardiorrespiratória; RCP: reanimação cardiopulmonar; SAV: suporte avançado de vida; SBV: suporte básico de vida.
Baseado no algoritmo da American Heart Association (Hazinski et al., 2015).

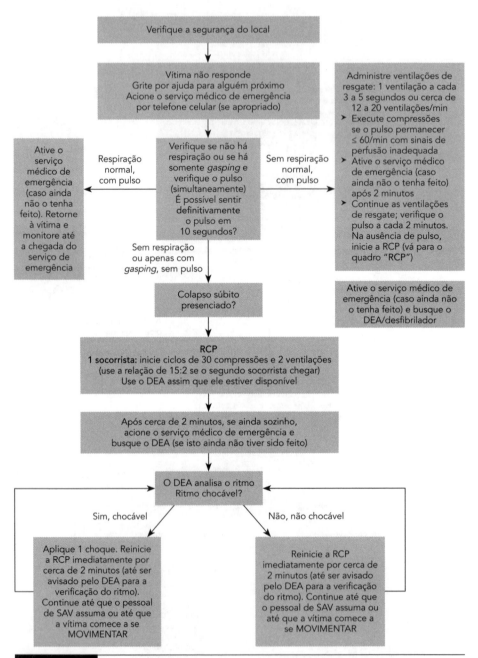

FIGURA 5 Algoritmo de PCR em pediatria para profissionais de saúde, com um socorrista.

DEA: desfibrilador externo automático; PCR: parada cardiorrespiratória; RCP: reanimação cardiopulmonar; SAV: suporte avançado de vida; SBV: suporte básico de vida.

Baseado no algoritmo da American Heart Association (Hazinski et al., 2015).

20 PARADA CARDIORRESPIRATÓRIA

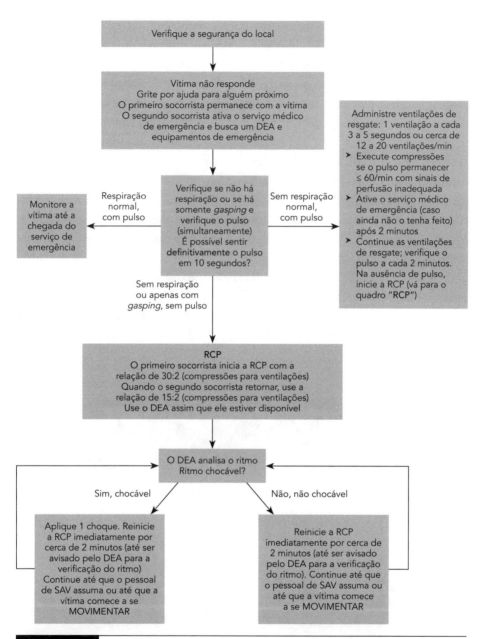

FIGURA 6 Algoritmo de PCR em pediatria para profissionais de saúde, com mais de um socorrista.

DEA: desfibrilador externo automático; PCR: parada cardiorrespiratória; RCP: reanimação cardiopulmonar; SAV: suporte avançado de vida; SBV: suporte básico de vida.

Baseado no algoritmo da American Heart Association (Hazinski et al., 2015).

A sequência de atendimento atualmente recomendada é a C-A-B, ou seja, *circulation – airway – breathing* (circulação – vias aéreas – respiração). Antigamente, a sequência recomendada era A-B-C, entretanto, ela adiava muito o início das compressões, enquanto o socorrista tentava abrir as vias aéreas e realizar a ventilação, além de desencorajar o leigo a promover a assistência até a chegada do serviço de emergência. Atualmente, recomenda-se que, caso o socorrista não tenha condições de realizar as ventilações de resgate, sejam realizadas as compressões torácicas continuamente (esta recomendação baseia-se em estudos que demonstraram que as taxas de sobrevivência de indivíduos com PCR de origem cardíaca são similares entre os que foram submetidos a compressões e ventilações de resgate, comparado àqueles que receberam apenas compressões torácicas). No entanto, para os profissionais e os leigos treinados, a recomendação permanece a da sequência de compressões e ventilações. O profissional de saúde pode realizar a avaliação simultânea da respiração (se anormal ou ausente) e do pulso (sempre em até dez segundos), na suspeita de PCR.

Atualmente, a cadeia de sobrevivência é divida em duas situações (PCR intra-hospitalar e PCR extra-hospitalar), conforme exemplificado na Figura 7.

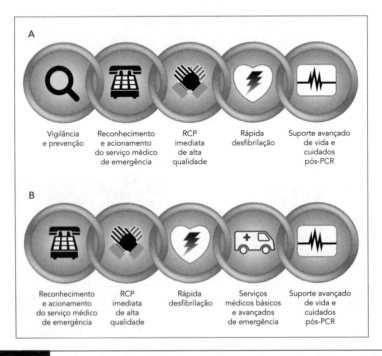

FIGURA 7 Cadeia de sobrevivência na PCR intra-hospitalar (A) e na PCR extra-hospitalar (B).

No ambiente intra-hospitalar, é recomendável que existam equipes de resposta rápida, ou equipes de emergência médica, especializadas no diagnóstico e no tratamento de condições graves e agudas, bem como o diagnóstico e o tratamento da própria PCR. O principal âmbito de atuação dessas equipes são as áreas de cuidados gerais.

É necessário dar ênfase aos fatores que determinam a qualidade da RCP, que são:

> O paciente deve estar em decúbito dorsal, sobre uma superfície plana e rígida.
> Em adultos, o socorrista deve posicionar as mãos sobre a metade inferior do esterno do paciente.
> O socorrista precisa estar a 90° em relação ao tórax do paciente e com os cotovelos estendidos.
> As compressões torácicas devem gerar um afundamento do tórax de no mínimo 5 cm em adultos (mas não mais do que 6 cm).
> O ritmo das compressões deve ser de 100 a 120 por minuto.
> Minimizar a frequência e a duração das interrupções nas compressões, de forma a maximizar a quantidade de compressões por minuto.
> Evitar ventilação excessiva; em pacientes adultos ainda não intubados, realiza-se a sequência de 30 compressões para 2 ventilações, sempre; após a intubação, as compressões precisam ser feitas continuamente e devem ser realizadas 10 ventilações por minuto (uma respiração a cada 6 minutos).
> Alternar a pessoa que realiza as compressões a cada 2 minutos.
> Capnografia quantitativa com forma de onda (visar o $ETCO_2$ > 10 mmHg).
> Pressão intra-arterial: tentar melhorar a qualidade da RCP se pressão diastólica < 20 mmHg.

Quanto à desfibrilação, deve ser realizada o mais precocemente possível, ou seja, assim que o aparelho estiver disponível. É importante que, durante esse período, as compressões torácicas continuem sendo realizadas. Recomenda-se um choque bifásico (acima de 120 a 150 J – de acordo com o tipo de onda ou um choque monofásico de 360 J), seguido de RCP imediata. É desejável que o tempo entre a ocorrência da FV ou TVSP e a desfibrilação seja inferior a 3 minutos.

Dispositivos de limiar de impedância não são recomendados rotineiramente, mas podem ser utilizados, associados à RCP convencional, em ambientes com equipamento disponível e equipe capacitada.

Também não há evidências que suportem o uso dos dispositivos mecânicos de compressão torácica. Entretanto, pode ser válido em ambientes em que a qualidade da RCP esteja comprometida.

A terapia por circulação extracorpórea pode ser uma alternativa em instituições que tenham o equipamento e a equipe habilitada prontamente disponíveis; porém, também não há evidências para o uso rotineiro. Essa técnica pode ser útil enquanto se busca o tratamento de fatores reversíveis que tenham causado a PCR.

A terapia farmacológica compreende a administração de epinefrina (no mínimo 0,2 mg/kg ou 5 mg em bolo), tão logo quanto possível. A vasopressina foi recomendada anteriormente, entretanto, estudos atuais não demonstraram benefício combinada à epinefrina; por essa razão, essa droga não é mais recomendada durante a RCP. A amiodarona é recomendada nos casos de FV e TVSP refratários. A lidocaína e os betabloqueadores, embora não sejam indicados rotineiramente, podem ser iniciados após o retorno da circulação espontânea em pacientes vítimas de PCR em FV ou TVSP.

A capnografia quantitativa contínua com forma de onda é uma recomendação atual, durante a intubação e todo o processo de RCP em pacientes intubados. É a forma mais eficaz de confirmação do posicionamento da cânula endotraqueal, além de monitorar a qualidade da RCP e detectar o retorno da circulação espontânea, pela avaliação do valor do dióxido de carbono ao final da expiração ($ETCO_2$). Baixos valores de $ETCO_2$ (< 10 mmHg) estão associados com compressões torácicas ineficazes; o mesmo ocorre em casos de baixo débito cardíaco ou nova PCR; já o aumento abrupto no $ETCO_2$ pode significar o retorno da circulação espontânea.

O retorno da circulação espontânea é definido quando há pulso e pressão arterial, aumento abrupto prolongado do $ETCO_2$ (usualmente > 40 mmHg) e variabilidade espontânea na pressão arterial (monitoração invasiva).

Baixos valores de $ETCO_2$, após 20 minutos de RCP, estão associados a muito baixa probabilidade de retorno da circulação espontânea. Esse dado não deve ser avaliado de forma isolada, entretanto, pode auxiliar na tomada de decisão acerca do término dos esforços de reanimação, quando associado a outros fatores.

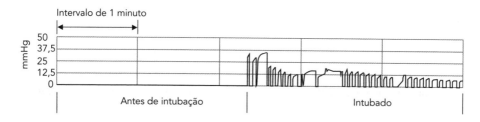

FIGURA 8 Capnografia para confirmar a colocação do tubo endotraqueal. Esta curva de capnografia mostra a pressão parcial do dióxido de carbono exalado (PETCO$_2$), em milímetros de mercúrio (mmHg), no eixo vertical, em função do tempo quando é feita uma intubação. Uma vez que o paciente esteja intubado, detecta-se o dióxido de carbono exalado, confirmando a colocação do tubo traqueal. O PETCO$_2$ varia durante o ciclo respiratório, com valores mais altos na expiração final.

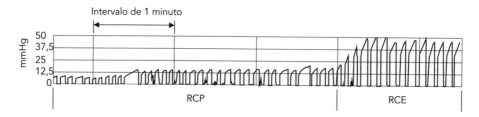

FIGURA 9 Capnografia para monitorar a eficácia dos esforços de ressuscitação. Esta segunda curva de capnografia mostra o PETCO$_2$ em milímetros de mercúrio (mmHg), no eixo vertical, em função do tempo. Este paciente está intubado e recebendo RCP. Observar que a frequência de ventilação é de aproximadamente 8 a 10 respirações por minuto. As compressões torácicas são aplicadas continuamente a uma frequência ligeiramente maior que 100/minuto, mas não são visíveis nesta curva. O PETCO$_2$ inicial é menor que 12,5 mmHg durante o primeiro minuto, indicando um fluxo sanguíneo bastante baixo. O PETCO$_2$ aumenta para um valor entre 12,5 e 25 mmHg durante o segundo e o terceiro minutos, compatível com o aumento do fluxo sanguíneo com a ressuscitação em andamento. O retorno da circulação espontânea (RCE) ocorre durante o quarto minuto. O RCE é reconhecido pelo aumento abrupto do PETCO$_2$ (visível logo após a quarta linha vertical) para mais de 40 mmHg, compatível com uma melhora substancial no fluxo sanguíneo.

CUIDADOS APÓS A REANIMAÇÃO

Após o retorno da circulação espontânea, faz-se necessário tomar uma série de medidas, a fim de otimizar a função cardiopulmonar, a perfusão de órgãos vitais e a função neurológica, além de prevenir e tratar a disfunção de múltiplos órgãos.

Angiografia coronária

Pacientes com PCR extra-hospitalar, com suspeita de etiologia cardíaca ou com supradesnivelamento do segmento ST ao eletrocardiograma, devem ser submetidos à angiografia coronária de emergência.

Controle direcionado da temperatura

O controle da temperatura é importante no tratamento de pacientes após uma PCR, com o intuito de reduzir a extensão do dano cerebral e melhorar a função neurológica. Essa técnica promove uma série de benefícios, entre eles, a redução da atividade metabólica e enzimática e do processo inflamatório.

Os resultados da proteção hipotérmica incluem profundidade, início e duração do tratamento. Existe uma correlação próxima entre a temperatura corporal, a gravidade da lesão cerebral inicial, o volume do infarto e os resultados clínicos. São fatores relevantes na aplicação da técnica:

> Temperatura-alvo: 32 a 36 °C.
> Manutenção dessa temperatura durante, no mínimo, 24 horas.
> Métodos de resfriamento: há diferentes técnicas de indução de hipotermia: manta térmica, *icepacks*, solução salina intravenosa gelada e administração gástrica de solução gelada. Há estudos que sugerem que o resfriamento pela solução intravenosa seja mais prolongado. Porém, a opção pela técnica depende dos materiais disponíveis no serviço e do médico responsável.
> Após o período de controle direcionado da temperatura, é importante evitar ativamente a febre em indivíduos comatosos.
> O resfriamento pré-hospitalar não é recomendado rotineiramente.

É importante também salientar a relevância da associação com o tratamento farmacológico, por meio de medicamentos como tiopental, fenitoína, metilprednisolona e agentes trombolíticos.

Metas hemodinâmicas após a reanimação

A correção da hipotensão é uma medida precoce após o retorno da circulação espontânea.

Eletroencefalograma

Em razão da alta incidência de quadros convulsivos após a PCR, é recomendada a realização do eletroencefalograma (EEG) para diagnóstico e monitoração (que pode ser realizada frequente ou continuamente) de pacientes que permaneçam comatosos após o retorno da circulação espontânea.

Cuidados com a ventilação

Após a reanimação, a adequada condução da ventilação mecânica é um dos fatores a determinar o desfecho clínico do paciente. Nesse contexto, dois pontos são de essencial importância: evitar a hiperoxigenação e a hiperventilação.

É necessário monitorar a saturação arterial da oxi-hemoglobina. Com base nesse dado, deve ser feita a redução da concentração de oxigênio ofertada – fração inspirada de oxigênio (FiO_2), a fim de manter a saturação acima de 94%, com o objetivo de manter a oxigenação adequada, porém evitando a hiperóxia, que é responsável por maior liberação de radicais livres.

Também é preciso adequar a ventilação, de forma a evitar a hiperventilação e a consequente vasoconstrição do SNC. Deve-se visar o volume-minuto suficiente para manter valores normais de $PaCO_2$ (35 a 45 mmHg). É desejável manter a monitoração do $ETCO_2$ e observar sua variação em relação à $PaCO_2$.

PCR EM PEDIATRIA

As diretrizes atuais são bastante semelhantes para o tratamento de adultos e crianças. Para as crianças e lactentes, as manobras de RCP devem ser iniciadas quando não houver pulso, ou quando a frequência cardíaca for inferior a 60 bpm, com sinais de hipoperfusão periférica. As particularidades do tratamento em pediatria são estas:

> ➤ Relação de 30:2 entre compressões e ventilações, caso haja um único socorrista. Caso haja dois socorristas, a relação deve ser de 15:2.

> Em crianças, o socorrista deve posicionar as mãos sobre a metade inferior do esterno do paciente ou apenas uma mão (se a criança for muito pequena) e, em bebês, posicionar dois dedos no centro do tórax, logo abaixo da linha mamilar (um socorrista) ou dois polegares no centro do tórax, logo abaixo da linha mamilar (dois socorristas).

> O desfibrilador manual é preferível em relação ao desfibrilador externo automático (DEA), mas, caso haja somente o DEA, deve ser utilizado (se possível, com um atenuador de carga pediátrico); a carga inicial recomendada é de 2 a 4 J/kg, evitando exceder 10 J/kg.

> As compressões torácicas precisam gerar um afundamento de um terço do diâmetro anteroposterior do tórax em crianças e bebês (respectivamente, cerca de 5 e 4 cm) e devem permitir o retorno à posição inicial após cada compressão.

> A verificação do pulso deve ser braquial, também por no máximo 10 segundos; caso não se sinta o pulso, iniciar as manobras.

> Crianças comatosas após uma PCR extra-hospitalar devem ser mantidas em normotermia durante 5 dias ou 2 dias de hipotermia contínua (32 a 34 °C) seguidos de 3 dias de normotermia.

ENCERRAMENTO DOS ESFORÇOS

Vários fatores devem ser considerados quando se for tomar uma decisão de cessar os esforços de reanimação. Além da aptidão técnica, as condições legais, éticas e culturais têm importância significativa, bem como as preferências do indivíduo (caso já relatadas e documentadas) ou de seus familiares ou representantes legais.

Em caso de PCR extra-hospitalar, alguns fatores direcionam a decisão de interromper os esforços de reanimação: PCR não presenciada, RCP não administrada até a chegada da equipe de socorro, ausência de retorno da circulação espontânea após esforços completos de suporte avançado de vida e nenhum choque aplicado pelo DEA. No ambiente intra-hospitalar, a decisão é tomada com base nos aspectos citados.

FATORES PROGNÓSTICOS

Com relação aos fatores prognósticos após a recuperação da circulação espontânea, as PCR em assistolia têm pior prognóstico em relação aos outros ritmos de PCR. Já em médio e longo prazos, os fatores que mais influenciam o prognóstico são a idade do paciente (quanto maior, pior o prognóstico) e o tempo de duração da PCR.

Para a avaliação de um prognóstico neurológico ruim, é preciso, no mínimo, 72 horas. Este tempo pode ser prolongado, em decorrência do uso de sedativos e/ou bloqueadores neuromusculares ou controle direcionado de temperatura.

O controle da acidose lática, da hipoventilação, da hiperventilação e a necessidade do uso de O_2 em altas concentrações podem indicar o melhor ou o pior prognóstico no pós-PCR.

Apesar de o índice de sucesso do retorno à circulação ser relativamente alto – em alguns estudos com crianças em PCR intra-hospitalar, ele chega próximo dos 70% – o índice de lesão neurológica ainda é alto.

Os pacientes com menos de 60 anos, que sofrem PCR em FV ou TVSP e são atendidos rapidamente, são os indivíduos com melhor prognóstico.

Desse modo, a necessidade dos cuidados durante e após a PCR é tão importante e merece a atenção de toda a equipe, bem como a iniciativa de novos estudos nessa área.

DOAÇÃO DE ÓRGÃOS

Todos os pacientes que evoluem para morte encefálica após uma PCR devem ser avaliados como potenciais doadores de órgãos. Já os pacientes que não apresentam retorno da circulação espontânea podem ser avaliados como potenciais doadores de rim e fígado, em serviços que façam a captação de órgãos rapidamente.

CONSIDERAÇÕES FINAIS

A PCR, maior emergência clínica, deve ser tratada de maneira rápida e eficaz. Para tanto, são feitos constantes esforços em pesquisas, a fim de se obter a forma ideal de tratamento. Por essa razão, é importante a atualização constante, por meio da mais atual publicação das diretrizes da AHA e de outros estudos acerca do tema.

O fisioterapeuta deve atuar como socorrista, por isso precisa dominar a técnica de compressão torácica, de ventilação durante a PCR e todo o processo de RCP. Cabe ao fisioterapeuta também lidar com o tratamento pós-restabelecimento da circulação espontânea, principalmente no que tange à ventilação mecânica e suas particularidades.

ESTUDOS ATUAIS

Já se sabe que a qualidade das compressões torácicas está intimamente ligada ao sucesso da RCP. Por essa razão, diversos estudos avaliam a manutenção da qualidade das compressões torácicas ao longo do tempo. É consenso que ocorre redução da eficácia das compressões na medida em que decorre o tempo gasto pelo socorrista. Isso se deve, possivelmente, à fadiga, dado que a realização das compressões pode ser comparada a uma atividade aeróbica intensa, como a corrida. Mesmo curtos períodos de compressões torácicas de má qualidade já comprometem a eficácia da RCP. Por essa razão ressalta-se a importância da troca do profissional que realiza a compressão torácica a cada 2 minutos, tanto em adultos como em crianças.

Jo et al. (2015) citam a possibilidade de RCP autolimitada pelo socorrista, ou seja, o socorrista solicita trocar quando sente que a compressão perdeu eficácia ou que esteja exausto; nesse trabalho, relata-se melhor eficácia da RCP com essa forma, em relação à alternância a cada 2 minutos. Em outro trabalho, de Nordseth et al. (2014), buscou-se o tempo ótimo de troca do socorrista que realiza a compressão e encontraram-se melhores resultados com tempos elevados, de até 6 a 8 minutos. Todavia, a maioria dos estudos ainda recomenda a alternância a cada 2 minutos.

Com relação ao posicionamento das mãos, Cha et al. (2013) avaliaram em uma pesquisa o melhor posicionamento das mãos durante a RCP e observaram que sobre o esterno próximo ao processo xifoide foi mais eficaz em relação ao posicionamento convencional.

Há os dispositivos de compressão torácica mecânica externa, que realizam tanto a compressão torácica durante a RCP quanto a descompressão ativa após cada compressão. O intuito desse artefato é garantir a compressão eficaz, bem como o retorno do tórax à posição inicial após cada compressão. Há estudos isolados que relatam melhor desempenho da RCP com tais dispositivos, mas em revisões sistemáticas realizadas por Lafuente-Lafuente e Melero-Bascones (2013) e por Brooks et al. (2014) não foram observadas evidências claras de benefícios com o dispositivo, quando comparado à RCP convencional. Vale citar o estudo de Gässler et al. (2013), que compara as duas técnicas durante o transporte com reanimação contínua, em que o dispositivo mostrou-se uma boa alternativa, por aumentar a segurança do socorrista e a do paciente e por ser menos suscetível às influências externas.

Alguns equipamentos são utilizados em treinamentos e estudos, para avaliar a profundidade da compressão torácica. Em pesquisa recente, de Kampmeier et al. (2014), observou-se melhora na profundidade das compressões em relação à diretriz anterior do Advanced Cardiovascular Life Support (ACLS). No entanto, as compressões ainda mantiveram-se em profundidade pouco inferior à estabelecida como meta (4,96 cm). É provável que novos estudos busquem alternativas para otimizar esse parâmetro.

Algumas pesquisas sugerem que a RCP direcionada pela hemodinâmica, visando a pressão de perfusão coronária superior a 20 mmHg, seja mais eficaz que a RCP direcionada pela profundidade das compressões torácicas, especialmente com relação à sobrevida de curto prazo.

Estão em desenvolvimento *softwares* para ventiladores mecânicos, com modalidades para uso em PCR. Entretanto, é necessária a realização de estudos para avaliar sua eficácia e sua segurança.

Atualmente, tem sido estudada a terapêutica hiperinvasiva para PCR, que inclui técnicas como: hipotermia pré-hospitalar, compressão torácica mecânica, suporte de vida extracorpóreo venoarterial e diagnóstico invasivo imediato. Os dados ainda não permitem tirar conclusões, mas elas parecem ser terapêuticas promissoras.

BIBLIOGRAFIA RECOMENDADA

Badaki-Makun O, Nadel F, Donoghue A, McBride M, Niles D, Seacrist T, et al. Chest compression quality over time in pediatric resuscitation. Pediatrics. 2014;131(3):797-804.

Belohlavek J, Kucera K, Jarkovsky J, Franek O, Pokorna M, Danda J, et al. Hyperinvasive approach to out-of hospital cardiac arrest using mechanical chest compression device, prehospital intra-arrest cooling, extracorporeal life support and early invasive assessment compared to standard of care. A randomized parallel groups comparative study proposal. J Translat Med. 2012;10:163-76.

Brooks SC, Hassan N, Bigham BL, Morrison LJ. Mechanical versus manual chest compressions for cardiac arrest. Cochrane Database Syst Rev. 2014;2:CD007260.

Caulfield AF, Rachabattula S, Eyngorn I, Hamilton SA, Kalimuthu R, Hsia AW, et al. A comparison of cooling techniques to treat cardiac arrest patients with hypothermia. Stroke Res Treat. 2011;2011:690506.

Cha KC, Kim YJ, Shin HJ, Cha YS, Kim H, Lee KH, et al. Optimal position for external chest compression during cardiopulmonary resuscitation: an analysis based on chest CT in patients resuscitated from cardiac arrest. Emerg Med J. 2013;30:615-9.

Friess SH, Sutton RM, Bhalala U, Maltese MR, Naim MY, Bratinov G, et al. Hemodynamic directed cardiopulmonary resuscitation improves short-term survival from ventricular fibrillation cardiac arrest. Crit Care Med. 2014;41(12):2698-704.

Gässler H, Ventzke MM, Lampl L, Helm M. Transport with ongoing resuscitation: a comparison between manual and mechanical compression. Emerg Med J. 2013;30:589-92.

Geocadin RG, Koenig MA, Jia X, Stevens RD, Peberdy MA. Management of brain injury after resuscitation from cardiac arrest. Neurol Clinics. 2008;26(2):487-ix.

Hazinski MF, Nolan JP, Aickin R, Bhanji F, Billi JE, Callaway CW, et al. 2015 International Consensus on Cardiopulmonary Ressucitation and Emergency Cardiovascular Care Science with Treatment Recommendations. Circulation. 2015;132(Suppl 1):S1-S268.

Hazinski MF, Nolan JP, Nadkarni VM, Montgomery WH, Zideman DA, Hickey RW, et al. 2010 International Consensus on Cardiopulmonary Ressucitation and Emergency Cardiovascular Care Science with Treatment Recommendations. Circulation. 2010;122(16):S250-S638.

Jo CH, Cho GC, Ahn JH, Park YS, Lee CH. Rescuer-limited cardiopulmonary resuscitation as an alternative to 2-min switched CPR in the setting of inhospital cardiac arrest: a randomised cross-over study. Emerg Med J. 2015;32(7):539-43.

Kampmeier TG, Lukas RP, Steffler C, Sauerland C, Weber TP, Aken HV, et al. Chest compression depth after change in CPR guidelines – improved but not sufficient. Resuscitation. 2014;85:503-8.

Kovic I, Lulic D, Lulic I. CPR PRO device reduces rescuer fatigue during continuous chest compression cardiopulmonary resuscitation: a randomized crossover trial using a manikin model. J Emerg Med. 2013;45(4):570-7.

Kutsogiannis DJ, Bagshaw SM, Laing B, Brindley PG. Predictors of survival after cardiac or respiratory arrest in critical care units. CMAJ. 2011;183(14):1589-95.

Lafuente-Lafuente C, Melero-Bascones M. Active chest compression decompression for cardiopulmonary resuscitation. Cochrane Database Syst Rev. 2013;9:CD002751.

Lee SH, Kim K, Lee JH, Kim T, Kang C, Park C, et al. Does the quality of chest compression deteriorate when the chest compression rate is above 120/min? Emerg Med J. 2014;31:645-8.

Li H, Zhang L, Yang Z, Huang Z, Chen B, Li Y, Yu T. Even four minutes of poor quality of CPR compromises outcome in a porcine modelo of prolonged cardiac arrest. Biomed Res Int. 2013;2013:171862.

Liu L, Yenari MA, Ding Y. Clinical application of therapeutic hypotermia in stroke. Neurol Res. 2009;31(4):331-5.

López-Herce J, del Castillo J. Post return of spontaneous circulation factors associated with mortality in pediatric in-hospital cardiac arrest: a prospective multicenter multinational observational study. Crit Care. 2014;18(6):607.

Nordseth T, Edelson DP, Bergum D, Olasveengen TM, Eftestol T, Wiseth R, et al. Optimal loop duration during the provisiono of in-hospital advanced life support (ALS) to patients with an initial non-shockable rhythm. Resuscitation. 2014;85:75-81.

Otsuka Y, Kasaoka S, Oda Y, Nakahara T, Tanaka R, Todani M, et al. Effects of uninterrupted chest compression on the rescuer's physical condition. Am J Emerg Med. 2014;32:909-12.

Pan J, Zhu JY, Kee HS, Zhang Q, Lu Yq. A review of compression, ventilation, defibrillation, drug treatment, and targeted temperature management in cardiopulmonary resuscitation. Chinese Med J (Engl). 2015;128(4):550-4.

Scapigliati A, Ristagno G, Cavaliere F. The best timing for the defibrillation in shockable cardiac arrest. Minerva Anestesiologica. 2013;79(1):92-101.

Shin HC, Tong S, Jia X, Geocadin RG, Thakor NV. Quantitative EEG and effect of hypothermia on brain recovery after cardiac arrest. IEEE Trans Biomed Eng. 2006;53(6):1016-23.

Sutton RM, Friess SH, Maltese MR, Naim MY, Bratinov G, Weiland TR, et al. Hemodynamic-directed cardiopulmonary resuscitation during in-hospital cardiac arrest. Resuscitation. 2014;85:983-6.

Wibrandt I, Norsted K, Schmidt H, Schierbeck J. Predictors for outcome among cardiac arrest patients: the importance of initial cardiac arrest rhythm versus time to return of spontaneous circulation, a retrospective cohort study. BMC Emerg Med. 2015;15:3.

Yang Z, Li H, Yu T, Chen C, Xu J, Chu Y, et al. Quality of chest compressions during compression-only CPR: a comparative analysis following the 2005 and 2010 American Heart Association guidelines. Am J Emerg Med. 2014;32:50-4.

Zhang FL, Yan L, Huang SF, Bai XJ. Correlations between quality indexes of chest compression. World J Emerg Med. 2013;4(1):54-8.

ACIDENTE VASCULAR ENCEFÁLICO 21

Carolina Trevizan
Camila Machado de Campos
Renata Henn Moura
Viviani Aparecida Lara Suassuna

INTRODUÇÃO

O acidente vascular encefálico (AVE) é definido como um déficit neurológico de instalação súbita, ou de rápida evolução, sem outra causa que não vascular. Nessa injúria, o tempo entre o início dos sintomas e o tratamento é de fundamental importância e tem grande influência sobre o prognóstico do paciente.

O AVE atinge, por ano, em todo o mundo, cerca de dezesseis milhões de pessoas, das quais seis milhões evoluem a óbito. No Brasil, são registradas, anualmente, cerca de 68 mil mortes decorrentes da doença, que é a principal causa de morte e incapacidade no país, gerando grande impacto social e econômico.

A incidência da doença cerebrovascular aumenta proporcionalmente a idade, sobretudo, após os 55 anos, quando o risco aumenta cerca de 5% a cada ano; a partir dos 80 anos, o risco aumenta para próximo de 25% a cada ano. O aparecimento da doença em pessoas mais jovens está fortemente associado a alterações genéticas. Pessoas negras e com antecedente familiar da doença têm maiores chances de desenvolvê-la.

Há dois tipos de AVE: o isquêmico e o hemorrágico. Dentre os eventos isquêmicos, temos o ataque isquêmico transitório (AIT). Dados estatísticos apontam o acidente vascular encefálico isquêmico (AVEi) como o mais comum, responsável por cerca de 80 a 85% dos casos. O acidente vascular encefálico hemorrágico (AVEh) é responsável por, aproximadamente, 15 a 20% dos casos.

ETIOLOGIA E FISIOPATOLOGIA

Acidente vascular encefálico isquêmico

O AVEi caracteriza-se por uma obstrução ao fluxo sanguíneo encefálico, o que leva à isquemia da região suprida pela artéria bloqueada. Ocorrem alterações estruturais e funcionais após o insulto isquêmico; surge, então, uma área de infarto propriamente dita (em que o dano é irreversível) e uma área secundária em que a função encontra-se comprometida, porém estruturalmente viável. A essa região dá-se o nome de zona de penumbra isquêmica, pois o fluxo sanguíneo está reduzido, mas é suficiente para manter, temporariamente, a viabilidade das células.

Os principais mecanismos do AVEi são:

> Trombose de grandes vasos: que está ligada a eventos ateroscleróticos.
> Cardioembolismo: cardiomiopatias, valvulopatias e arritmias que podem causar uma oclusão vascular por embolia; dentre essas, a mais frequente é a fibrilação atrial.
> Trombose de pequenas artérias: está relacionada a pequenos infartos profundos nos hemisférios cerebrais ou mesmo no tronco encefálico. Ocorre com mais frequência em pessoas diabéticas e hipertensas.

Ataque isquêmico transitório

O AIT é também um evento isquêmico, caracterizado por déficit neurológico agudo com reversão espontânea em menos de 24 horas (na maioria dos casos, isso ocorre em menos de uma hora), quando ocorre uma oclusão vascular transitória, com recanalização espontânea. Por ser um evento isquêmico, sua etiologia, sua fisiopatologia e seu mecanismo são semelhantes aos do AVEi.

Acidente vascular encefálico hemorrágico

A hemorragia característica do AVEh pode se apresentar de duas formas: sangramento intraparenquimatoso ou sangramento subaracnoide.

A hemorragia intraparenquimatosa (HIP) tem como principal causa a hipertensão arterial sistêmica, que leva a alterações crônicas na parede das pequenas artérias, tornando-as mais suscetíveis. O rompimento destas é o que determina o aparecimento da HIP. Os locais mais frequentes em que isso ocorre são:

> Região dos núcleos da base (principalmente ao nível do putâmen e do tálamo).
> Ponte.
> Cerebelo.
> Substância branca dos diversos lobos cerebrais (hemorragia lobar).

A hemorragia subaracnoidea (HSA) espontânea tem como principal causa a ruptura de aneurismas saculares intracranianos. Essa é uma situação gravíssima, que leva a morte em 32 a 67% dos casos.

FATORES DE RISCO

Acidente vascular encefálico isquêmico

> Aterosclerose – associada aos fatores de risco (hipertensão arterial sistêmica [HAS], tabagismo, dislipidemia, diabetes, estilo de vida sedentário).
> Distúrbios de coagulação.
> Hipotireoidismo.
> Uso de anticoncepcionais orais.
> Doença falciforme.
> Fibrilação atrial crônica.
> Artrite.
> Policitemia vera.
> Desidratação combinada com as condições citadas acima.

Acidente vascular encefálico hemorrágico

> Hipertensão.
> Malformação arteriovenosa.
> Uso de anticoagulantes.
> Abuso de drogas (cocaína, anfetaminas e álcool).

SINAIS, SINTOMAS E SEQUELAS

Acidente vascular encefálico isquêmico

Os sinais e sintomas de AVE estão relacionados com a área afetada. Os principais são: desvio de rima, afasia de compreensão e/ou expressão, confusão mental, alteração visual (diplopia ou perda de campo visual), crise convulsiva, diminuição de força e/ou sensibilidade (comumente, acomete apenas um dimídio, mas pode afetar apenas um membro ou ambos dimídios), alteração de equilíbrio e/ou coordenação, dificuldade ou incapacidade de realizar a marcha e cefaleia intensa.

Os sinais e sintomas do AVEi estão relacionados com a área em que ocorreu a isquemia. Podemos assinalar dois territórios vasculares em que os insultos isquêmicos são mais comuns, para discutir os sinais e sintomas dessa doença; são eles:

➤ Território carotídeo (relacionado com as artérias carótidas internas, com a artéria cerebral média e artéria anterior): pode ocorrer déficit motor, sensitivo, de linguagem, dificuldade na articulação das palavras, alterações visuais e outros distúrbios ligados à função nervosa superior.

➤ Território vertebrobasilar (relacionado com as artérias vertebral, basilar, cerebelares e cerebrais posteriores): pode ocorrer também déficit motor e sensitivo, alterações visuais e dificuldade na articulação das palavras. Além disso, alterações de coordenação e de nervos cranianos localizados no tronco encefálico (como, p. ex., diplopia, anisocoria, disfagia, entre outros).

O Quadro 1 demonstra a correlação entre o território vascular acometido e as possíveis sequelas.

O rebaixamento do nível de consciência não é tão comum no caso de eventos isquêmicos, ocorre com maior frequência quando o infarto acomete o tronco encefálico ou o tálamo.

Acidente vascular encefálico hemorrágico

Os sinais e sintomas da HIP também dependem da área em que ela ocorre, mas, em geral, incluem cefaleia, náuseas, vômito, hipertensão arterial, rebaixamento do nível de consciência; crises convulsivas também podem ocorrer, porém são mais frequentes nas hemorragias lobares.

QUADRO 1 Déficit neurológico de acordo com o território vascular acometido

	Território carotídeo	
Artéria oftálmica	Alteração visual monocular	
Artéria cerebral média	Déficit motor	Predomínio braquiofacial
	Déficit sensitivo	
	Afasia	Hemisfério dominante
	Negligência	Hemisfério não dominante
Artéria cerebral anterior	Déficit motor	Predomínio crural
	Déficit sensitivo	
	Sinais de frontalização	
	Território vertebrobasilar	
Artéria vertebral	Náuseas, vômitos e tonturas	
	Rebaixamento do nível de consciência	
	Alterações cerebelares	
Artéria cerebral posterior	Alterações do campo visual	
	Rebaixamento do nível de consciência	
	Déficit sensitivo	
Artéria basilar	Déficit motor	Frequentemente bilateral
	Déficit sensitivo	
	Rebaixamento do nível de consciência	
	Alterações de nervos cranianos	

Na HSA, o sintoma inicial mais frequente é a cefaleia súbita (geralmente, intensa e holocraniana). Outros sintomas incluem: náuseas, vômitos, tontura e sinais de irritação meníngea. Podem ocorrer também rebaixamento do nível de consciência (RNC), déficits motores e sensitivos, distúrbios de linguagem, alterações de nervos cranianos e crises convulsivas, bem como distúrbios autonômicos e complicações decorrentes da ruptura do aneurisma (ressangramento, vasoespasmo, hidrocefalia).

EXAMES COMPLEMENTARES

Como se pode notar, os sinais e sintomas de ambas as formas de AVE são muito parecidos e, para diferenciá-los, é essencial que seja realizado um exame de imagem. O exame de escolha é a tomografia computadorizada (TC) de crânio, por ser de baixo custo e amplamente disponível.

Uma imagem hipoatenuante aparece na TC de crânio quando a injúria sofrida é de ordem isquêmica. Nas primeiras 24 horas após o infarto, a TC pode se apresentar normal em aproximadamente 30% dos casos. Por essa razão, se faz necessário um controle evolutivo. Quando uma imagem hipoatenuante bem definida já é visualizada na TC, indica um caso em que o tratamento trombolítico já não terá tanto efeito e há maior risco de transformação hemorrágica. Apesar dessa indefinição da imagem nas primeiras horas, alguns sinais, como apagamento de sulcos e perda da diferenciação entre substâncias branca e cinzenta, já são sugestivos de eventos isquêmicos.

No caso do AVEh, a imagem é hiperatenuante; no caso da HIP, essa imagem aparece dentro do parênquima encefálico, enquanto, na HSA, a imagem ocupa as cisternas e os sulcos cerebrais.

A angiotomografia fica reservada para casos especiais, de acordo com o histórico do paciente e sua avaliação médica.

A ressonância magnética é um exame mais detalhado que a TC e permite uma melhor caracterização das lesões. Entretanto, não está disponível em todos os serviços. Na emergência, em geral, somente é realizada em pacientes elegíveis para terapia trombolítica, porém, em caso de dúvida diagnóstica, também é realizada em pacientes sem resposta após o tratamento trombolítico, pacientes com suspeita de AIT (casos em que houve reversão rápida dos déficits) e pacientes com mais de quatro horas e meia de início da sintomatologia.

O *doppler* transcraniano também é uma ferramenta útil, tanto no momento agudo, quanto para avaliar a evolução clínica e auxiliar na tomada de decisões terapêuticas. Por meio dele, é possível avaliar o grau de comprometimento da vasculatura intracraniana e da autorregulação do fluxo sanguíneo encefálico, a presença de vasoespasmo e os sinais de hipertensão intracraniana.

TRATAMENTO CLÍNICO

Acidente vascular encefálico isquêmico

O manejo inicial do AVEi depende do tempo transcorrido entre os primeiros sintomas e a chegada à unidade de emergência. Se esse tempo for menor que quatro horas e 30 minutos, a terapia trombolítica endovenosa pode ser empregada. A trombólise consiste na infusão de um medicamento que, ao mesmo tempo, tem a função de dissolver o coágulo e de ser anticoagulante e antiagregante plaquetário. Tem como objetivo a recanalização da artéria afetada com consequente reperfusão cerebral. Um tratamento com trombolíticos pode reverter completamente os sinais e sintomas do paciente, ou minimizar as sequelas. Seu sucesso está intimamente relacionado à janela de tempo em que é aplicado, ou seja, quanto mais cedo aplicado após o inicio dos sintomas, melhor.

A terapia trombolítica endovenosa é indicada para pacientes com pontuação superior a 4 na escala de AVC da National Institutes of Health (*National Institutes of Health Stroke Scale* – NIHSS, descrita mais adiante), ausência de sinais de sangramento na TC de crânio e persistência do déficit neurológico. Entretanto, é contraindicada em casos de histórico de hemorragia intracraniana, malformações arteriovenosas ou aneurismas, neoplasia intracraniana maligna, traumatismo cranioencefálico, AVEi ou infarto agudo do miocárdio há menos de três meses, suspeita de dissecção de aorta, punção liquórica há menos de sete dias, sangramento ativo, crise epilética, coagulopatia, hipertensão arterial refratária ao tratamento e cirurgia de grande porte há menos de 15 dias. A opção pela trombólise é uma decisão médica que leva em conta todas essas condições.

A terapia endovenosa, realizada na hemodinâmica, é outra opção terapêutica. Pode ser realizada entre oito a doze horas do início dos sintomas, dependendo da área acometida. Nesse procedimento, tanto pode ser feita a trombólise intra-arterial, quanto a trombectomia (retirada do coágulo). As indicações e contraindicações são semelhantes as da trombólise endovenosa, exceto pelo tempo de evolução dos sintomas.

Nos pacientes com AVEi elegíveis para terapia trombolítica é desejável que a pressão arterial sistólica (PAS) seja mantida abaixo de 185 mmHg e a pressão arterial diastólica (PAD) abaixo de 110 mmHg. Nos demais casos, PAS < 220 mmHg e PAD < 120 mmHg são o alvo. Por outro lado, também é importante evitar a hipotensão arterial, a fim de manter um bom fluxo sanguíneo na área de penumbra. Se houver instabilidade hemodinâmica, a monitorização invasiva da pressão arterial é preferível.

A abordagem cirúrgica no AVEi deve ser levada em conta precocemente, sobretudo, nos casos em que há acometimento acima de 50% da artéria cerebral média, sinais sugestivos de herniação na tomografia ou na ressonância de crânio, em pacientes com idade inferior a 60 anos e AVEi com volume superior a 145 cm^3 pela ressonância magnética.

Acidente vascular encefálico hemorrágico

O controle da hipertensão arterial é especialmente importante nos casos de AVEh, nos quais a hipertensão pode causar aumento da área de sangramento. Por isso, nesses casos, recomenda-se que a PAS seja mantida abaixo de 160 mmHg e a pressão arterial média abaixo de 130 mmHg.

Em pacientes com coagulopatia conhecida, é necessária terapia específica para correção desse distúrbio (por meio do uso da vitamina K ou de plasma fresco congelado, p. ex.).

Outra estratégia importante é o controle de temperatura, pois a hipertermia está associada à piora da hipertensão intracraniana e, por consequência, ao aumento da mortalidade. Deve-se objetivar uma temperatura central inferior a 37,5 °C. Da mesma forma, é necessário realizar o controle glicêmico, pois a hiperglicemia também tem efeito deletério sobre a lesão inicial; o objetivo é manter glicemia inferior a 140 mg/dL.

Em pacientes com hemorragias com sinais de hipertensão intracraniana, hemorragia intraventricular e pontuação inferior a nove na escala de coma de Glasgow, a monitorização da pressão intracraniana (PIC) deve ser levada em consideração. A meta do tratamento é semelhante aos casos de traumatismo cranioencefálico e visa pressão de perfusão cerebral (PPC) < 60-70 mmHg e PIC < 20-25 mmHg.

É preciso atentar também para as profilaxias de trombose venosa profunda, de úlcera gástrica e de crises epiléticas.

De forma geral, nos casos de AVEh, o tratamento cirúrgico é indicado quando há sinais de hipertensão intracraniana e hidrocefalia, porém o neurocirurgião realiza uma avaliação específica para determinar que pacientes se beneficiam dessa opção terapêutica.

Papel da fisioterapia

O fisioterapeuta de emergência deve estar presente desde o momento da avaliação inicial e atuar no adequado posicionamento, na garantia de perviabilidade das vias aéreas e na segurança no transporte.

A anamnese deve abordar a história clínica, os antecedentes pessoais e os fatores de risco, além do horário de início dos sintomas. Ao mesmo tempo em que se colhem as informações, o paciente já deve ser monitorizado: monitorização cardíaca, aferição da pressão arterial e da temperatura, oximetria de pulso e estabilização cervical (em casos de trauma suspeito ou confirmado).

Para o exame neurológico específico, há várias escalas que podem ser utilizadas. Aqui, optamos pela exemplificação por meio da escala de coma de Glasgow e da escala de AVC da National Institutes of Health, ambas de fácil acesso e amplamente utilizadas nos serviços de emergência.

A NIHSS é utilizada tanto para avaliação da gravidade da lesão como para o acompanhamento de sua evolução e recomenda-se que seja aplicada a cada seis horas.

É preciso realizar uma avaliação rápida e eficaz da motricidade e da sensibilidade, além da funcionalidade, que irão direcionar o diagnóstico fisioterapêutico e o plano terapêutico a ser seguido.

QUADRO 2 Escala neurológica NIHSS (National Institutes of Health Stroke Scale), em que escore zero significa sem sintomas de AVC, 1-4 AVC leve, 5-15 moderado, 16-20 de moderado a grave e 21-42 grave

Escala de Coma de Glasgow	
Abertura dos olhos	
Abre espontaneamente	4
Abre somente mediante estímulos verbais	3
Abre somente em resposta a dor	2
Nunca abre	1
Melhor resposta verbal	
Orientado e conversando	5
Conversa, mas desorientado, confuso	4
Usa palavras inapropriadas	3
Emite sons incompreensíveis	2
Nenhuma resposta verbal	1
Melhor resposta motora	
Obedece a comandos	6
Localiza a dor	5
Exibe retração por flexão	4
Rigidez de descorticação	3
Rigidez de descerebração	2
Nenhuma resposta motora	1

Adaptada de http://www.nihstrokescale.org/Portuguese/2_NIHSS-portugu%C3%AAs-site.pdf

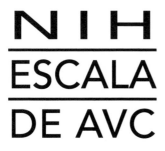

Instruções de pontuação

Execute os itens da escala de AVC pela ordem correta. Registe sua avaliação em cada categoria após cada exame da subescala. Não volte para alterar pontuações. Siga as instruções fornecidas para cada uma das técnicas de exame. As pontuações devem refletir o que o paciente consegue fazer e não aquilo que o clínico pensa que ele seja capaz de fazer. Deve registrar as respostas enquanto administra a escala e fazê-lo de forma célere. Exceto quando indicado, o doente não deve ser encorajado (i.e., várias tentativas para que o doente faça um esforço especial).

Instruções	Definição da escala	Pontuação
1a. Nível de consciência (NDC): O examinador deve escolher uma resposta, mesmo que a avaliação completa seja prejudicada por obstáculos como curativo ou tubo orotraqueal, barreiras de linguagem ou traumatismo. Um 3 é dado apenas se o paciente não fizer nenhum movimento em resposta à estimulação dolorosa, para além de respostas reflexas.	0 = acordado; responde corretamente. 1 = sonolento, mas acorda com um pequeno estímulo, obedece, responde ou reage. 2 = estuporoso; acorda com estímulo forte, requer estimulação repetida ou dolorosa para realizar movimentos (não estereotipados). 3 = comatoso; apenas respostas reflexas motoras ou autonômicas, ou sem qualquer tipo de resposta.	_____
1b. Questões sobre NDC: O paciente é questionado sobre o mês e idade. A resposta deve ser correta – não se valorizam respostas aproximadas. Pacientes com afasia ou estupor que não compreendam as perguntas recebem 2. Pacientes incapazes de falar por tubo ou traumatismo orotraqueal, disartria grave de qualquer causa, barreiras de linguagem ou qualquer outro problema não secundário a afasia receberão 1. É importante considerar apenas a resposta inicial e que o examinador não "ajude" o paciente com dicas verbais ou não verbais.	0 = responde a ambas as questões corretamente. 1 = responde a uma questão corretamente. 2 = não responde a nenhuma questão corretamente.	_____

1c. Ordens para NDC: O paciente é solicitado a abrir e fechar os olhos e depois abrir e fechar a mão não parética. Substitua por outro comando de um único passo se as mãos não puderem ser utilizadas. Deve-se valorizar uma tentativa inequívoca, ainda que não completada por causa da fraqueza muscular. Se o paciente não responde à ordem, a tarefa deve ser demonstrada usando gestos e o resultado registrado. Aos pacientes com trauma, amputação ou outro impedimento físico devem ser dadas ordens simples adequadas. Pontue só a primeira tentativa.	0 = realiza ambas as tarefas corretamente. 1 = realiza uma tarefa corretamente. 2 = não realiza nenhuma tarefa corretamente.	_____
2. Melhor olhar conjugado: Teste apenas os movimentos oculares horizontais. Os movimentos oculares voluntários ou reflexos (oculocefálicos) são pontuados, mas a prova calórica não é avaliada. Se o paciente tem um desvio conjugado do olhar, que é revertido pela atividade voluntária ou reflexa, a pontuação será 1. Se o paciente tem uma paresia de nervo periférico isolada (NC III, IV ou VI), pontue 1. O olhar é testado em todos os pacientes afásicos. Os pacientes com trauma ou curativo ocular, cegueira preexistente ou outro distúrbio de acuidade ou campo visual devem ser testados com movimentos reflexos e a escolha feita pelo examinador. Estabelecer contato visual e mover-se perto do paciente de um lado para outro pode esclarecer a presença de paralisia do olhar conjugado.	0 = normal. 1 = paralisia parcial do olhar conjugado. Esta pontuação é dada quando o olhar é anormal em um ou ambos os olhos, mas não há desvio forçado ou paresia total do olhar conjugado. 2 = desvio forçado ou paresia total do olhar conjugado não revertidos pela manobra oculocefálica.	_____
3. Campos visuais: Os campos visuais (quadrantes superiores e inferiores) são testados por confrontação, utilizando contagem de dedos ou ameaça visual, conforme apropriado. O paciente pode ser encorajado, mas basta identificar olhando para o lado em que mexem os dedos para ser considerado como normal. Se houver cegueira unilateral ou enucleação, os campos visuais no olho restante são avaliados. Pontue 1	0 = sem déficits campimétricos. 1 = hemianopsia parcial. 2 = hemianopsia completa. 3 = hemianopsia bilateral (cego, incluindo cegueira cortical).	

apenas se houver uma assimetria clara, incluindo quadrantanópsia. Se o paciente é cego por qualquer causa, pontue 3. A estimulação dupla simultânea é realizada neste momento. Se houver extinção, o paciente recebe 1 e os resultados são usados para responder a questão 11.	
4. Paresia facial: Pergunte ou use gestos para encorajar o paciente a mostrar os dentes ou levantar as sobrancelhas e fechar com força os olhos. Pontue a simetria da contração facial em resposta ao estímulo doloroso nos pacientes pouco responsivos ou que não compreendem. Na presença de traumatismo, tubo orotraqueal, adesivos ou outra barreira física que possam esconder a face, estes devem ser removidos, tanto quanto possível.	0 = movimentos normais simétricos. 1 = paralisia facial minor (apagamento de prega nasolabial, assimetria no sorriso). 2 = paralisia facial central evidente (paralisia facial inferior total ou quase total). 3 = paralisia facial completa (ausência de movimentos faciais das regiões superior e inferior de um lado da face).
5. Membros superiores: O braço é colocado na posição apropriada (extensão dos braços, palmas para baixo, a 90° se sentado ou a 45° se posição supina). Pontue a queda do braço quando esta ocorre antes de 10 segundos. O paciente afásico é encorajado por meio de firmeza na voz ou gestos, mas não com estimulação dolorosa. Cada membro é testado isoladamente, começando no braço não parético. Apenas no caso de amputação ou anquilose do ombro o item poderá ser considerado como não testável (NT), e uma explicação deve ser escrita fundamentando essa escolha.	0 = sem queda; mantém o braço a 90° (ou 45°) por um período de 10 segundos. 1 = queda parcial antes de completar o período de 10 segundos; não chega a tocar na cama ou em outro suporte. 2 = algum esforço contra a gravidade; o braço acaba por cair na cama ou em outro suporte antes dos 10 segundos, mas não de forma imediata. 3 = nenhum esforço contra a gravidade; o braço cai logo; pousado, o membro faz algum movimento. 4 = nenhum movimento. NT = amputação ou anquilose, explique: _____ 5a. membro superior esquerdo 5b. membro superior direito

6. Membros inferiores: A perna é colocada na posição apropriada: extensão a 30°. Teste sempre na posição supina. Pontue a queda da perna quando ocorre antes de 5 segundos. O paciente afásico é encorajado por meio de firmeza na voz ou gestos, mas não com estimulação dolorosa. Cada membro é testado isoladamente, começando na perna não parética. Apenas no caso de amputação ou anquilose da anca o item poderá ser considerado como NT, e uma explicação deve ser escrita fundamentando essa escolha.	0 = sem queda; mantém a perna a 30° por um período de 5 segundos. 1 = queda parcial antes de completar o período de 5 segundos; não chega a tocar na cama ou em outro suporte. 2 = algum esforço contra a gravidade; a perna acaba por cair na cama ou em outro suporte antes dos 5 segundos, mas não de forma imediata. 3 = nenhum esforço contra a gravidade; a perna cai logo; pousado, o membro faz algum movimento. 4 = nenhum movimento. NT = amputação ou anquilose, explique: _____ 5a. membro inferior esquerdo 5b. membro inferior direito	_____
7. Ataxia de membros: Esse item procura evidência de lesão cerebelosa unilateral. Teste com os olhos abertos. No caso de déficit de campo visual, assegure-se que o teste é feito no campo visual intato. Os testes dedo-nariz e calcanhar-joelho são realizados em ambos os lados e a ataxia é valorizada, apenas, se for desproporcional em relação à fraqueza muscular. A ataxia é considerada ausente no doente com perturbação da compreensão ou plégico. Apenas no caso de amputação ou anquilose o item pode ser considerado como NT e uma explicação deve ser escrita fundamentando essa escolha. No caso de cegueira, peça para tocar com o dedo no nariz a partir da posição de braço estendido.	0 = ausente. 1 = presente em 1 membro. 2 = presente em 2 membros. NT = amputação ou anquilose, explique: _____	_____

8. Sensibilidade: Avalie a sensibilidade ou mímica facial à picada de alfinete ou a resposta de retirada ao estímulo doloroso em paciente obnubilado ou afásico. Só a perda de sensibilidade atribuída ao AVC é pontuada. Teste tantas as partes do corpo – membros superiores (exceto mãos), inferiores (exceto pés), tronco e face – quantas necessárias para avaliar com precisão uma perda hemissensitiva. Pontue com 2 só se uma perda grave ou total da sensibilidade puder ser claramente demonstrada. Desse modo, doentes estuporosos ou afásicos irão ser pontuados possivelmente com 1 ou 0. O doente com AVC do tronco cerebral com perda de sensibilidade bilateral é pontuado com 2. Se o paciente não responde e está quadriplégico, pontue 2. Pacientes em coma (item 1a=3) são pontuados arbitrariamente com 2 nesse item.	0 = normal; sem perda de sensibilidade. 1 = perda de sensibilidade leve a moderada; o doente sente menos a picada ou há uma perda da sensibilidade dolorosa à picada, mas o paciente sente ao tocar. 2 = perda da sensibilidade grave ou total; o paciente não sente que está sendo tocado.
9. Melhor linguagem: Durante a pontuação dos itens precedentes obterá muita informação acerca da capacidade de compreensão. Pede-se ao doente para descrever o que está acontecendo na imagem em anexo, para nomear objetos num cartão de nomeação anexo e para ler uma lista de frases em anexo. A compreensão é julgada a partir dessas respostas, assim como as referentes às ordens dadas no exame neurológico geral precedente. Se a perda visual interferir com os testes, peça ao doente para identificar objetos colocados na mão, repetir frases e produzir discurso. O paciente intubado deve escrever as respostas. O doente em coma (1a=3) será pontuado arbitrariamente com 3. O examinador deve escolher a pontuação no doente com estupor ou pouco colaborante, mas a pontuação de 3 está reservada a doentes em mutismo e que não cumpram nenhuma ordem simples.	0 = sem afasia; normal. 1 = afasia leve a moderada; perda óbvia de alguma fluência ou dificuldade de compreensão, sem limitação significativa das ideias expressas ou formas de expressão. Contudo, o discurso e/ou compreensão reduzidos dificultam ou impossibilitam a conversação sobre o material fornecido. Por exemplo, na conversa sobre o material fornecido, o examinador consegue identificar figuras ou itens da lista de nomeação a partir da resposta do paciente. 2 = afasia grave; toda a comunicação é feita por meio de expressões fragmentadas; necessidade de interferência, questionamento e adivinhação por parte do examinador. A quantidade de informação que pode ser trocada é limitada; o examinador assume a maior parte da comunicação; o examinador não consegue identificar itens do material fornecido a partir da resposta do paciente.

	3 = mutismo, afasia global; sem discurso ou compreensão verbal minimamente úteis.
10. Disartria: Se acreditar que o doente consegue, pede-se para ler ou repetir as palavras da lista anexa. Se o paciente tem afasia grave, a clareza da articulação da fala espontânea pode ser pontuada. Esse item é considerado não testável (NT) apenas se o doente estiver intubado ou tiver outras barreiras físicas que impeçam o discurso. Não diga ao paciente a razão pela qual está sendo testado.	0 = normal. 1 = disartria leve a moderada; doente com voz arrastada pelo menos em algumas palavras e, na pior das hipóteses, pode ser entendido com alguma dificuldade. 2 = disartria grave; voz do doente é tão arrastada que chega a ser ininteligível, na ausência ou desproporcionalmente a disfasia, ou tem mutismo ou anartria. NT = intubado ou outra barreira física; explique _____
11. Extinção e desatenção, antiga negligência. A informação suficiente para a identificação de negligência pode ter sido obtida durante os testes anteriores. Se o doente tem perda visual grave, que impede o teste da estimulação visual dupla simultânea, e os estímulos cutâneos são normais, a pontuação é normal. Se o doente tem afasia, mas parece identificar ambos os lados, é pontuado como normal. A presença de negligência visuoespacial ou anosagnosia contribui também para a evidência de anormalidade. Como a anormalidade só é pontuada se presente, o item nunca é considerado não testável.	0 = nenhuma anormalidade. 1 = desatenção visual, tátil, auditiva, espacial ou pessoal, ou extinção à estimulação simultânea em uma das modalidades sensoriais. 2 = profunda hemidesatenção ou hemidesatenção para mais de uma modalidade; não reconhece a própria mão e se orienta apenas para um lado do espaço.

21 ACIDENTE VASCULAR ENCEFÁLICO

> Você sabe como fazer.
>
> Descida à Terra.
>
> Cheguei em casa do trabalho.
>
> Perto da mesa, na sala de jantar.
>
> Eles ouviram-no falar na rádio,
> na noite passada.

Avaliação da linguagem por meio da leitura de frases, referente ao item 9 da escala NIH.

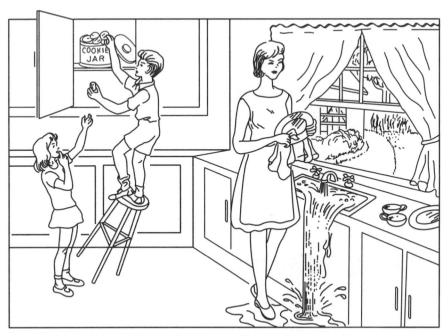

Avaliação da linguagem pela descrição da cena demonstrada na imagem, referente ao item 9 da escala NIH.

375

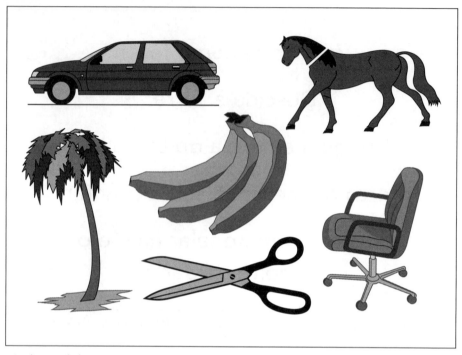

Avaliação da linguagem por nomeação de objetos, referente ao item 9 da escala NIH.

> Mamãe
>
> Tic-tac
>
> Paralelo
>
> Obrigado
>
> Estrada-de-ferro
>
> Jogador de futebol

Avaliação da disartria, referente ao item 10 da escala NIH.

Com relação à monitorização respiratória, se houver sinais de hipoxemia, buscar e tratar a causa (aspiração, obstrução de vias aéreas, edema pulmonar etc), e ofertar oxigênio para que a saturação periférica seja superior a 92%. A aspiração endotraqueal é indicada em casos de hipersecreção pulmonar ou aspiração de conteúdo gástrico ou salivar (é importante atentar para a possibilidade de agitação e consequente aumento da pressão arterial, para realizar o procedimento no melhor momento e da forma mais segura). A aspiração nasotraqueal está contraindicada até 48 horas após a trombólise Em casos de pontuação inferior a 8 na escala de coma de Glasgow, ausência de proteção de vias aéreas ou sinais de lesão em tronco encefálico, deve-se considerar intubação endotraqueal precoce para proteção de vias aéreas.

Durante a intubação orotraqueal, além dos cuidados já citados no capítulo sobre ventilação mecânica, é importante evitar elevação excessiva da PIC e queda abrupta da pressão arterial, pois, em qualquer um dos casos, ocorre queda da PPC e há possibilidade de graves lesões secundárias. Diversas estratégias podem ser adotadas nesse momento, entre elas: oferta de oxigênio a 100% por cinco minutos antes do procedimento, deixar todos os materiais preparados (dispositivo máscara-bolsa-reservatório, material para aspiração e intubação, cânula orotraqueal, ventilador mecânico); o médico já solicita ao enfermeiro as drogas de escolha para utilizar durante o procedimento (a opção é sempre por drogas que tenham baixa repercussão hemodinâmica). A propedêutica de via aérea difícil também deve ser realizada previamente e, antecipando a possibilidade de uma via aérea difícil, se faz necessário preparar os materiais de suporte existentes no serviço (máscara laríngea, videolaringoscópio, broncoscopia etc). Os procedimentos pós-intubação são os mesmos descritos no capítulo sobre ventilação mecânica, ressaltando a importância de monitorização também com capnografia/capnometria.

Quanto à ventilação, pacientes com sinais de hipertensão intracraniana podem ser normoventilados ou submetidos a hiperventilação leve (pressão arterial de gás carbônico – $PaCO_2$ – de 30 a 35 mmHg), de acordo com a resposta a essas estratégias.

O uso da ventilação não invasiva nesse grupo de pacientes deve ser avaliado com especial cuidado. É preciso atentar para as contraindicações, como rebaixamento do nível de consciência, hipersecreção e ausência de proteção de vias aéreas, frequentemente presentes nesse grupo de pacientes.

O posicionamento do paciente com AVE é de fundamental importância para a prevenção de lesões secundárias. Deve ser mantida a elevação da cabeceira em 30°, a cabeça em posição neutra de flexoextensão, lateralização e inclinação (devem ser usados coxins para manter esse bom posicionamento) e posição neutra de membros.

A atuação do fisioterapeuta, desde a admissão do paciente no setor de emergência, colabora para um tratamento ótimo, para a prevenção de lesões secundárias e para a minimização de sequelas.

BIBLIOGRAFIA RECOMENDADA

Barros JEF. Doença encefalovascular. In: Nitrini R, Bacheschi LA. A neurologia que todo médico deve saber. São Paulo: Atheneu, 2008. p.171-88.

Brazzelli M, Sandercock PA, Chappell FM, Celani MG, Righetti E, Arestis N, et al. Magnetic resonance imaging versus computed tomography for detection of acute vascular lesions in patients presenting with stroke symptoms. Cochrane Database Syst Rev. 2009;(4):CD007424.

Campbell WW. DeJong: o exame neurológico. Rio de Janeiro: Guanabara Koogan, 2007.

Dragosavac D, Terzi RGG. Insuficiência respiratória em neuroemergências. In: Cruz J. Neuroemergências. São Paulo: Atheneu, 2005. p.35-46.

Evaristo EF. Acidente vascular cerebral. In: Martins HS, Brandão Neto RA, Scalabrini Neto A, Velasco IT (editores). Emergências clínicas: abordagem prática. 7. ed. Barueri: Manole, 2012. p. 746-62.

Guyton AC, Hall JE. Tratado de fisiologia médica. 12. ed. Rio de Janeiro: Elsevier, 2011. p.785-92.

Hospital Israelita Albert Einstein. Diretrizes assistenciais: acidente vascular cerebral. 2013. Disponível em: http://medsv1.einstein.br/diretrizes/neurologia/AVC.pdf.

Jauch EC, Saver JL, Adams HP Jr, Bruno A, Connors JJ, Demaerschalk BM, et al. Guidelines for the early management of patients with acute ischemic stroke: a guideline for healthcare professionals from the American Heart Association/American Stroke Association. Stroke. 2013;44(3):870-947.

Kwan J, Sandercock P. In-hospital care pathways for stroke. Cochrane Database Syst Rev. 2004;(4):CD002924.

Mutarelli EG, Coelho FF, Haddad MS. Propedêutica neurológica: do sintoma ao diagnóstico. São Paulo: Sarvier, 2000.

Stroke Unit Trialists' Collaboration. Organised inpatient (stroke unit) care for stroke. Cochrane Database Syst Rev. 2013;9:CD000197.

Turner-Stokes L, Disler PB, Nair A, Wade DT. Multi-disciplinary rehabilitation for acquired brain injury in adults of working age. Cochrane Database Syst Rev. 2005;(3):CD004170.

Wardlaw JM, Murray V, Berge E, Del Zoppo GJ. Thrombolysis for acute ischaemic stroke. Cochrane Database Syst Rev. 2014;7:CD000213.

22 TRAUMATISMO CRANIOENCEFÁLICO

Felipe Marx

INTRODUÇÃO

Nas últimas décadas, observou-se o aumento crescente do número de vítimas de trauma no mundo. Estudos recentes demonstram que, especialmente em acidentes automobilísticos e violência, os traumas crescem exponencialmente, ultrapassando a marca de 50% dos casos atendidos nos serviços médicos de urgência em todo o mundo, segundo a Organização Mundial da Saúde (OMS). Esses dados demonstram claramente a necessidade de formar e capacitar profissionais aptos ao atendimento de urgência e emergência a essas vítimas.

A morte decorrente de trauma é um grande problema de saúde no mundo. Independentemente do nível de desenvolvimento econômico e social, o trauma sempre aparece entre as cinco principais causas de morte em qualquer país.

Sabe-se que conhecimentos técnicos e científicos sobre a biomecânica do trauma, a fisiologia respiratória, a cinesiologia, a biomecânica do movimento humano, a biomecânica das fraturas e a evolução clínica do trauma são de extrema importância para o atendimento de emergência ao paciente politraumatizado. Pode-se, então, concluir que a presença de profissionais especialista em biomecânica, cinesiologia e fisiologia respiratória é indispensável a esse serviço.

São atribuições do fisioterapeuta: oferecer ao paciente um posicionamento adequado mantendo as áreas lesadas protegidas, promovendo conforto durante a avaliação, a mobilização, e o transporte, os exames radiológicos e a permanência no ambiente hospitalar.

Os traumas mecânicos são a quarta maior causa de morte nos Estados Unidos e a principal causa de óbito entre 1 e 45 anos de idade, sendo o traumatismo cranioencefálico (TCE) responsável por cerca de 40% desses óbitos e pela maioria das mortes precoces em traumatizados graves. As evidências de traumas que envolvem TCE e o risco de morte em pacientes politraumatizados são muito claras. Estudos mostram que, em vítimas de trauma grave não penetrante com TCE, a mortalidade varia perto dos 30%, enquanto em vítimas de trauma grave não penetrante sem TCE, a mortalidade é de menos de 1%. Um estudo multicêntrico com 49.143 pacientes, em 95 centros de trauma, mostrou que a mortalidade em pacientes com trauma grave com TCE foi de 60,4% e naqueles com lesões extracranianas foi de 39,6%.

Embora o trauma já seja tratado como uma doença mundial e tenha características semelhantes entre os países desenvolvidos, no Brasil não existem estudos epidemiológicos suficientes, tornando as estatísticas sobre TCE pobres e difíceis de serem avaliadas, uma vez que os traumas leves e moderados não costumam ser notificados. Mesmo assim, no Hospital das Clínicas da Faculdade de Medicina da Universidade de São Paulo (HC-FMUSP), por exemplo, em um período de oito meses (outubro de 1995 a maio de 1996) foram atendidas 6.125 vítimas de TCE. Desse número, 1.054 necessitaram de hospitalização, 320 de intervenções neurocirúrgicas e 89 foram a óbito.

Entre as principais causa de TCE podem ser citados os acidentes que envolvem veículos automotores (inclusive atropelamentos), as agressões físicas, quedas, lesões por arma de fogo, entre outras menos frequentes.

COMO ACONTECEU O TRAUMA

O tratamento clínico dessa, como de qualquer lesão traumática, se inicia na avaliação da cena que gerou o trauma. O exame da cena e a história do trauma muitas vezes são confusos e incompletos, em razão, especialmente, da falta de conhecimento por parte do paciente sobre o que ocorreu ou, até mesmo, a falta de consciência da vítima, que pode estar inconsciente ou confusa. Assim, a presença de acompanhantes ou testemunhas pode ser de grande valia, do mesmo modo que a análise da cena pela autoridade de socorro (como o corpo de bombeiros, socorristas do SAMU, policiais, etc).

Informações sobre o mecanismo do trauma, velocidade de impacto (alta, média ou baixa intensidade) e tempo decorrido desde a lesão são dados importantes a investigar. Em acidentes envolvendo motocicletas, o estado do capacete, por exemplo, pode indicar o grau da lesão (Figura 1).

É preciso sempre lembrar que o corpo em movimento sofre com as leis de conservação de energia e cinética (conhecidas como leis de Isaac Newton: inércia, princípio fundamental da mecânica, ação e reação). As condições do veículo após o impacto (conhecidas como estado do para-brisa, volante, bancos, painel, cintos de segurança e barra de direção) também podem dar uma boa ideia do mecanismo de lesão. Em acidentes com veículos, a velocidade da via e o estado de deformação, informada pela autoridade competente, além do tipo de veículo, podem também dar uma ideia da gravidade do trauma.

Lembrando que não só os veículos automotores são responsáveis pelos traumas e, em caso de quedas, faz-se importante interrogar sobre a posição de impacto com o solo e a altura envolvida (quedas de altura superior a 5 metros estão associadas a lesões de vértebras lombares em 20% dos casos). A interrogação sobre a cena e a história do trauma permitem avaliar a cinética do trauma e suspeitar da presença de lesão raquimedular, mesmo na ausência de sintomas, além das demais lesões associadas, como fraturas de membros, lesões de órgãos internos (fígado, pulmões e baço), e lesões que geram sintomas tardios, como hemorragias venosas de baixo fluxo, por exemplo (Figura 2).

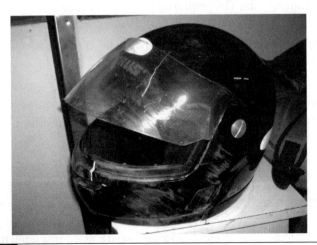

FIGURA 1 Capacete com sinais de impacto na lateral e rachadura, o que indica impacto de grande energia contra o solo.
Foto cedida por Felipe Marx.

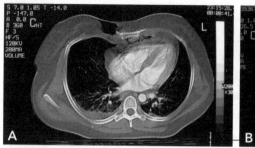 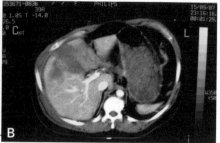

FIGURA 2 Múltiplas lesões de órgãos após trauma grave em via de trânsito de alta velocidade (sexo feminino, 39 anos, impacto de automóvel *versus* poste com velocidade calculada de 90 km/h). (A) Fratura de costelas, desarticulação costela/esterno, pneumotórax, hemotórax, contusão pulmonar, pneumocárdio, hemopericárdio. (B) Fratura de costela (tórax instável), lesão do fígado, ruptura de baço.
Fotos cedidas por Felipe Marx.

PROTOCOLOS DE ATENDIMENTO

Independentemente do nível e da gravidade aparente do trauma, todo atendimento de emergência deve seguir os mesmos protocolos.

O exame físico e o tratamento inicial no local do acidente são compreendidos pelo acrônimo ABCDE primário, descrito a seguir:

> A (do inglês *airway*) – manutenção das vias aéreas, com estabilização da coluna vertebral.
> B (do inglês *breathing*) – ventilação/respiração.
> C (do inglês *circulation*) – circulação e controle de hemorragias.
> D (do inglês *disability*) – déficit neurológico (medido pela escala de Glasgow).
> E (do inglês *expose*) – exposição e ambiente.

A – Manutenção de vias aéreas com proteção da coluna vertebral

A avaliação das vias aéreas é prioritária para assegurar a permeabilidade. Recomenda-se o levantamento do queixo e/ou a anteriorização da mandíbula para liberação das vias aéreas superiores.

Algumas vezes, é necessária a instalação de uma sonda endotraqueal (intubação) feita por um profissional capacitado e legalmente habilitado para esse procedimento, que não é o caso do fisioterapeuta. Conectar a ventilação mecânica com um suporte de oxigênio a 100% de fração inspirada também é muito comum.

A decisão de instalar a sonda endotraqueal é determinada por achados clínicos, como: apneia; impossibilidade de manter uma via aérea permeável por outros métodos; proteção das vias aéreas inferiores contra aspiração de sangue ou vômito; ou ainda, em caso de queimaduras ou outros fatores que gerem edema de vias aéreas, TCE com rebaixamento do nível de consciência e incapacidade de manter a oxigenação adequada com o uso de máscara.

A hipoxemia é uma condição frequente em pacientes que sofreram TCE, e a relevância clínica deve ser considerada, pois aumenta consideravelmente a morbimortalidade. Assim, a mensuração da SpO_2 e a gasometria arterial devem ser realizadas para avaliação contínua da oximetria (esses procedimentos já são realizados no meio intra-hospitalar, quando a avaliação do *advanced trauma life support* (ATLS) é realizada de forma completa). Desde a década de 1970, diversos estudos vêm mostrando que 20 a 30% das vítimas de trauma grave apresentam hipoxemia (PaO_2 < 65 mmHg) na sala de emergência.

As possíveis causas da hipoxemia em pacientes que sofreram TCE são diversas, entretanto, as mais comuns (prolapso da língua, secreções ou sangue) podem ser evitadas por manobras de posicionamento da cervical e o cuidado com a abertura das vias aéreas. Deve-se lembrar, entretanto, que a obstrução das vias aéreas, nesses casos, não é um evento isolado e agudo, devendo o fisioterapeuta avaliar periodicamente o paciente.

É papel importante do fisioterapeuta manter a estabilidade da coluna vertebral e dos membros durante todo transporte, além da mobilização e/ou imobilização da vítima, cercando-a de todos os cuidados de manipulação para o paciente crítico e das manobras de posicionamento, e dos cuidados de ventilação mecânica específicos para cada caso.

B – Ventilação/respiração

É necessário lembrar que a permeabilidade das vias aéreas não significa, necessariamente, uma ventilação adequada.

Após a abertura e os cuidados específicos com as vias aéreas e a estabilização da coluna vertebral, pode haver a necessidade de ventilar a vítima e garantir a troca gasosa eficiente. Para tanto, a ventilação pulmonar e oxigenação são importantes. Deve-se checar e reavaliar periodicamente a posição da sonda endotraqueal, a expansão e a ausculta do tórax e a evolução da ventilação com o passar do tempo. TCE são, normalmente, decorrentes de traumas de grande energia cinética e, portanto, não é incomum virem acompanhados de lesões associadas ao tórax, por exemplo.

C – Circulação com controle de hemorragias

Hemorragias externas são facilmente identificáveis e podem ser controladas com pressão leve sobre os ferimentos. Porém, dependendo do tipo de trauma, a pressão pode não ser indicada.

No caso de fraturas aparentes em membros, ou mesmo traumatismos de grande energia na região do crânio, a compressão das fraturas pode causar deslocamentos ósseos que comprimirão estruturas nobres, como meninges ou encéfalo. Não são incomuns fraturas de face gerarem fístulas e "aberturas" que fariam com que uma sonda nasotraqueal atingisse estruturas mais nobres, como o liquor, o encéfalo ou o nervo ótico. Portanto, é necessário muito cuidado e critério em casos em que há suspeita dessas lesões (Figura 3).

Deve-se atentar também para os sinais precoces de hemorragia interna e monitorar periodicamente sinais como frequência cardíaca (FC), pressão arterial (PA), SpO_2, pulso arterial periférico, temperatura e alterações do nível de

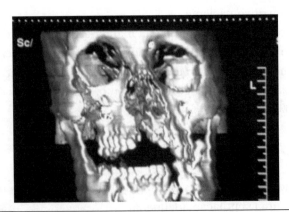

FIGURA 3 TCE com trauma de face e fístula em acidente automobilístico de alta energia (sexo masculino, aproximadamente 26 anos).

Foto cedida por Felipe Marx.

consciência ou confusão mental (que podem preceder um choque hipovolêmico ou um tamponamento cardíaco).

D – Déficit neurológico (incapacidade)

Deve-se realizar uma avaliação neurológica sucinta. Avaliar o nível de consciência (a escala de coma de Glasgow é o padrão no atendimento pré-hospitalar e hospitalar emergencial), reflexo fotomotor e diâmetro pupilar, breve avaliação sensitiva (tato protopático) e motora voluntária apendicular. É importante repetir esses testes para entender a evolução do quadro geral do paciente em cada momento do atendimento.

E – Exposição e ambiente

Deve-se despir o paciente e retirar adornos que possam prejudicar a avaliação e o tratamento. A avaliação é sempre realizada no sentido craniocaudal, sendo: cabeça e pescoço, tronco (tórax e abdome), membros inferiores (MMII), membros superiores (MMSS) e dorso. Virar o paciente para avaliação é uma manobra delicada que testa os conhecimentos de cinesiologia e todo o estudo do movimento que é parte integrante da grade curricular do fisioterapeuta. Essa mobilização deve ser feita "em bloco", com os comandos do responsável pelo movimento da cabeça e do pescoço sempre sincronizado com o mobilizador do tronco, cintura pélvica e MMII. Essas mobilizações devem ser treinadas à exaustão (Figuras 4-6).

A avaliação sucinta, empregada no atendimento pré-hospitalar, pode produzir uma falsa ideia de que, na ausência de sintomas sensitivos ou motores latentes, a vítima não teve lesão medular espinhal, ou não corre risco de lesão ou, ainda, que não haja lesão encefálica importante. Porém, até que exames complementares certifiquem a ausência de lesões, todos os cuidados devem ser tomados, em especial nas primeiras 72 horas e nos 3 meses seguintes, quando a observação relativa ao aparecimento de sintomas neurológicos deve ser constante.

CONTROLE DE DANOS

Após o atendimento emergencial primário e as medidas auxiliares é realizado o exame secundário, a reavaliação e o tratamento definitivo. Nem sempre

FISIOTERAPIA EM EMERGÊNCIA SEÇÃO 4

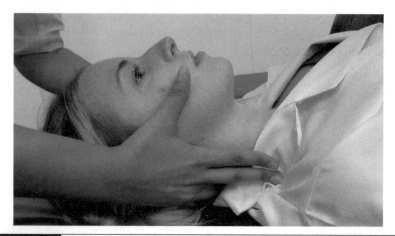

FIGURA 4 Posicionamento das mãos na "pegada" para uma mobilização, com polegares apoiando a região zigomática (impedindo movimentos de rotação), segundos e terceiros dedos dando suporte na base do pescoço (impedindo movimentos de lateralização) e quartos e quintos dedos apoiando a base do crânio e a cervical.
Foto cedida por Felipe Marx.

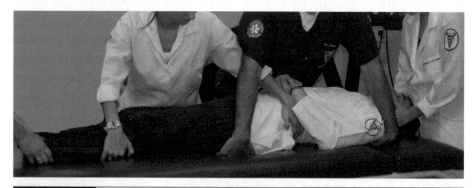

FIGURA 5 Posicionamento para mobilização em bloco. O comando é dado para o profissional (1), que se encontra na cabeça (à dir.), e o movimento é realizado pelo profissional (2) no tronco (no centro), com apoios na cintura escapular e abaixo da cintura pélvica (região da prega glútea), que é dividida com o apoio realizado pelo profissional (3) (à esq.), que apoia a cintura pélvica na região da crista ilíaca e logo abaixo do joelho. Note que é feito um apoio do braço do profissional (2) sobre o braço do profissional (3). Isso ocorre para que o profissional (3) sinta o início do movimento, já que o profissional (2) é o responsável.
Foto cedida por Felipe Marx.

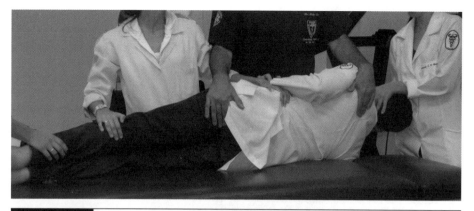

FIGURA 6 | Após a rotação nota-se o alinhamento perfeito da coluna vertebral, crânio e membros.

Foto cedida por Felipe Marx.

é possível corrigir todas as lesões ao mesmo tempo, portanto, em algumas situações, o tratamento definitivo de determinadas lesões, como fraturas de membros, são feitas de forma a coibir agravos e comorbidades, para que se realize o tratamento definitivo depois (situação denominada *damage control*. É usada quando lesões de risco iminente não podem aguardar por intervenções tardias ou quando o estado de gravidade do paciente não permite o tratamento definitivo total de todas as lesões). A assistência fisioterapêutica emergencial do paciente com TCE, geralmente politraumatizado, incluirá, portanto, os cuidados em manejos dessas lesões, inclusive no intuito de evitar comorbidades e sequelas oriundas de tratamento definitivo tardio (Figura 7).

HIPERTENSÃO INTRACRANIANA

Os demais cuidados imediatos com a vítima de TCE grave são voltados principalmente para a assistência ventilatória e a redução da hipertensão intracraniana (HIC). A PIC é definida pela pressão sob a qual os elementos intracranianos são mantidos dentro da caixa craniana e é determinada pelo equilíbrio mecânico e funcional dessas estruturas (meninges, sangue, líquor e o encéfalo propriamente dito). Nem todos pacientes são submetidos a monitoração da PIC (em serviços de urgência e emergência considera-se, preferencialmente, a avaliação do nível de consciência e o resultado da tomografia computadorizada de crânio [TCC] normal).

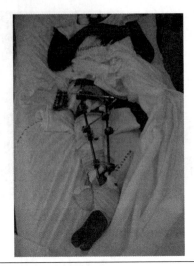

FIGURA 7 *Damage control* para fraturas de MMII em razão da gravidade de lesões internas que necessitavam de tratamento definitivo imediato.
Foto cedida por Felipe Marx.

A monitoração contínua da PIC é indicada para pacientes com distúrbios que produzem edema cerebral (como traumas), obstrução liquórica, lesões que ocupem espaço significativo dentro do crânio (hematomas ou hemorragias) ou em pacientes com sinais e sintomas de aumento da PIC.

A PIC normal é inferior a 15 mmHg, mas considera-se HIC. Para aplicação de protocolos de tratamento específico, valores acima de 20 mmHg por períodos superiores de 5 a 10 minutos. Valores entre 20 e 40 mmHg são considerados moderadamente elevados, enquanto acima de 40 mmHg considera-se gravemente elevados, sendo que PIC acima de 60 mmHg quase sempre é fatal.

A HIC ocorre em mais de 50% dos pacientes que sofreram TCE (independentemente da intensidade) e apresentaram alteração do nível de consciência, com sinais de efeito de massa por hemorragias intracranianas ou por edema cerebral difuso na TCC, e em 15% dos pacientes com TCC normal. A HIC pode comprimir capilares e pequenas artérias e veias, causando isquemia cerebral, hemorragias e transudação de líquidos, o que, por muitas vezes, resulta em herniações de partes do encéfalo, podendo levar ao óbito em minutos ou horas (por isso a necessidade de monitoração constante e cuidados com quaisquer manobras que possam elevar a PIC, especialmente nas primeiras 24 horas do pós--trauma) (Figuras 8 e 9).

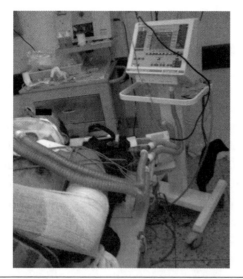

FIGURA 8 Homem, aproximadamente 30 anos, queda de motocicleta. Paciente em ventilação mecânica pós-TCE associado a trauma pulmonar e lesão de artéria subclávia.
Foto cedida por Felipe Marx.

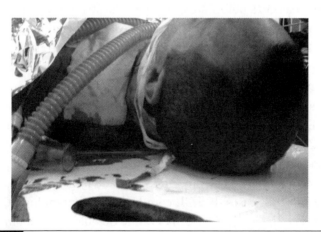

FIGURA 9 Nota-se, na imagem, a lesão no topo do crânio e a hemorragia causada pela lesão da artéria.
Foto cedida por Felipe Marx.

Embora a frequência de HIC em vítimas de TCE seja alta, durante muitos anos optou-se pela instituição de tratamento, ainda que profilático, em todos os casos de TCE que necessitassem de internação hospitalar ou observação prolongada.

Em virtude do efeito vasoconstritor promovido pela redução da $PaCO_2$ e da alcalose arterial, a hiperventilação foi instituída para o tratamento de vítimas de TCE de maneira empírica (décadas de 1960 e 1970).

No início da década de 1990, Muizelaar et al., em um ensaio clínico randomizado, compararam pacientes com TCE que foram hiperventilados a $PaCO_2$ de 25 ± 2 mmHg por cinco dias com pacientes ventilados com $PaCO_2$ de 35 ± 2 mmHg. As avaliações realizadas em três e seis meses após o TCE mostraram que pacientes com graduação entre 4 e 5 no item "melhor resposta motora" na escala de Glasgow na avaliação inicial tiveram melhor resultado no grupo-controle quando comparado com o grupo-hiperventilado. Esse estudo se tornou uma das bases para as recomendações no Guia Internacional de Atendimento às Vítimas de TCE. Por isso, desde então, recomenda-se que, na ausência de HIC, a hiperventilação prolongada ($PaCO_2$ de 25 mmHg) seja evitada. Recomenda-se também que a hiperventilação profilática para pacientes com TCE seja evitada nas primeiras 24 horas, em razão do risco de redução intensa da perfusão cerebral.

Mesmo assim, são necessárias algumas considerações pois, embora no guia internacional se recomende evitar esses procedimentos, situações que devem ser mais bem analisadas são a utilização da hiperventilação por breves períodos e com controle da pressão de perfusão cerebral quando houver deterioração neurológica aguda, ou por longos períodos quando a HIC for refratária a outras terapias. Devem-se considerar também, para a indicação da hiperventilação terapêutica, pacientes cardiopatas ou hipovolêmicos (estes últimos, comuns em casos de politraumatizados), nos quais os riscos de isquemia cerebral e sistêmica seriam aumentados.

Outro detalhe a observar é que a hiperventilação parece ser mais efetiva quando a HIC for decorrente do aumento do volume sanguíneo cerebral causado pela vasodilatação. Esse fluxo sanguíneo cerebral excessivo, em relação às necessidades metabólicas do cérebro, é denominado hiperemia cerebral. Aproximadamente 77% dos casos de TCE com HIC apresentam hiperemia, sendo mais frequentes em pacientes jovens. A grande dificuldade está em identificar quais pacientes apresentam esse quadro, já que clinicamente isso é impossível, e normalmente os equipamentos diagnósticos necessários estão indisponíveis nos hospitais brasileiros (ressonância magnética pesada por difusão e o PET-scan).

É importante salientar que, nas primeiras 24 horas após o TCE, normalmente ocorre diminuição do fluxo sanguíneo cerebral, aumentando o risco de a hiperventilação produzir isquemia. Entretanto, após esse período, ocorre uma fase de hiperemia cerebral, aproximadamente dois ou três dias após o TCE, período no qual a resposta à hiperventilação seria otimizada. É importante ressaltar que, mesmo durante esse período de provável hiperemia cerebral, a equipe multidisciplinar deve monitorar a pressão de perfusão cerebral ou outras medidas do fluxo sanguíneo cerebral.

O efeito da hiperventilação sobre a PIC manifesta-se rapidamente, cerca de 30 segundos do seu início, estabilizando após aproximadamente 5 minutos, com diminuição gradual no período de 1 a 3 horas, quando um mecanismo tampão ácido-base corrige a alcalose no sistema nervoso central. Com base na maioria dos estudos, recomenda-se manter os valores de $PaCO_2$ entre 28 e 32 mmHg, devendo-se evitar reduzir a $PaCO_2$ abaixo de 25 mmHg.

A hiperventilação pode ser realizada pelo aumento da FR, do volume corrente e pela diminuição do espaço morto, e é uma opção muito usada em razão da disponibilidade e do relativo baixo custo em unidades de emergência e de terapia intensiva (dentro e fora do pronto-socorro). Mayer e Dennis recomendam a execução de condutas terapêuticas por etapas, quando os pacientes apresentarem PIC > 20 mmHg por mais de 10 minutos. Inicialmente, realiza-se ou repete-se a TCC para avaliar a necessidade de intervenção neurocirúrgica. Caso não haja indicação cirúrgica, o fisioterapeuta deve estar atento à sincronia da ventilação para solicitar, se necessário, a sedação do paciente. A pressão de perfusão cerebral também deve ser monitorada pela equipe multidisciplinar (preconiza-se valores entre 60 e 95 mmHg para adultos), assim como a pressão arterial, que pode ser controlada medicamentosamente pela equipe médica, quando a pressão de perfusão cerebral estiver abaixo de 60 mmHg, ou acima de 120 mmHg. O uso de diuréticos osmóticos pode ser definido pela equipe médica, caso as condutas citadas anteriormente não normalizem a PIC, e uma hiperventilação pode ser instituída pela equipe de fisioterapia. Ainda, se mesmo assim a PIC não for normalizada, técnicas mais agressivas como o uso de barbiúricos associados à hipotermia sistêmica moderada (32 a 34°) (combate ao processo inflamatório sistêmico e redução do metabolismo cerebral), embora existam divergências na literatura sobre a eficácia dessa técnica e sobre qual seria o melhor protocolo a ser utilizado.

Caso a HIC seja refratária a essas condutas, espera-se o risco aproximado de mortalidade de 90%.

Em situações que pacientes chegam ao serviço de emergência já hipotérmicos ou, ainda, durante a aplicação da hipotermia moderada terapêutica, faz-se necessário observar que os valores de $PaCO_2$, preconizados durante a hiperventilação pela maioria dos estudos (entre 28 e 32 mmHg), precisam ser corrigidos, já que a hipotermia leva ao decréscimo da $PaCO_2$, pela redução dos metabolismos encefálico e sistêmico podendo, teoricamente, alcançar níveis mais baixos de $PaCO_2$, embora não existam ensaios clínicos que suportem esta teoria.

É importante pesquisar sobre demais lesões, como contusões pulmonares e hemorragias agudas, respostas com ringer-lactato aquecido, pois a redução nos níveis de hemoglobina afetam a condução do oxigênio, além da pressão arterial média, que pode alterar todo esse procedimento.

CONSIDERAÇÕES FINAIS

A avalição completa do paciente traumatizado deve ser criteriosa e levar em conta todos os dados disponíveis a respeito da cinemática da lesão e toda a biomecânica envolvida no pré e pós-trauma. Assim, todos os procedimentos terapêuticos terão maior embasamento e os conhecimentos técnicos poderão ser melhor aplicados em busca do bem comum, que é a manutenção da vida e a minimização dos riscos de sequelas e comorbidades.

O conhecimento técnico e os treinamentos frequentes tornam o profissional apto a realizar os procedimentos técnicos, mas o *feeling*, que é variável, somente a experiência clínica trará.

Em situações de urgência e emergência, o trabalho em equipe é fundamental. A difusão do conhecimento e a troca de informações adequadas são o que trará benefícios para o serviço, para os profissionais da equipe multidisciplinar e, especialmente, para o paciente.

BIBLIOGRAFIA RECOMENDADA

Andrade AF, Manreza LA, Giudicissi Filho M, Miura FK. Normas de atendimento ao paciente com traumatismo cranioencefálico. Temas Atuais em Neurocirurgia. 1996;2:1-22.

Barbeau H, McCrea DA, O'Donovan MJ, Rossignol S, Grill WM, Lemay MA. Tapping into spinal circuits to restore motor function. Brain Res Brain Res Rev. 1999;30(1):27-51.

Baxt WG, Moody P. The diferential survival of trauma patients. J Trauma. 1987;27:602-6.

Chandler DR, Nemejc C, Adkins RH, Waters RL. Emergency cervical spine immobilization. Ann Emerg Med. 1992;21(10):1185-8.

Christoffel T, Gallagher SS. Injury Prevention and public Health: Pratical Knowledge, Skills and Strategies. Gaithersburg: Aspen, 1990.

Dobkin BH, Harkema S, Requejo P, Edgerton VR. Modulation of locomotor-like EMG activits in subjects with complete and incomplete chronic spinal cord injury. J Neurol Rehabil. 1995;9:183-90.

Fontes SV, Siliano MR, Marx FC, Mizutani JKS, Oliveira BTM, Marion MAL, et al. Fisioterapia nas urgências e emergências. In: Fontes SV (Org.). Tratado de fisioterapia hospitalar - assistência integral ao paciente. São Paulo: Atheneu, 2011. v.1. p.495-529.

Gennarelli TA, Champion HR, Sacco WJ, Copes WS, Alves WM. Mortality of patients with head injury and extracranial injury treated in trauma centers. J Trauma. 1989;29:1193-201.

Hodgson JA, Roy RR, De Leon RD, Dobkin B, Edgerton VR. Can the mammalian lumbar spinal cord learn a motor task? Med Sci Sports Exerc.1994;26(12):1491-7.

Junior CR, Alvarez FS, Silveira JMS, Silveira LTC, Canetti MD, Silva SP, editors. Manual Básico de Socorro e Emergência. 2. ed. São Paulo: Atheneu, 2007.

Koizume MS, Lebrão ML, Mello-Jorge MHP, Primerano V. Morbimortalidade por traumatismo cranioencefálico no município de São Paulo, 1997. Arq Neuropsiquiatr. 2000;58:1-13.

Kortbeek JB, Al Turki SA, Ali J, Antoine JA, Bouillon B, Brasel K, et al. Advanced trauma life support, 8th edition: the evidence for change. J Trauma. 2008;64(6):1638-50.

Lundberg N. Monitoring of intracranial pressure. Proc R Soc Med. 1972;65(1):19-22.

Martinez R. Injury Control: a primer for phycisians. Ann Emerg Med. 1990;19:1.

Mayer AS, Dennis LJ. Management of increased intracranial pressure. Neurologist. 1998;4:2-12.

Mcswain NE, Frame S, Salomone JP. Trauma raquimedular. In: McSwain NE, Frame S, Salomone JP, editors. PHTLS – Atendimento pré-hospitalar ao traumatizado. 6. ed. Rio de Janeiro: Elsevier, 2007, p.230-77.

Muizelaar JP, Marmarou A, Ward JD, Kontos HA, Choi SC, Becker DP, et al. Adverse effects of prolonged hyperventilation in patients with severe head injury: a randomized clinical trial. J Neurosurg. 1991;75:731-9.

National Association of Emergency Medical Technicians (NAEMT). PHTLS – Prehospital Trauma Life Support. 6. ed. Rio de Janeiro: Elsevier, 2007.

Peden, M, McGee K, Sharma G. The Injury Chart Book: a graphycal verview of the global burden of injuries. Geneva: World Health Association, 2002.

Person K. Proprioceptive regulation of locomotion. Curr Opin Neurobiol. 1995;5:786-91.

Siliano MR, Fontes SV, Moura RCR, et al. Intervenção da Fisioterapia em pacientes com doença neurológica: complicações clínicas e neuroplasticidade. In: Fontes SV, Fukujima MM, Cardeal JO, editors. Fisioterapia neurofuncional: fundamentos para a prática. São Paulo: Atheneu, 2007. p.129-48.

Stocchetti N, Maas AI, Chieregato A, van der Plas AA. Hyperventilation in head injury: a review. Chest. 2005;127(5):1812-27.

The Brain Trauma Foundation. The American Association of Neurological Surgeons. The Joint Section on Neurotrauma and Critical Care. Hyperventilation. J Neurotrauma. 2000;17:513-20.

Vega JM, Luque A, Sarmento GJV, Moderno LFO. Tratado de fisioterapia hospitalar – assistência integral ao paciente. São Paulo: Atheneu, 2011.

Vigue B, Ract C, Zlotine N, Leblanc PE, Samii K, Bissonnette B. Relationship between intracranial pressure, mild hypothermia and temperature corrected $PaCO_2$ in patients with traumatic brain injury. Intensive Care Med. 2000;26:722-8.

Wilberger Jr JE. Emergency care and initial evaluation. In: Cooper PR, editor. Head injury. 3. ed. Baltimore: Williams & Wilkins; 1993, p.27-41.

Williams MJ, Lockey AS, Culshaw MC. Improved trauma management with advanced trauma life support (ATLS) training. J Accid Emerg Med. 1997;14(2):81-3.

ÍNDICE REMISSIVO

A

Acidente vascular encefálico 66, 107, 360
   etiologia 361
   exames complementares 364
   fatores de risco 362
   fisiopatologia 361
   fisioterapia 367
   hemorrágico 67, 361
   isquêmico 66, 360
   sequelas 363
   sinais, sintomas 363
   tratamento clínico 365
Aerossolterapia 168
Agentes transmitidos por
   contato com sangue e material biológico 17
   via respiratória 19
Algoritmo de Stevenson 329
Angiografia coronária 352
Antibioticoterapia 266
Apneia 7
Asma 206
Asma grave 47, 159
   avaliação fisioterapêutica 163
   epidemiologia 160
   estágios clínicos 165
   fisiopatologia 161
   gravidade 48
   história clínica 47
Aspiração 298
   orotraqueal 115
Assistolia 287, 343
Atendimento de emergência 2
Atividade elétrica sem pulso 343
Ausculta 6
   abolida ou diminuída 7
   crepitações 6
   roncos 6
   sibilos 6
Avaliação
   da função pulmonar 166
   da mecânica ventilatória na emergência 119
   gasométrica 124
   inicial dos exames 13
   motora 13
   neurológica 10
   respiratória 5, 9

B

Biossegurança 15
Bloqueio atrioventricular 288
Bradipneia 7
Bronquiolite 205

C

Cadeia de sobrevivência 348
Cânula nasal 96, 337
Capnografia 351
Cateter nasal 291, 292, 337
Cianeto 319
Classificação
   de Berlim 189
   de Manchester 3
Controle
   de hemorragias 384
   direcionado da temperatura 352
Contusão pulmonar 236, 256
   fisioterapia 240
   manifestações clínicas 239
Coqueluche 22
Cor pulmonale 95
Corticoterapia 270
Crise asmática 120, 160
   classificação da intensidade 164

D

Densidades radiográficas 40
Derrame pleural 42
Desfibrilação 349
Difteria 22

Doação de órgãos 355
Doença pulmonar obstrutiva
       crônica 49, 106, 120,
       175
  avaliação 177
  classificação 51
  exacerbação 182
  prevenção das exacerbações
    185
  tratamento 178
Doenças
  do parênquima pulmonar
    206
  infecciosas 15
Dopamina 267
Drenagem postural 297

E
Ecocardiograma 134
Edema agudo de pulmão 61,
    130
  abordagem terapêutica 137
  cardiogênico 133, 330
  classificação 133
    etiológica 131
  diagnóstico 133
  exames complementares
    134
  fisiopatologia 131
  não cardiogênico 133
  quadro clínico 133
  tratamento 136
Edema cerebral 221
Eletrocardiograma 59, 134,
    152, 178, 353
Eletrólitos 166
Emergências
  obstétricas 107
  respiratórias 120
Equação de Starling 132
Equipamentos
  de proteção individual 15
  para ambulâncias 79
Equipe interdisciplinar 33
Escala
  de AVC da National Institutes
    of Health 368
  de coma de Glasgow 10, 368
  de dispneia de Borg
    modificada 5
  neurológica NIHSS 11, 368

Escore
  de Geneva 54
  de Wells 54
  PORT 46
Espirometria 178
Eupneia 8
Exame físico 133
Exames
  complementares 54
  de imagem 38, 69
  laboratoriais 152
Exercícios respiratórios 299

F
Fibrilação ventricular 286, 343
Fisioterapia motora 308
Fluxômetro 97
Fluxo sanguíneo cerebral 221
Fratura de costelas 256
Frequência respiratória 7

G
Gasometria arterial 57, 121,
    134, 165, 177, 208
Global Initiative for Chronic
    Obstructive Lung
    Disease (GOLD) 49,
    175

H
Hematoma subaracnóideo 67
Hemograma 165
Hemorragia intraparenquimato-
    sa 67
Hepatite B 17
  profilaxia 28
Hepatite C 19
Higiene das mãos 23
Hipercapnia 224
  permissiva 275
Hiperoxigenação 252
Hipertensão intracraniana 221,
    387
Hiperventilação 391
Hipocapnia 224
Hipoxemia 93, 94, 290, 383
HIV 19
  quimioprofilaxia 28

I
Infarto agudo do miocárdio 106

Influenza 22
Instalação de via aérea definitiva
    114
Insuficiência adrenal 271
Insuficiência cardíaca 324
  aguda 325
    mecanismos
      fisiopatológicos 327
    com pressão arterial baixa
      326
    com pressão arterial
      elevada 326
    com pressão arterial
      normal 326
  condutas fisioterapêuticas
    330
  congestiva 58, 135
    avaliação clínica 60
    classificação 62
    classificação funcional 60
    fatores de descompensação
      58
Insuficiência respiratória
  aguda 55, 198
    avaliação 202
    classificação 201
    etiologia 56
    exames complementares
      208
    fisiopatologia 208
    fisioterapia 212
    principais causas 204
    sinais clínicos 203
    tratamento 209
  do tipo II ou ventilatória ou
    hipercápnica 202
  do tipo I ou hipoxêmica 201
Interdisciplinaridade 31
Intoxicações exógenas 283
  abordagem fisioterapêutica
    289
  classificação 286
  diagnóstico 287
  epidemiologia 284
  etiologia 284
  sinais e sintomas 285
  tratamento 288
Intubação
  de sequência rápida 115
  orotraqueal 114, 211, 219,
    222, 377

complicações 115
indicações 114
para via aérea difícil 117

L
Lesão(ões)
de vias áreas superiores 316
do parênquima pulmonar 317
inalatória induzida pela fumaça 316
pulmonar aguda 188
traqueobrônquicas 317

M
Manovacuometria 9
Máscara
com reservatório 102, 291, 293, 338
de nebulização 98, 292
de traqueostomia 293
de Venturi 100, 291, 338
facial simples 291
traqueal 99
Materiais biológicos 17
Medidas pós-exposição
a sangue e fluidos corpóreos 27
relacionadas ao VHC 28
Método de Lund-Browder 313
Métodos de administração de oxigênio 95
Mobilização 386
Monitorização respiratória 377
Monóxido de carbono 319

N
Nebulizadores 98
Neuromonitoramento 252
Noradrenalina 268

O
Obstrução de via aérea
inferior 205
superior 204
Oxigenação 223
Oxigenoterapia 93, 167, 180, 209, 290, 337
contraindicações 94
efeitos adversos 103
monitoração 103

P
Parada cardiorrespiratória 108, 118, 342
em adultos para profissionais de saúde de SBV 345
em pediatria 353
para profissionais de saúde, com mais de um socorrista 347
para profissionais de saúde, com um socorrista 346
etiologia 343
fatores prognósticos 354
incidência 343
ritmos 343
tratamento 344
Pico de fluxo expiratório 9, 166, 178
Pneumonia adquirida na comunidade 43
Pneumotórax 41, 244
Posicionamento postural 339
Precaução
de contato 25
de isolamento 22
respiratória
por aerossóis 26
por gotículas 25
Precaução-padrão 23
Precauções mistas 27
Pressão
de perfusão cerebral 221
intracraniana 253
monitorização 254
positiva 141
contínua das vias aéreas 335
expiratória final 276, 336
expiratória nas vias aéreas 171
Prevenção de doenças infecciosas 20
Proteção da coluna vertebral 382

Q
Queimaduras 311
classificação 312
exames complementares 320
incidência 311

resposta sistêmica 318
suporte ventilatório 320
toxicidade 318
tratamento 320

R
Radiografia de tórax 39, 134, 178, 191, 208
avaliação 39
interpretação 39
Reanimação cardiopulmonar 343
cuidados após 352
qualidade da 349
metas hemodinâmicas após 353
Reexpansão pulmonar 299
Regra dos noves de Wallace 313
Ressuscitação volêmica inicial 265
Riscos potenciais 16
Ritmos ventilatórios 8
Biot 8
Cheyne-Stokes 8
Kussmaul 8

S
Sedação 252
Sepse 260
epidemiologia 262
grave 261
manejo 264
Síndrome
do desconforto respiratório agudo 133, 188
estágios patológicos 191
estratégias ventilatórias 193
fatores preditivos 190
do tanque 256
Sistema
de pressão positiva contínua nas vias aéreas 334
musculoesquelético 247
Sistemas de liberação de oxigênio 96
Superfície corporal queimada 312
Suporte
hemodinâmico 137
ventilatório 138, 179, 275

397

T

Taquicardia ventricular sem pulso 343
Taquipneia 8
Terapia
  combinada 269
  farmacológica 178
  inotrópica 269
Tétano 22
Tomografia computadorizada 69
  de crânio 65, 387
  de tórax 178, 192, 208
Tórax 5
  anormalidades 39
  instável 242
Tosse 9
  avaliação 9
Trabalho interdisciplinar 34
  desafios 35
  habilidades 34
Transporte
  de pacientes graves 75
    ventilação mecânica no 80
  extra-hospitalar 75
    ambulância 76
    avião 76
    helicóptero 76
  inter-hospitalar 77
    complicações 78
    efeitos fisiológicos 78
    meios de transporte inter-hospitalar 77
  intra-hospitalar 84
    acompanhamento 84
    complicações 86
    comunicação 84
    coordenação 84
    equipamentos e monitoração 85
Trauma 218
  abdominal fechado 257
  atendimento emergencial imediato 219
  em pediatria 250
    fisioterapia 253
    trauma abdominal 257
    trauma cranioencefálico 250
    trauma torácico 255
  medular 229
    etiologia 229
    fisioterapia 232
    incidência 229
    mecanismos traumáticos 229
  torácico 124, 235
Traumatismo
  cranioencefálico 117, 379
    avaliação 380
    controle de danos 385
    protocolos de atendimento 382
  encefálico 220
    fisiopatologia 221
    fisioterapia 228
Triagem 3
Tríplice viral (sarampo, caxumba, rubéola) 21
Tromboembolismo pulmonar 51, 145
  classificação 150
  diagnóstico 151
  etiologia 146
  fatores de risco 148
  incidência 146
  patogênese 146
  sinais e sintomas 150
  tratamento 153
    fisioterapêutico 156
Tuberculose 19

U

Ultrassonografia 69
  de tórax 208
Umidificador de bolhas 97
Unidade bolsa-válvula 101, 295

V

Vacina
  BCG 21
  hepatite A 22
  hepatite B 21
Vacinação 20
Varicela 22
Vasopressores 267
Ventilação 377, 383
  mecânica 111, 222
    otimização 123
  mecânica invasiva 80, 113, 170, 183, 300
    parâmetros iniciais 119
  mecânica não invasiva 82, 111, 139, 169, 181, 210, 300, 332, 334
    avaliação contínua 113
    contraindicações 113
    indicações 112
Ventiladores mecânicos 81, 307
Ventilometria 10